Reisberg / Hirnleistungsstörungen

Barry Reisberg

Hirnleistungsstörungen: Alzheimersche Krankheit und Demenz

Aus dem Amerikanischen übersetzt von Gerhard Tinger

Psychologie Verlags Union · Beltz
Edition Psychiatrie
Weinheim und München 1986

Titel der Originalausgabe:
A Guide to Alzheimer's Disease

Lektorat: Beltz Test Gesellschaft

CIP-Kurztitelaufnahme der Deutschen Bibliothek

Reisberg, Barry:
Hirnleistungsstörungen: Alzheimersche Krankheit und Demenz / Barry Reisberg. Aus d. Amerikan. übers. von Gerhard Tinger. – 2., korrigierte Aufl. – Weinheim ; München : Psychologie Verlags-Union, Beltz, 1987.
(Edition Psychiatrie)
Einheitssacht.: A guide to Alzheimer's disease ⟨dt.⟩
ISBN 3-621-86106-8

2., korrigierte Auflage 1987

Satz: Satz- und Reprotechnik, 6944 Hemsbach
Druck und buchbinderische Verarbeitung:
Druck- und Verlagshaus Beltz-Rübelmann, 6944 Hemsbach
Umschlaggestaltung: Atelier Warminski, 6470 Büdingen 8
Printed in Germany

ISBN 3 621 86106 8

Inhalt

Vorwort zur deutschen Ausgabe

von Prof. Dr. Siegfried Hoyer

Mit zunehmender Lebenserwartung der Bevölkerung in den hochentwickelten Industrieländern steigt das Ausmaß der Erkrankungen, die im mittleren und höheren Lebensalter gehäuft auftreten. Das trifft in besonderem Maße für organische Hirnerkrankungen zu, unter denen solche eine immense Bedeutung erlangt haben, die mit Einbußen von Intelligenz und kognitiven Fähigkeiten einhergehen. Unter den Hirnleistungsstörungen nimmt die Demenz vom Alzheimer Typ einen herausragenden Rang ein.

Seit mindestens 15 Jahren wird in den USA und in einigen europäischen Ländern, weniger in der Bundesrepublik, eine intensive Grundlagen- und klinische Forschung zur Ursache und therapeutischen Beeinflussung von Demenzen im allgemeinen und der Alzheimerschen Erkrankung im besonderen betrieben. So konnten bislang eine Fülle von wissenschaftlichen und klinischen Daten zusammengetragen werden, die das Verständnis auf morphologischen, morphobiologischen, pathobiochemischen, epidemiologischen, klinischen und therapeutischen Gebieten für derartige Hirnleistungsstörungen gesteigert hatte. Diese Ergebnisse und ihre intensive Diskussion hat ferner dazu geführt, das Interesse der Öffentlichkeit für diese Hirnerkrankungen im mittleren und höheren Lebensalter zu wecken und Patienten sowie ihren Angehörigen wichtige Informationen und Unterweisungen über das Krankheitsbild zu vermitteln.

Mit diesem Buch informiert der New Yorker Psychiater Dr. Barry Reisberg in leicht zugänglicher Weise die Leser über das Wesen der Alzheimerschen Erkrankung und der Demenz ganz allgemein, berichtet über den Erkenntnisfortschritt auf diesem Gebiet und weist auf neue Untersuchungsergebnisse hin, die für das Verständnis dieser Hirnleistungsstörungen von Bedeutung sind. Das Buch wendet sich nicht nur an Ärzte, Psychologen, Soziologen und all diejenigen, die wissenschaftlich oder klinisch sich mit diesem Problem befassen. Es informiert auch den medizinischen Laien in verständlicher Weise über die mit einer Demenz einhergehenden Hirnleistungsstörung, zeigt erkennbare Frühsymptome auf, die in der Regel von Angehörigen wahrgenommen werden und diese veranlassen sollten, eine nervenärztliche Untersuchung einzuleiten und gibt Hinweise für die Angehörigen zum Umgang mit dem Patienten. So schließt dieses Buch in seiner deutschen Übersetzung eine in der Bundesrepublik noch vorhandene erhebliche Informationslücke über die Demenz und Alzheimersche Krankheit. Es ist zu wünschen, daß Reisbergs Buch auch bei uns auf breites Interesse stößt.

Heidelberg, im Januar 1986 — Siegfried Hoyer

Vorwort

von Dr. Robert N. Butler

Der Prozeß des Alterns ist lange Zeit fälschlicherweise mit Krankheit und einem unausweichlichen Absinken der körperlichen und geistigen Funktionsfähigkeit gleichgesetzt worden. Nirgendwo ist dies augenfälliger als bei der Behandlung — oder eher der mangelnden Behandlung — psychischer Beeinträchtigungen im Alter.

Es wird geschätzt, daß gegenwärtig zwischen 500000 und 1,5 Millionen Menschen an den ernsteren und irreversiblen Formen der senilen Demenz leiden. Annähernd 50 Prozent aller Pflegeheimbewohner weisen ein gewisses Maß an psychischer Beeinträchtigung auf, wobei die Alzheimersche Krankheit einen Hauptgrund für die Aufnahme in Pflegeheime darstellt. Auf Grund der Tatsache, daß wenige Trends so offensichtlich oder vorhersagbar sind wie die Überalterung der amerikanischen Bevölkerung, werden diejenigen, die für die wissenschaftliche Forschung und die Bereitstellung entsprechender Dienstleistungen verantwortlich sind, mit einer Reihe von Herausforderungen konfrontiert. Für die Vorbereitung auf die Zukunft und darauf, daß eine große Zahl von Leuten bis ins hohe Alter überleben wird, muß die Forschung eine Schlüsselstellung einnehmen, die darauf abzielt, unsere Kenntnisse über die Ursachen und die biologischen wie auch die psychischen Mechanismen der senilen Demenz zu erweitern. Eine solche Forschung würde unsere Fähigkeit steigern, diese verheerenden Zustände, die ihren Tribut primär von der älteren Bevölkerung fordern, zu behandeln und zu kontrollieren und diese Krankheiten vielleicht schließlich völlig zu verhüten.

Der schleichende Beginn und die progrediente Entwicklung von Zuständen wie der senilen Demenz machen es erforderlich, daß wir Krankheit im hohen Alter als einen Entwicklungsprozeß betrachten und nicht lediglich als isoliertes akutes Ereignis. Für die Forschung erfordert dies multidisziplinäre Studien wie die, die unter der Schirmherrschaft des National Institute of Aging gefördert werden. Der Erlass, durch den das NIA begründet wurde, verlangte „die Durchführung und Unterstützung von biomedizinischer, sozialer und Verhaltensforschung sowie einer Ausbildung, die dem Prozeß des Alterns, den Krankheiten und anderen speziellen Problemen und Bedürfnissen der Alternden angemessen ist."

Seit der Gründung des NIA 1974 hat es eine Reihe von Bemühungen seitens der Bundesregierung gegeben, die Forschung über senile Demenz zu unterstützen. Erst kürzlich übernahm das Institut die Koordination einer Forschungsinitiative über die Alzheimersche Krankheit und die senile Demenz. Diese Initiative repräsentiert die einzelnen wie auch die gemeinsamen Aktivitäten des NIA, des National Institute of Neurological and Communicative Disorders and Stroke, des National Institute of Mental Health, des National Institute of Allergy and Infectious Diseases und des National Institute for Occupational Safety and Health.

Das sich ändernde demographische Profil der amerikanischen Bevölkerung macht es auch erforderlich, daß wir Studenten in allen Bereichen der Gesundheitsberufe sorgfältig ausbilden, um den Patienten, denen sie dienen werden, eine einfühlsame Sorgfalt und eine effektive Behandlung zukommen zu lassen. Glücklicherweise beginnen die Angehörigen des Gesundheitswesens auf die Realitäten der Praxis zu antworten, indem sie Informationen über die speziellen Bedürfnisse und Probleme älterer Patienten fordern. Aufgrund von Einrichtungen wie dem NIA Geriatric Medicine Academic Award bezieht eine Reihe medizinischer Fakultäten den Bereich der Geriatrie in ihre Curricula und ihre Praktika ein. Zu oft noch sehen Ärzte, und insbesondere Psychiater, den älteren Menschen nicht als einen Kandidaten für eine erfolgreiche Behandlung an. Es bedarf bedeutender Reformen in allen medizinischen Hochschulen und der starken Unterstützung der psychiatrischen Fachbereiche. Wir müssen Kurse über die menschliche Entwicklung einführen und verlangen, die alle Stadien des Lebens von der Geburt bis zum Tod abdecken und wir müssen psychiatrische Behandlungsprogramme entwickeln, die Erfahrungen mit älteren Patienten in allen bedeutenden diagnostischen Kategorien miteinbeziehen.

In Hinblick auf die Behandlung macht es die komplexe und chronische Natur der senilen Demenz erforderlich, daß wir uns der besten verfügbaren Kenntnisse auf den Gebieten der inneren Medizin, Neurologie, Psychiatrie, Epidemiologie, Radiologie, Psychologie, geriatrischen Medizin, Allgemeinmedizin und Pharmakologie bedienen. Es bedarf sensitiverer und zuverlässigerer Techniken für die Diagnose der Alzheimerschen Krankheit und um Personen mit behandlungsfähigen Formen geistiger Beeinträchtigung identifizieren zu können. Insbesondere besteht ein Bedarf für die Entwicklung verfeinerterer psychologischer Tests, um mit den beachtlichen Fortschritten in unserer Fähigkeit, die Struktur und Funktion des Gehirns in einer nichtinvasiven Weise darzustellen, gleichzuziehen.

Im vorliegenden Buch beschreibt Dr. Reisberg die historischen Entwicklungen, die unser Denken in Hinblick auf die geistige Beeinträchtigung im hohen Alter revolutioniert haben, ebenso geschickt wie die gegenwärtigen Methoden der Diagnose und Therapie. Er berichtet auch die bahnbrechenden und aufregenden Fortschritte in der Forschung auf den Gebieten der Neuropathologie, Biochemie, Endokrinologie, Immunologie, Virologie, Toxikologie und der Genetik, die uns den Weg für ein Verständnis der Ursachen und Mechanismen der Alzheimerschen Krankheit eröffnen. Es kann sein, daß keiner der gegenwärtigen Forschungswege uns Mittel an die Hand gibt, um der Alzheimerschen Krankheit vorzubeugen. Aber letztendlich läßt das wachsende Interesse an der Erforschung der senilen Demenz hoffen, daß schließlich doch eine effektive Behandlungsmethode gefunden werden wird.

Danksagung

Diese Arbeit wäre nicht möglich gewesen ohne die fortlaufende Anregung und die andauernde Unterstützung, die ich von vielen Seiten erfahren habe. Einige dieser Quellen der Unterstützung sind besonders erwähnenswert.

Samuel Gershon, M.D., brachte mich in eine Position, die mir den Luxus erlaubte, geriatrische Patienten zu studieren und zu beobachten. Sams Wärme und Klugheit gereichten mir während meiner frühen Erfahrungen in der geriatrischen Psychiatrie fortwährend zur Unterstützung.

Steven H. Ferris, Ph.D., teilte seine Kenntnis, Einsichten und scharfsinnigen Beobachtungen aufgrund seiner Erfahrung in der Erforschung von Gedächtnisproblemen bei geriatrischen Patienten. Steve ist mir ein unschätzbarer Kollege, Freund und eine intellektuelle Ressource geblieben.

Mehrere meiner anderen Kollegen aus der Abteilung für Neuropsychopharmakologische Forschung und aus dem Geriatric Study Program trugen zu einem kreativen und intellektuellen Milieu bei, das der eigenen Forschung förderlich ist. Einer von jenen, die einer besonderen Erwähnung wert sind, ist Mony J. de Leon, Ed.D., ein Freund und Mitforscher auf einem bis vor kurzem vernachlässigten Gebiet. Andere, die parallelen, sich aber gelegentlich kreuzenden Pfaden folgten, sind John Rotrosen, M.D., Burton Angrist, M.D., Michael Stanley, Ph.D., Eitan Friedman, Ph.D., Anastase Georgotas, M.D. und John Mann, M.D.

Jüngere Kollegen in eine neue und wachsende Disziplin einzuführen, kann eine so lohnende Erfahrung sein. Für dieses Privileg möchte ich meinen psychiatrischen Forschungsstipendiaten Michael Schneck, M.D. und Nunzio Pomara, M.D. danken.

Robert Cancro, M.D. ist eine erwähnenswerte Quelle fortlaufender Unterstützung gewesen, ohne dessen Hilfe meine eigenen Forschungen und die all der Wissenschaftler, die ich oben genannt habe, nicht möglich gewesen wäre.

Meine eigenen Forschungen wurden auch gefördert durch Fonds des National Institute of Aging, des National Institute of Mental Health und des National Institute of Neurological, Communicative Disease and Stroke.

Eine Quelle des Wissens und der Annehmlichkeit, die so wichtig ist wie jede der oben genannten Personen, sind die Patienten des Geriatrischen Studien- und Behandlungsprogramms der Abteilung für Psychiatrie an der Universität New York gewesen. Unsere Patienten müssen alle zusammen für ihre Kooperation und ihre Bereitwilligkeit gelobt werden, als Quelle zu dienen, aus der weitere Kenntnisse dieses Gebiets entspringen müssen. Die Informationen, die in diesem Buch dargestellt werden, sind ein ausreichender Beweis für die Kenntnisse, die sie uns vermittelt haben.

Auf einer mehr persönlichen Ebene möchte ich diese Gelegenheit benutzen, um meiner Mutter Claire für ihre Geduld und ihr Interesse zu danken, sich jedes Wort dieses Berichts anzuhören, um seine volle Verständlichkeit sowohl für Laien als auch für Fachleute sicherzustellen. Ich möchte auch Turan Itil, M.D. für seine entscheidende Hilfe danken, mich in die Welt der psychiatrischen Forschung eingeführt zu haben, eine Welt, die ich unschätzbar aufregend und außerordentlich vielversprechend finde.

Barry Reisberg

Kapitel 1

Die Wiederentdeckung von senilen Beeinträchtigungen der Hirnleistungsfähigkeit*

Die Beeinträchtigung der Hirnleistungsfähigkeit ist wie das hohe Alter ein Zustand, den die Menschheit immer widerwillig anerkannt und akzeptiert hat — mit Resignation. Die Menschen haben den Verlust der intellektuellen Funktionsfähigkeit so eng mit dem normalen Altern verbunden, daß sie es nicht unbedingt für nötig hielten, für die beiden Zustände verschiedene Wörter zu gebrauchen. In der Tat wird gegenwärtig ein Begriff benutzt, um auf die beiden Zustände des Alterns und des Verlusts der intellektuellen Funktionsfähigkeiten zu verweisen: „Senilität". Die ungekürzte zweite Ausgabe von *Webster's New Twentieth Century Dictionary* aus dem Jahr 1975 definiert Senilität als:

„hohes Alter"
„Schwäche"
„die Charakteristika des hohen Alters"
„Gebrechlichkeit von Geist und Körper"[1]

Hohes Alter ist sicherlich nicht mit dem Verlust der intellektuellen Funktionsfähigkeit gleichzusetzen. Im Gegenteil, wir wissen heute, daß viele Leute das siebte, achte und neunte Lebensjahrzehnt erreichen, ohne daß es zu einem meßbaren Abfall ihrer intellektuellen Funktionsfähigkeit, verglichen mit der in ihrer Jugend oder ihrem mittleren Alter, kommt.[2] Auf der anderen Seite unterliegen einige Personen in ihrem fünften oder sechsten Jahrzehnt einem intellektu-

---

* Anm. d. Ü.: Für die Beratung bei der schwierigen Übersetzung der Fachtermini und die Durchsicht des Manuskripts danke ich Herrn Dr. L. Frölich, Institut für Pathochemie und Allgemeine Neurochemie (Arbeitsgruppe Hirnstoffwechsel) der Universität Heidelberg.

ellen Verfall. Ein solcher früher intellektueller Verfall wird aber nicht von den anderen Veränderungen begleitet, die wir mit dem Altern in Verbindung bringen. Die Haut behält die Festigkeit und Geschmeidigkeit des mittleren Alters. Arthritis, mit den charakteristischen Auswirkungen auf die Haltung und auf die Beweglichkeit, tritt nicht häufiger auf. Wenn die Beeinträchtigungen der Hirnleistungsfähigkeit ungewöhnlich früh im Leben auftreten, ist es auch nicht wahrscheinlicher, daß die sensorischen Veränderungen, von denen wir wissen, daß sie mit dem Alter immer häufiger vorkommen, früher manifest werden. Bei Personen mit einer frühen Beeinträchtigung der Hirnleistungsfähigkeit oder einer sogenannten „präsenilen Demenz" kommt es auch nicht häufiger zum grauen Star oder zu einem Verlust des Hörvermögens als bei anderen Personen ihres Alters. Tatsächlich hängen Veränderungen in vielen körperlichen Funktionen enger mit dem chronologischen Alter zusammen als die intellektuellen Veränderungen, die wir mit dem Zustand der Senilität in Zusammenhang bringen.[3]

In einer Hinsicht jedoch hängt der intellektuelle Leistungsabfall oder die „Demenz", die wir mit Senilität in Verbindung bringen, mit dem hohen Alter zusammen. Die Inzidenzrate des intellektuellen Verfalls scheint vom fünften bis zum neunten und vielleicht sogar noch nach dem neunten Lebensjahrzehnt mit dem Alter ständig anzusteigen.[2] Jedoch kommt eine mit dem Alter zunehmende Häufigkeit auch bei vielen anderen „normalen" physischen wie auch bei bestimmten anderen pathologischen Prozessen vor. Zum Beispiel vergrößert sich bei Männern die Prostata, die die Harnröhre umgibt, mit dem Alter zunehmend.[4] Entsprechend nimmt das Auftreten von Dickdarmkrebs bei amerikanischen Männern mit jedem Lebensjahrzehnt zu.[5] Bei Männern ist es weniger gerechtfertigt, intellektuellen Verfall mit hohem Alter gleichzusetzen als eine gutartige Prostatahypertrophie.

Es verdeckt auch die wahre Natur der senilen und präsenilen Demenz, intellektuellen Leistungsabfall mit „Schwäche" in Verbindung zu bringen. In Zusammenhang mit diesem Zustand kommt es zu keiner physischen Schwäche im Sinne eines Verlusts physischer Kräfte. Es gibt jedoch bei Hirnleistungsstörungen eine Form von Schwäche, die darin besteht, daß bei manchen Personen mit diesem Leiden eine wachsende Müdigkeit auftritt. Noch wichtiger ist die intellektuelle Schwäche, die man bei Personen mit schweren Hirnleistungsstörungen findet. Diese intellektuelle Schwäche läßt sich am besten beschreiben, indem man einen neuen Begriff prägt, um die Symptome zu kennzeichnen: „kognitive Abulie". „Abulie" ist ein psychiatrischer Terminus für „einen Verlust oder eine ausgeprägte Verringerung der Willenskraft".[6] Die kognitive Abulie ist eine Form der intellektuellen Schwäche, die normalerweise bei schweren Hirnleistungsstörungen auftritt. Im wesentlichen ist jemand, der daran leidet, nicht fähig, einen neuen Gedanken oder eine Idee lange genug aufrecht zu erhalten, um darauf aufbauend effektiv zu handeln. Er kann also seine Entscheidungen nicht ausführen oder zu Ende bringen. Das führt zu einer Form der intellektuellen Schwäche, die sich von physischer Schwäche oder dem Verlust von Kraft unterscheidet.

Hirnleistungsstörungen oder ein Intelligenzverlust in Verbindung mit dem Altern müssen auch von „geistiger und körperlicher Gebrechlichkeit" unterschieden werden. Zahlreiche psychische Störungen, die in keinem Zusammenhang mit der Senilität stehen, können mit gleicher Berechtigung als „geistige Gebrechen" bezeichnet werden. Schizophrenie, Manie, Depression und Alkoholintoxikation sind nur einige wenige Beispiele für andere „geistige Gebrechen". Überdies sind weder die Hirnleistungsstörungen noch eines der vorstehenden Beispiele wirklich „geistige und körperliche Gebrechen". Dieser Begriff würde angemessener auf Zustände angewandt werden, die wie die Syphilis wirklich sowohl das Gehirn als auch andere Organe in Mitleidenschaft ziehen.

Die Definition der Senilität aus *Webster's* erweist sich deutlich als unangemessen, um den Zustand zu beschreiben, um den es in diesem Buch geht. In dem Moment, in dem Leute einen Zustand oder ein Konzept erfassen, das sie in irgendeiner Weise als bedeutsam betrachten, geben sie diesem Konzept einen Namen. Von dem Zustand, den wir in diesem Buch diskutieren werden, sind mehr als eine Million Amerikaner betroffen (nach der niedrigsten Schätzung) und er ist als die vierte oder fünfte Haupttodesursache in den Vereinigten Staaten bezeichnet worden.[2,3] Selbst unter den mehreren hundertausend Stichwörtern im neuen *Webster's* gibt es kein Wort, welches diesen Zustand adäquat beschreibt.

Es ist schwierig, über einen Zustand zu diskutieren, für den keine

Bezeichnung existiert. Tatsächlich ist es sogar sehr leicht, einen Zustand vollständig zu ignorieren oder zu verleugnen, für den nicht einmal eine Bezeichnung existiert. Nichtsdestoweniger ist die Krankheit, von der dieses Buch handelt, nicht nur weit verbreitet, sondern sie steigt in dem Maße, in dem das durchschnittliche Lebensalter der Menschen auf der ganzen Welt ansteigt, auch sprunghaft an. Wenn wir in diesem Buch den Begriff „Senilität" verwenden, werden wir ihn aus praktischen Gründen im sehr engen Sinn von „einer geistigen Gebrechlichkeit" oder präziser „einer spezifischen Art von geistiger Gebrechlichkeit, die häufig mit dem Altern in Verbindung steht", gebrauchen. Unter Verwendung des Begriffs in diesem Sinne brachte die Regierung der Vereinigten Staaten kürzlich eine Statistik heraus, die zeigte, daß 58 Prozent der mehr als einer Million Amerikaner in Pflegeheimen an Senilität leiden, was es gemäß der offiziellen Krankenstatistik zur häufigsten chronischen Krankheit macht.*[4] Natürlich macht es der Ausschluß der Kranken aus der Gemeinschaft und ihre Einweisung in Institutionen für die Gemeinschaft viel einfacher, diesen Zustand zu ignorieren. In der Tat sind senile Menschen nicht nur eine absolute Mehrheit unter den Pflegeheimbewohnern, sondern eine riesige Anzahl ist in anderen Langzeitinstitutionen wie psychiatrischen Kliniken untergebracht. Staatliche psychiatrische Kliniken und Veteranenhospitäler haben besonders oft einen großen Anteil an senilen Patienten. Eine Quelle besagt, daß von den über 65-jährigen Patienten in psychiatrischen staatlichen und Landeskrankenhäusern mehr als die Hälfte die Diagnose „senile Demenz" hat.[5] Trotz dieser dramatischen Zahlen wird angenommen, daß wenigstens die Hälfte der mäßig bis schwer beeinträchtigten senilen Menschen in der Gemeinschaft verbleibt und sie sich entweder so gut wie möglich selbst versorgen oder Hilfe von ihren Ehegatten, Geschwistern, Kindern oder anderen Verwandten bekommen. Aber die Fähigkeit des Menschen zur Verleugnung dessen, mit dem er sich lieber nicht konfrontiert sehen würde, ist derart groß, daß eines der wenigen Bücher für das allgemeine

* Auf der Liste der chronischen Krankheiten kam als nächstes Arthritis bzw. Rheumatismus, von dem 34,3 Prozent der Pflegeheimbewohner betroffen waren; an dritter Stelle lagen Herzbeschwerden, von deren verschiedenen chronischen Erscheinungsformen 33,5 Prozent betroffen waren.

Publikum, welches sich speziell mit diesem Zustand befaßt, die Bedrohung, das Ausmaß und sogar die derzeitige Existenz der Senilität leugnet. „...zum ersten Mal, seit der Mensch auf diesem Planeten auftauchte, ist der furchterregende Schatten des Wahnsinns, den der Mensch als Senilität zu bezeichnen gelernt hatte, gelichtet worden. Zu guter Letzt können wir wirklich vom Ende der Senilität und der Obsoleszens sprechen, ebenso wie von dem des ‚hohen Alters', wie wir es immer gekannt haben."[6]

Doch wie erklären wir dann all diese Leute in den Pflegeheimen und anderen Institutionen?

In den vergangenen zwei Jahrzehnten haben die medizinischen Wissenschafter aufgehört, dieses Gebiet zu ignorieren und begonnen, einige Fortschritte darin zu machen, etwas über die Senilität zu lernen und sie zu behandeln. Es ist dieser Fortschritt — die tatsächlichen Leistungen, die Hoffnungen und die zukünftigen Richtungen — von dem dieses Buch hauptsächlich handeln wird.

In der Geschichte haben Ärzte das Syndrom der Hirnleistungsstörung, das sie häufig bei ihren Patienten mittleren Alters und besonders bei den älteren beobachteten, meistens als „Demenz" klassifiziert, als eine Art „allgemeiner geistiger ‚Verfall'".[7] Wenn es bei Leuten ab einem bestimmten Alter auftrat, im allgemeinen ab 65 oder darüber, wurde es genauer als „seniler Typ der Demenz" bezeichnet. Dieser Zustand wurde von Esquirol 1838 in einem französischen Lehrbuch der Psychiatrie mit Begriffen beschrieben, gegen die moderne Psychiater keine Einwände hätten.[8] Esquirol beschrieb die „démence sénile" als eine Krankheit, bei der es zu einem Nachlassen der Erinnerung an kurzfristig zurückliegende Ereignisse und zu einem Verlust von Antrieb und Willenskraft kommt. Wie er zutreffend feststellte, tritt der Zustand allmählich auf und kann von emotionalen Störungen begleitet sein. 1906 beschrieb Alois Alzheimer einen ähnlichen Zustand mit denselben Symptomen bei Leuten unter 65 Jahren, ein Zustand, der nach ihm „Alzheimersche Krankheit" genannt wurde. Eine andere Form der Demenz, die auch vor dem 65. Lebensjahr auftritt und sehr ähnliche Symptome aufweist, wurde von Arnold Pick 1892 beschrieben und ist als „Pick'sche Krankheit" bekannt geworden. Die Alzheimersche Krankheit und die seltenere Krankheit, die von Pick beschrieben wurde, werden heute als „präsenile Demenzen" bezeichnet.

Vieles in der medizinischen Wissenschaft und Praxis ist eine obskure und weltfremde Angelegenheit. Folglich ist es ganz normal, daß äußerst seltenen und ungewöhnlichen Zuständen in der medizinischen Literatur und der medizinischen Forschung viel mehr Aufmerksamkeit gewidmet wird als viel häufiger beobachteten Krankheiten. Glücklicherweise macht sich dieser Ansatz, obwohl er sicher nicht der sensibelste ist, oft schließlich bezahlt, wenn sich herausstellt, daß die ungewöhnlichen Zustände uns etwas über die einfacheren Krankheiten mitteilen können. Nirgendwo ist dieser Prozeß augenscheinlicher als auf dem Gebiet der Demenz. Wie wir später sehen werden, wurde einer der größten Durchbrüche auf diesem Feld in einem Krankheitsgebiet erreicht, das so selten war, daß Fälle aus der ganzen Welt gesammelt werden mußten; und die Wissenschaftler, die schließlich in Anerkennung ihrer Entdeckung einen Nobelpreis bekamen, veröffentlichten eine Danksagung an jeden Arzt in der ganzen Welt, der so freundlich gewesen war, mit einem Fall dazu beizutragen.[9]

Ein ähnlicher Vorgang ereignete sich hinsichtlich des wissenschaftlichen Interesses an und der Untersuchung von dem, was die Ärzte die senilen und präsenilen Demenzen nannten. Die Demenz, die im Senium auftritt, der Periode nach dem fünfundsechzigsten Lebensjahr, ist natürlich sehr weit verbreitet. Obwohl die Ärzte nicht so nachlässig gewesen sind wie die Laien, insofern wenigstens die Ärzte immer einen Namen für diese Störung gehabt haben, haben sie bis vor kurzem nicht viel mehr getan als sie zu benennen. Sobald die Diagnose der senilen Demenz gestellt war, verwendeten weder die Kliniker noch die Forscher viel Zeit, Anstrengung oder Gedanken mehr auf den Zustand. Zweifellos war dieses geringe Interesse lediglich ein Aspekt des relativen Mangels an Kenntnissen, an Interesse und an Hoffnung auf die Behandlung von Krankheiten im Senium im allgemeinen, was wiederum ein Produkt der gesellschaftlichen Vorurteile gegenüber alten Leuten im allgemeinen war.[10] Auf der anderen Seite haben die Zustände des „Präseniums", obwohl ungewöhnlich, wenigstens soviel Interesse und Aufmerksamkeit erhalten wie die viel häufigeren später auftretenden Zustände. Aufgrund dieser Unverhältnismäßigkeit wurde eine große Menge an Informationen über die Alzheimersche Krankheit gesammmelt, die ziemlich viel über die Senilität aussagen.

Ein Maß für die wissenschaftliche Vernachlässigung, die die Senilität bis vor ganz kurzem erfuhr, kann man erhalten, wenn man auf die medizinischen Standardlehrbücher Bezug nimmt. Unter den medizinischen Disziplinen ist die senile Demenz in erster Linie in den Bereich der Spezialgebiete von Psychiatrie und Neurologie gefallen.

Das amerikanische Standardlehrbuch der Psychiatrie aus den späten 60-ern und frühen 70-ern ist ein riesiger Wälzer, der 1666 Seiten umfaßt. Nur die Hälfte einer Seite ist der senilen Demenz, der Alzheimerschen Krankheit und der Pickschen Erkrankung zusammen gewidmet.[11] Das amerikanische Standardlehrbuch der Neurologie aus einer späteren Zeit, 1973 veröffentlicht, findet auf all seinen 841 Seiten für die senile Demenz über die Erwähnung seiner Existenz hinaus überhaupt keinen Platz. Bezeichnend für den oben beschriebenen Trend finden wir hier jedoch ganze vier Seiten Text und Verweise über die präsenilen Formen der Demenz. Zwischen 1973 und 1975 fand ein sehr zufälliger und wichtiger Umschwung im medizinischen Denken statt. In der Ausgabe des psychiatrischen Standardlehrbuchs von 1975 (eine noch riesigere Sammlung, dieses Mal bestehend aus zwei Bänden und 2609 Seiten) finden sich zwei Seiten über senile Demenz, die jedoch mit „Senile Demenz (Alzheimersche Krankheit)“ überschrieben sind.[13] Welch großes Glück für Ärzte und Wissenschaftler, die sich mit der Senilität befassen. Plötzlich wird die relativ seltene Alzheimersche Krankheit, über die so verhältnismäßig viel Informationen angesammelt worden ist, als wesensgleich mit der senilen Demenz identifiziert.

Natürlich bleiben Lehrbücher notwendigerweise etwas hinter der Vorhut aktueller Forschung und Überlegung zurück. Es ist kürzlich vorgeschlagen worden, „senile Demenz“ und „Senilität“ durch den Begriff „Hirnleistungsschwäche“ zu ersetzen. Eher deskriptive Begriffe sind „progressive idiopathische Demenz“ und „primär degenerative Demenz“. Der letztere ist zur offiziellen Terminologie in der amerikanischen diagnostischen Nomenklatur geworden.[14] Gegenwärtig werden die verschiedenen Begriffe von Wissenschaftlern und medizinischen Forschern synonym verwendet. Im Rest dieses Buchs werden wir uns an diese Verfahrensweise halten und die verschiedenen Begriffe austauschbar verwenden. Die Alzheimersche Krankheit ist nicht gleichbedeutend mit Senilität, wie es in diesem neuen psychiatrischen Werk impliziert wird. Man geht jedoch jetzt davon aus, daß sie bei einer Mehrheit von Senilen den wichtigsten Beitrag zu diesem Syndrom* leistet.

Was brachte schließlich Wissenschaftler und medizinische Forscher dazu, der Senilität ernsthafte Aufmerksamkeit zu schenken? Wir haben bereits den eher zufälligen Befund erwähnt, daß es etwas mit der Alzheimerschen Krankheit zu tun hatte, so daß die Wissenschaftler vorgefertigtes, bereits sorgfältig erworbenes Wissen bezüglich dieses Zustandes geliefert bekamen. Wie es jedoch immer bei wissenschaftlichen Bestrebungen ist, haben soziale, ökonomische, politische, historische und technische Kräfte gemeinsam einen wichtigen Beitrag zu unseren neuen Einsichten geleistet.

Obwohl der wissenschaftliche und technologische Fortschritt die menschliche „Lebenserwartung“, d.h. das maximale Alter, das Menschen erreichen können, nicht verändert hat, hat er viele der Krankheiten gemindert, die zuvor die Menschen in ihrer Jugend und im mittleren Alter befallen haben. Das Ergebnis ist gewesen, daß ein immer größerer Teil der Bevölkerung ein hohes Alter erreicht.

Dieser Trend besteht erst seit relativ kurzer Zeit. Die menschliche Bevölkerung ist mit steigender Schnelligkeit seit ungefähr 1750 angewachsen. Nationale Bevölkerungsstatistiken liefern übereinstimmende Informationen von Schweden seit 1749, von Frankreich seit 1800, von England und Wales seit 1838 und von Irland seit 1871. Die Geburtsraten sind ziemlich konstant gefallen und die Bevölkerung der westlichen Nationen ist, auch unter Berücksichtigung der Abwanderungen, trotz der sinkenden Geburtsraten angewachsen. Zum Beispiel verdreifachte sich die Bevölkerung von England und Wales zwischen 1700 und 1851 und hat sich seitdem fast wieder verdreifacht. Die direkte Ursache des Bevölkerungsanstiegs ist der Rückgang der Sterblichkeit. Dieser Rückgang ist hauptsächlich auf die Minderung der Auswirkungen von Infektionskrankheiten zurückzuführen. Es hat den Anschein, daß ungefähr bis zum Jahr 1900 die Säuglingssterblichkeit und die Sterblichkeit unter den über 45-jährigen nicht abgenommen hat. Der Anstieg in der Lebenserwartung scheint durch die stetige Minderung in gerade den Altersgrup-

* Als „Syndrom“ wird in der medizinischen Terminologie eine Gruppe von Symptomen bezeichnet, die gewöhnlich gemeinsam auftreten, aber nicht notwendigerweise den gleichen Ursprung haben.

pen zustandegekommen zu sein, bei denen die Mortalität natürlicherweise am niedrigsten war, bei den 2- bis 45-jährigen. Seit 1900 gelang der Menschheit langsam auch die Reduzierung der Sterblichkeit unter den über 45-jährigen.[15] Im Jahr 1900 waren nur 4 Prozent der Bevölkerung der Vereinigten Staaten über 65 Jahre alt. In der Volkszählung 1970 war dieser Anteil auf 10 Prozent der Bevölkerung angewachsen. Heute gibt es mehr als 10 Millionen Amerikaner über 73 Jahre und 1 Million hat das Alter von 85 Jahren erreicht.* Dr. Robert N. Butler hat die politische Bedeutung dieser demographischen Veränderung übertrieben dargestellt: „Die älteren Leute machen 10 Prozent der Bevölkerung aus, aber sie repräsentieren 15 Prozent der Wahlberechtigten. Außerdem findet man bei ihnen eine höhere Wahlbeteiligung als bei fast jeder anderen Altersgruppe. 90 Prozent sind eingetragene Wähler und über 65 Prozent von diesen wählen regelmäßig."[16]

Ein Ergebnis der politischen und medizinischen Folgen der angewachsenen Zahl von alten Leuten war, daß eine 1967 abgehaltene Regierungskonferenz über das Altern schließlich zur Einrichtung des National Institute of Aging innerhalb des National Institutes of Health führte. Dr. Butler, ein Psychiater, wurde zum ersten Direktor des neuen National Institute of Aging ernannt. Von dort wie auch von anderen Quellen, auch aus neuerer Zeit, sind Mittel gekommen, die zum ersten Mal der Forschung über altersbezogene Krankheiten bereitwillig zur Verfügung gestellt worden sind.

Eine Reihe jüngster technologischer Neuerungen hat entweder das Interesse an und die Forschung über Senilität angeregt oder verspricht, in den nächsten Jahren zu unserem Verständnis dieses Zustandes in bedeutender Weise beizutragen. Ein Beispiel für das erstere ist die hyperbare (Überdruck-) Kammer. Dieses Gerät kann benutzt werden, um eine Person atmosphärischen oder anderen Gasen unter erhöhtem Druck auszusetzen. Es wird normalerweise verwendet, um Tiefseetaucher, die zu schnell aufgetaucht sind, wieder auf Normaldruck zu bringen, um der Entstehung der „Taucherkrankheit" vorzubeugen. Aufgrund der Kenntnis, daß die

---

* Anm. d. Ü.: In der Bundesrepublik sind gegenwärtig etwa 20 Prozent der Bevölkerung über 60 Jahre alt. Nach Hochrechnungen wird im Jahr 2030 jeder dritte Bundesbürger über 60 Jahre alt sein.

Gehirne von senilen Personen weniger Sauerstoff verwerten als die von nicht-senilen Leuten gleichen Alters, überlegten sich Forscher, daß die Unterstützung des Hirns mit einer erhöhten Menge Sauerstoff unter hohem Druck den Zustand rückgängig machen könnte. Der ursprüngliche wissenschaftliche Bericht über diese Behandlung war sehr positiv und erschien im *New England Journal of Medicine*, einer weit verbreiteten medizinischen Zeitschrift mit hohem Prestige.[17] Er hatte die intensive Untersuchung dieser Behandlungsmethode zur Folge und vergrößerte das Interesse an der Senilität gewaltig. Wenn die Behandlung als effektiv hätte akzeptiert werden sollen, hätten die Wissenschaftler Methoden entwickeln müssen, die geeignet wären, ihre Effektivität zu beweisen oder zu widerlegen. Eine Vielzahl solcher Methoden wurde tatsächlich entwickelt, von denen einige im Anschluß beschrieben werden. Die Kontroverse über den tatsächlichen Wert der hyperbaren Behandlung bei der Senilität dauerte fast ein Jahrzehnt an und führte zur Einrichtung von Unterabteilungen in den größeren psychiatrischen Forschungszentren, die besonderen Sachverstand in der Evaluation und Behandlung der Senilität entwickelten. Eine solche Unterabteilung wurde das Geriatric Study Program an den Millhauser Laboratories des New York University Medical Center. Ähnliche Gruppen kostituierten sich in Boston, Houston und einigen anderen Zentren. Meine Kollegen in New York führten schließlich in Zusammenarbeit mit Wissenschaftlern am National Institute of Mental Health eine Studie durch, die endgültig zeigte, daß die hyperbare Behandlung nicht von wesentlichem Wert für die Behandlung der Senilität war.[18] Die Studie wurde im Januar 1978 veröffentlicht, als bereits eine sehr große Menge an Informationen über Hirnleistungsstörungen angesammelt worden war.

Ein anderer technologischer Durchbruch gelang vor kurzem durch die Möglichkeit, die Durchblutung des Gehirns zu messen. Diese Technik und verwandte, noch verfeinerte Messungen versprechen, unser Verständnis über die Effekte des Alterns und der Senilität auf das Gehirn wirklich zu erweitern.

Die durchschnittliche Blutzufuhr im menschlichen Gehirn wurde zuerst 1944 von Seymour S. Kety bestimmt, einem Psychiater, der für seine Forschung auf diesem und anderen Gebieten berühmt wurde. Seine Technik wurde seitdem bis zu einem solchen Ausmaß verbessert, daß es nun möglich ist, die Menge des Blutflusses durch verschiedene Bereiche des Gehirns zu messen und Veränderungen der Durchblutung in Abhängigkeit von Aufgaben, mit denen man sich gedanklich beschäftigt, zu beobachten.[19] Daher können wir nun sagen, in welche Bereiche des Hirns das Blut fließt, wenn wir schlafen und in welche Bereiche es strömt, wenn wir wach sind. Von noch größerer Bedeutung ist der Befund, daß, wenn wir Töne hören, das Blut in Areale des Hirns strömt, von denen man weiß, daß sie „Hörzentren" sind, und daß sich, wenn wir unsere Augen öffnen, die Durchblutung in „visuellen Zentren" des Hirns erhöht. Da der Blutstrom im Gehirn sich in jene Bereiche bewegt, in denen er am meisten gebraucht wird, können wir durch die Messung der Durchblutung angeben, welche Bereiche des Hirns gesund und intakt und welche geschwächt oder abgestorben sind.

Bei senilen Leuten bilden sich oft Teile des Gehirns zurück (der medizinische Fachausdruck dafür ist „Atrophie"). Andere Teile des Gehirns funktionieren mit unterschiedlichem Ausmaß an Effektivität. Die Lage der geschwächten oder rückgebildeten Bereiche im Hirn kann den Ärzten einiges darüber aussagen, welches die Ursache oder Ursachen der Hirnleistungsstörungen sind und welche Behandlung oder Behandlungen die nützlichsten wären. Auf der anderen Seite kann die Effektivität einer neuen Behandlung genauer bestimmt werden, wenn man herausfindet, ob sie die Durchblutung in bestimmten Hirnarealen wie auch im Gehirn als ganzem erhöht. Verschiedene Arten von Medikamenten, von denen man herausfand, daß sie einen Anstieg der Hirndurchblutung verursachen, werden gegenwärtig bei der Behandlung der Senilität untersucht und zumindest einige von diesen Verbindungen scheinen zur Zeit besonders vielversprechend zu sein.

In Zusammenarbeit mit Wissenschaftler an den Brookhaven National Laboratories und mit anderen Wissenschaftlern am New York University Medical Center entwickeln wir im Geriatric Study Program zur Zeit neue Methoden, um gesunde Bereiche des Hirns von rückgebildeten Bereichen zu unterscheiden. Eine solche Methode misst die Intaktheit und die Funktionsfähigkeit eines Areals auf Grund der Menge des Zuckers, den es als Energie nutzt. Abgestorbenes Gewebe braucht natürlich keinen Zucker und aktives Hirngewebe benötigt mehr Zucker für seine Energieversorgung als geschwächtes Hirngewebe. Bei einer anderen Methode, die wir untersuchen, verwenden wir einen Computer, um noch mehr Informationen über die Blutzufuhr zu verschiedenen Arealen des Gehirns zu bekommen.

Computer haben bereits die Art der Röntgenbilder revolutioniert, die wir vom Gehirn machen können. Konventionelle Röntgenaufnahmen von der Art, wie sie Ärzte benutzen, um festzustellen, ob ein Knochen gebrochen ist, liefern uns nur Bilder von „hartem Gewebe" wie Knochen oder Zähnen. Mit einer konventionellen Röntgenaufnahme läßt sich das Gehirn überhaupt nicht darstellen, sondern nur der Schädel. Über die Injektion von radioaktiven Substanzen in den Blutkreislauf wurden die Ärzte befähigt, Bilder vom Gehirn selbst zu machen. In den siebziger Jahren wurde diese Technik enorm verbessert, indem man einen Computer benutzte, um Bilder des Gehirns mittels der Strömung radioaktiver Substanzen durch das Hirngewebe zu „rekonstruieren". Diese neue Methode, die sowohl einfach wie auch sicher ist, wird „Computertomographie" („CT") oder auch „CAT" (computerized axial tomographic scanning) genannt. Computertomographische Aufnahmen werden momentan in mehr als 1000 Zentren in der ganzen Welt gemacht. Durch die Betrachtung einer CT-Aufnahme kann ein Arzt sagen, welche Bereiche des Gehirns atrophiert sind und ob bestimmte krankhafte Zustände vorliegen, die für die Rückbildung verantwortlich sein könnten. Die Wissenschaftler sind gegenwärtig dabei, diese Bilder vom Gehirnschwund zu dem Ausmaß und der Art des Gedächtnisverlusts und der Beeinträchtigung des Denkens, wie es bei senilen Leuten auftritt, in Beziehung zu setzen. Diese Bilder werden dazu benutzt, unsere Diagnose der spezifischen Ursachen der Hirnleistungsstörung und unsere Vorhersagen bezüglich ihrer langfristigen Aussichten zu verbessern.

Die Geschichte, die Politik, die Wissenschaft und die Technologie haben dazu beigetragen, eine Neuentdeckung der Senilität in der letzten Hälfte des zwanzigsten Jahrhunderts herbeizuführen. In der Folge dieser Entdeckung sind neue Kenntnisse wie auch Hoffnungen erwachsen. Im Folgenden werden diese Kenntnisse sowie die realistischen Hoffnungen und Erwartungen auf eine erfolgreiche Behandlung der senilen Demenz in naher Zukunft beschrieben.

Anmerkungen

1. *Webster's New Twentieth Century Dictionary*,ungekürzte 2. Auflage, William Collins and World Publishing Co., Inc., 1975, S. 1651.
2. Angel, R.W., Understanding and diagnosing senile dementia. *Geriatrics*, August 1977, S. 47-49.
3. Katzman, R. und Karasu, T.B., Differential diagnosis of dementia. In *Neurological and Sensory Disorders in the elderly*, hrg. von W.S. Fields, Stratton Intercontinental Medical Book Corp. New York, 1975, S. 103-134.
4. National Center of Health Statistics, Untersuchung von 1973-74, berichtet 1978.
5. Riley, M.W. und Foner, A., *Aging and Society*, Russel Sage Foundation, New York, 1968.
6. Freese, A.S., *The End of Senility*, Arbor House, New York, 1978, S. xi.
7. *Stedman's Medical Dictionary*, 21. Auflage, Williams & Wilkins Company,, Baltimore, 1966, S. 421.
8. Esquirol, J.E.D., *Des Maladies Mentales*, Balliere, Paris, 1838.
9. Traub, R., Gajdusek, D.C. und Gibbs, C.J.,Jr., Transmissible virus dementia: The relation of transmissible spongiform encephalopathy to Creutzfeld-Jakob disease. In *Aging and Dementia*, hrg. von L. Smith und M. Kinsbourne, Spectrum Publications, Inc. New York, 1977, Anhang 1, S. 147-154.
10. Für eine ausführlichere Diskussion siehe Butler, R.N., *Why Survive? Being Old in America*, Harper & Row, 1975.
11. Freedman, A.N. und Kaplan, H.I., (Hrsg.), *Comprehensive Textbook of Psychiatry*, Williams & Wilkins Company, Baltimore, 1967, S. 460.
12. Merritt, H.H., *A Textbook of Neurology*, Lea & Febinger, Philadelphia, 5. Auflage, 1973, S. 442-445.
13. Freedman, A.M., Kaplan, H.I. und Sadock, B.J., *Comprehensive Textbook of Psychiatry*, 2. Auflage, Williams & Wilkins Company, Baltimore, 1975, S. 1086-1087.
14. American Psychiatric Association, *Diagnostic and Statistical Manual of Mental Disorders*, 3. Auflage (DSM-III), 1980. Deutsch: *Diagnostisches und Statistisches Manual Psychischer Störungen: DSM-III*, Beltz Verlag, Weinheim und Basel 1984.
15. McKeown, Thomas, *The Modern Rise of Population*, Academic Press, New York, 1976.
16. Butler, op. cit., S. 324.
17. Jacobs, E., Winter, P.M., Alvis, H.J., et. al., Hyperoxigenation effects on cognitive functioning in the aged. *New England J. Med.* 281: 753, 1969.

18. Raskin, A., Gershon, S., Crook, T.H., Sathananthan, G. und Ferris, S., The effects of hyperbaric and normabaric oxigen on cognitive impairment in the elderly. *Arch. Gen. Psychiat.* 35: 50-56, 1978.
19. Lassen, N.A., Ingvar, D.H. und Skinhøj, E., Brain functions and blood flow. *Scientific American*, Oktober 1978, S. 62-71.

Kapitel 2

Plaques und Verklumpungen: Merkmale der Alzheimerschen Krankheit

Laien wie auch die meisten Ärzte denken immer noch, daß die „Arterienverkalkung" oder Arteriosklerose in den meisten Fällen für die Senilität verantwortlich ist. Die populäre Vorstellung ist, daß sich die Blutgefäße aufgrund von Fettablagerungen zunehmend verengen. Wenn sich die Gefäße im Gehirn verengen und sie sklerotisch werden, ist immer weniger Blut in der Lage, das Gehirn zu erreichen und die notwendige Nahrung für ein optimales Funktionieren zur Verfügung zu stellen. Verhaltensstörungen werden als Resultat dieser Kreislaufveränderungen angesehen. Zuerst kann eine Person beginnen, Dinge zu vergessen. Später kann der Mangel an Blut und Sauerstoff dazu führen, daß die Person gänzlich dement wird. Oft wird davon ausgegangen, daß die Verengung der Blutgefäße zum Schlaganfall und letztendlich zum Tod führt. Mit den Worten eines modernen Lehrbuchs der Anatomie sind „ischämische Schädigungen des Herzens, des Gehirns und der Nieren, verursacht durch Atherosklerose*, heute für annähernd die Hälfte aller Todesfälle in den Vereinigten Staaten und Großbritannien verantwortlich."[1]

Wie es wahrscheinlich für alle Mythen zutrifft, medizinische und sonstige, ließ ein Fünkchen Wahrheit diese Vorstellungen glaubwürdig erscheinen. Arteriosklerotische Veränderungen in den Wänden der Blutgefäße und in ihrem Durchmesser kommen wohl vor. Auch trifft man diese Veränderungen häufiger bei älteren Menschen an.

* „Arteriosklerose" bedeutet wörtlich eine „Verhärtung der Arterien", bezieht sich genauer aber auf eine Reihe von Prozessen, denen eine Verdickung und ein Elastizitätsverlust der Arterienwände gemeinsam ist. Eine „Atherosklerose" ist durch die Bildung von Fettablagerungen in den Arterienwänden charakterisiert. Die Atherosklerose ist die häufigste Form der Arteriosklerose und auch diejenige, die meistens damit gemeint ist.

Sie verursachen eine Verengung der Koronararterien, und es hat sich gezeigt, daß die Arteriosklerose eng mit Herzanfällen und mit vielen Arten von Herzbeschwerden zusammenhängt. Aufgrund des beobachteten Zusammenhangs zwischen dem Alter und arteriosklerotischen Ablagerungen sagt man, daß „senile" (im Sinne von altersbezogen) Beeinträchtigungen der Arterienwände auftreten, die zur Arteriosklerose führen.

Ein Zusammenhang bedeutet jedoch keine Verursachung. Zum Beispiel werden das Ergrauen der Haare und das Runzligwerden der Haut definitiv mit dem Altern in Verbindung gebracht. Hirnleistungsstörungen hängen zweifelsohne ebenso mit dem Altern zusammen. Daraus folgt aber nicht, daß graues Haar Hirnleistungsstörungen verursacht! Genauso wenig folgt daraus, daß Hirnleistungsstörungen graues Haar verursachen. Es war diese Art von einfachem logischen Fehler zusammen mit der Vorstellung von verengten cerebralen Blutgefäßen und der daraus resultierenden Verringerung der Durchblutung, was nahezu alle Ärzte und Laien davon überzeugte, daß Arteriosklerose Senilität verursacht. Wie wir gesehen haben, war der Gegenstand sowieso kaum in allen Einzelheiten untersucht worden. Die Wiederholung verstärkte den Mythos.

Andere Mythen sind hinsichtlich der Atherosklerose entstanden, basierend auf ähnlichen Verbindungen des „gesunden Menschenverstandes" (unglücklicherweise wird „gesunder Menschenverstand" allzu oft gleichbedeutend mit „falscher Logik") und dürftigen Beweisen. Ein Beispiel aus der neueren Zeit ist der Mythos, daß Marathonläufer keine Koronaratherosklerose bekommen.[2] Es ist bekannt, daß aktive Personen weniger Koronaratherosklerosen haben als ihre inaktiven Pendants. Eine Autopsie wurde an einem einzigen Marathonläufer durchgeführt und nur eine minimale Koronaratherosklerose gefunden.[3] Auf der Basis dieser zwei Befunde entstand ein Mythos, daß Marathonläufer immun gegen Koronaratherosklerose sind.[4,5]

Es gibt einige Fehler bei dieser überstürzten Schlußfolgerung. Obwohl aktivere Leute weniger Atherosklerose haben, folgt daraus nicht, daß die Aktivität die Ursache dieses Phänomens ist. Zum Beispiel könnten aktive Personen schlanker sein und weniger rauchen und aus diesen Gründen weniger anfällig sein, Fettablagerungen zu entwickeln. Auch ist es ein Fehler, aufgrund einer Beobachtung Verallgemeinerungen vorzunehmen. Nur weil ein Marathonläufer keine deutliche Koronaratherosklerose hatte, folgt daraus nicht, daß alle Marathonläufer keine haben. Als Autopsien schließlich bei anderen Marathonläufern durchgeführt wurden, fand sich tatsächlich bei einigen, daß sie Koronaratherosklerose im gleichen Ausmaß *haben*, wie es bei vielen Nicht-Läufern beobachtet wird.[6]

In den sechziger Jahren sammelten sich einige störende Fakten an, die der Mythos des atherosklerotischen Ursprungs der senilen Demenz nicht erklären konnte. Einige englische Pathologen untersuchten die Blutgefäße von Leuten, die mit einer Demenz gestorben waren und verglichen sie mit den Blutgefäßen von Leuten, die zur Zeit ihres Ablebens nicht dement waren.[7] Sie untersuchten nicht nur die Gefäße des Gehirns, sondern die des gesamten Körpers. Sie fanden bei den dementen und den nicht-dementen Gruppen ungefähr die gleichen arteriosklerotischen Veränderungen! Ein anderes Team von Pathologen wiederholte ihre Arbeit, indem sie die Gehirne von über 100 Patienten untersuchten und bestätigten, daß arteriosklerotische Veränderungen in den Gehirnen von dementen und wahrscheinlich meist senilen Leuten in keinem größeren Ausmaß auftraten.[8]

Im Anschluß machte sich eine englische Gruppe von Pathologen und Psychiatern schließlich daran, zu bestimmen, welche Veränderungen bei Personen mit Demenz wirklich auftraten. Ihre Arbeit hat unser Denken in Hinblick auf diese bedeutende Krankheit revolutioniert und praktisch die wissenschaftliche Untersuchung der senilen Demenz begründet. Tomlinson, Blessed und Roth führten eine Reihe von Untersuchungen durch, bei denen sie die Gehirne von dementen Personen verwendeten.[9,10,11,12] Fünfzig demente Personen wurden während ihres Lebens regelmäßig beobachtet. Als diese Leute starben, wurden ihre Gehirne autopsiert. Mit den Befunden aus den Gehirnen von 28 nicht-dementen, älteren Kontrollpersonen wurden Vergleiche gezogen.

Mehr als 50 Prozent der dementen Personen wiesen pathologische Befunde auf, die auf die Alzheimersche Krankheit schließen lassen (siehe Tab. 2-1). Diese war zu der Zeit bekannt als präsenile Demenz vom Alzheimer-Typ, und *per Definition* wurde behauptet, daß sie nicht bei älteren Leuten auftritt. Diese Definition wurde im folgenden ausgeweitet, so daß die „Alzheimersche Krankheit“ sich jetzt auf

Tab. 2-1:
Klassifikation der senilen Demenz

I.	S.D.A.T. Senile Demenz vom Alzheimer-Typ oder Alzheimersche Krankheit oder Progressive idiopathische Demenz Mehr als 50% der autopsierten Fälle
II.	M.I.D. Multi-Infarkt-Demenz oder Demenz infolge von Mikroinfarkten und kardiovaskulärer Erkrankungen Annähernd 15% der autopsierten Fälle
III.	Mischformen Demenz infolge einer S.D.A.T. und einer M.I.D. Annähernd 25% der autopsierten Fälle
IV.	Andere Formen z.B. „Pseudodemenz" infolge einer Depression Annähernd 10% der gesamten Fälle

ein charakteristisches Muster von pathologischen Befunden bezieht, statt nur auf die charakteristische Pathologie, die einer eingeschränkten Altersgruppe entspringt. Die „Alzheimersche Krankheit" wird jetzt also als ein und derselbe Zustand angesehen, egal ob er bei einem fünfundvierzigjährigen oder bei einem fünfundneunzigjährigen Menschen auftritt. Die zugrundeliegende Pathologie und der Krankheitsprozeß sind, soweit bekannt, dieselben, unabhängig vom Alter bei Beginn. Trotzdem wird gelegentlich die traditionelle Unterscheidung zwischen Alzheimerscher Krankheit mit präsenilem Beginn versus seniler Demenz vom Alzheimer-Typ (SDAT) getroffen. Das muß nicht verwirrend sein, wenn wir uns vor Augen halten, daß der Krankheitsprozeß im wesentlichen derselbe ist, wann immer er während der menschlichen Lebensspanne auch zum Ausdruck kommt.

Diese pathologischen Befunde einer Gruppe hervorragender medizinischer Wissenschaftler läuteten wirklich die Todesglocke für die arteriosklerotischen Theorien über die Ursprünge der senilen Demenz, die so häufig mit dem Altern beobachtet wurde. Trotzdem ist die Macht von Mythen und populärem Glauben derart groß, daß, obwohl die Arbeit von Tomlinson und seinen Kollegen in den 60-er Jahren abgeschlossen war, eine „offizielle" Widerlegung jener Theorien nicht vor 1974 verkündet wurde. Drei prominente Wissenschaftler aus drei Ländern und zwei Kontinenten schrieben einen Beitrag für den *Lancet*, dem prestigereichen britischen medizinischen Journal. Sie erklärten, daß „der Gebrauch des Begriffs ‚cerebrale Atherosklerose' zur Beschreibung geistigen Verfalls bei Älteren (...) wahrscheinlich die häufigste medizinische Fehldiagnose" ist.[13] Weiterhin beschrieben sie eine neue Theorie, wie Zustände, die die Blutgefäße in Mitleidenschaft ziehen, in einer Minderheit von Fällen zur senilen Demenz beitragen können. Mehr darüber später. Am wichtigsten bei diesem Beitrag ist, daß sie die Alzheimerschen Veränderungen, die Tomlinson und seine Kollegen gefunden hatten, als kausalen Faktor bei einer Mehrheit von Leuten mit seniler Demenz betrachteten. Die Medizin und die Wissenschaft haben sich seitdem diesen sich ändernden Vorstellungen angepasst. Doch die Macht der Tradition ist so groß, daß von dieser Veröffentlichung ab die Feststellung, daß „der Gebrauch des Begriffs ‚cerebrale Atherosklerose' zur Beschreibung geistigen Verfalls bei Älteren (...) wahrscheinlich die häufigste medizinische Fehldiagnose" ist, zweifellos immer noch zutrifft. Die große Mehrheit der Fachleute und Laien haben noch nicht einmal von dieser „Alzheimerschen Krankheit" gehört, die so entscheidend für die Ursprünge und Entwicklung der senilen Demenz ist. Mit den progredienten geistigen Veränderungen, die so häufig bei alten Leuten beobachtet werden, ist natürlich jeder vertraut.

Was ist die Alzheimersche Krankheit?

Im ersten Jahrzehnt dieses Jahrhunderts beschrieb Alois Alzheimer eine Krankheit der mittleren Lebensjahre, bei der es zu einer fortschreitenden Beeinträchtigung des Verhaltens kommt. Bei der Patientin, die von Alzheimer beschrieben wurde, war das erste Anzeichen der Krankheit eine zunehmende Eifersucht.[14] Paranoide Wesenszüge und andere bedeutende Verhaltensstörungen, zusätzlich zu Gedächtnis- und intellektuellen Störungen, sind seitdem häufig als Bestandteil der Krankheit erwähnt worden. Anfälle treten oft in den späten Stadien der Krankheit auf. Man geht davon aus, daß schließlich alle höheren Hirnfunktionen verloren gehen. Diese geistigen Veränderungen werden von physischen Veränderungen in der Hirnsubstanz selbst begleitet. Die Hirnsubstanz nimmt ab, insbesondere in den äußeren oder cortikalen Schichten. Der Abbau ist in den Bereichen der Stirn (frontal) und der Schläfen (temporal) am stärksten ausgeprägt (siehe Abb. 2.1). Schließlich schwindet die gesamte äußere Hirnsubstanz. Man geht davon aus, daß der Tod normalerweise zwischen zwei und zehn Jahren nach dem Beginn des Prozesses eintritt.

Die klinischen Beschreibungen des Alzheimerschen Verfalls basierten wahrscheinlich auf Beobachtungen von Leuten, deren Krankheit bereits sehr weit fortgeschritten war. Der klinische Verlauf der Krankheit wird im folgenden noch detaillierter beschrieben werden. Die Beschreibung der gravierenden Veränderungen in der Hirnsubstanz soll jedoch jetzt erfolgen. Die Kennzeichen dieser Veränderungen sind jene pathologischen Befunde, die unter dem Mikroskop beobachtet werden können. Es sind diese pathologischen Befunde, die Hinweise auf die Ursprünge der Alzheimerschen Krankheit und auf die Mehrheit der senilen Demenzen liefern, von denen man jetzt weiß, daß sie aus dieser Krankheit resultieren.

Welches sind nun die pathologischen Veränderungen bei der Alzheimerschen Krankheit? Drei wichtige Arten von Veränderun-

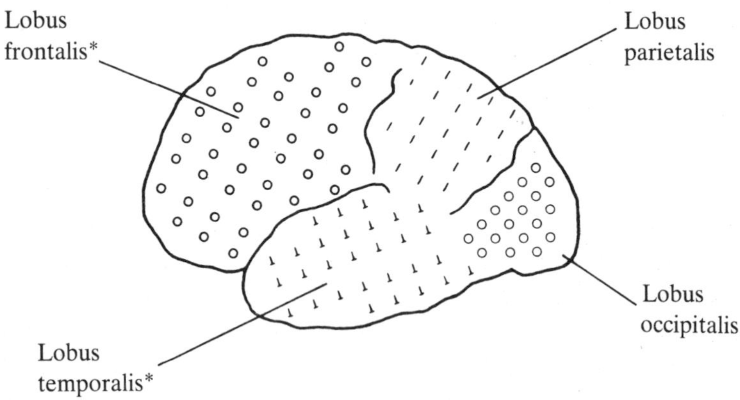

* vorwiegende Bereiche der Alzheimerschen Pathologie

Abbildung 2.1:
Die äußeren Anteile des Gehirns (cerebraler Cortex).

gen im Gehirn treten auf. Es sind *neurofibrilläre Verklumpungen, senile Plaques* und die *granulovakuoläre Degeneration.* Die wichtigste und charakteristischste Veränderung ist das Erscheinen einer ungewöhnlichen Anzahl von Neurofibrillen in bestimmten Arealen des Hirns. Diese Neurofibrillen besitzen eine charakteristische Form und Größe. Bei der Alzheimerschen Krankheit werden sie hauptsächlich im cerebralen Cortex gefunden. Sie finden sich in besonders hoher Konzentration im Hippocampus (siehe Abb. 2.2), dem Teil des Gehirns, der mit dem Kurzzeitgedächtnis in Verbindung gebracht wird, und insbesondere in den Pyramidenzellen des Hippocampus.[12] Sie können von Neuropathologen leicht mit Hilfe von Silberfärbetechniken identifiziert werden. Ein gewisses Ausmaß an neurofibrillären Verklumpungen kommt im Hippocampus und im Nucleus Amygdalae vieler Leute mittleren und höheren Alters vor. Die Anzahl von Verklumpungen in den Gehirnen von Leuten ohne Anzeichen einer Demenz scheint mit dem Alter anzusteigen, so daß praktisch alle untersuchten Gehirne von Leuten über 90 Jahren zumindest einige Verklumpungen aufweisen. Bei der Alzheimerschen Krankheit ist die Dichte und Verteilung dieser Verklumpungen jedoch merklich erhöht. In der Studie von Tomlinson, Blessed und Roth wurde die Menge der Verklumpungen im Hirngewebe auf einer vierstufigen Skala von keine bis zahlreich eingeschätzt. Von den 28 Kontrollpatienten, die ohne Symptome einer Demenz waren, wiesen 90 Prozent *überhaupt keine* neurofibrillären Verklumpungen im Neocortex auf. Die restlichen Kontrollpatienten zeigten einige verstreute Verklumpungen. Im Gegensatz dazu kamen bei allen dementen Patienten, die an der Alzheimerschen Krankheit litten, mäßige bis große Mengen an neurofibrillären Verklumpungen über den ganzen Neocortex verteilt vor.

Man weiß jetzt, daß die neurofibrillären Verklumpungen, die sich bei der Alzheimerschen Krankheit finden lassen, aus Paaren von Filamenten bestehen, die spiralförmig umeinander gewickelt sind. Die Konfiguration ist beständig und die Helix weist eine Periodizität auf, indem sie sich in Intervallen von annähernd 800 Å auf eine Breite von 100 Å verengt[15, 16] (siehe Abb. 2.3A). Die Verklumpungen sind im Neuron lokalisiert, am häufigsten im Bereich um den Kern, aber in gewissem Ausmaß auch in den Neuronenfortsätzen (Axonen und Dendriten).

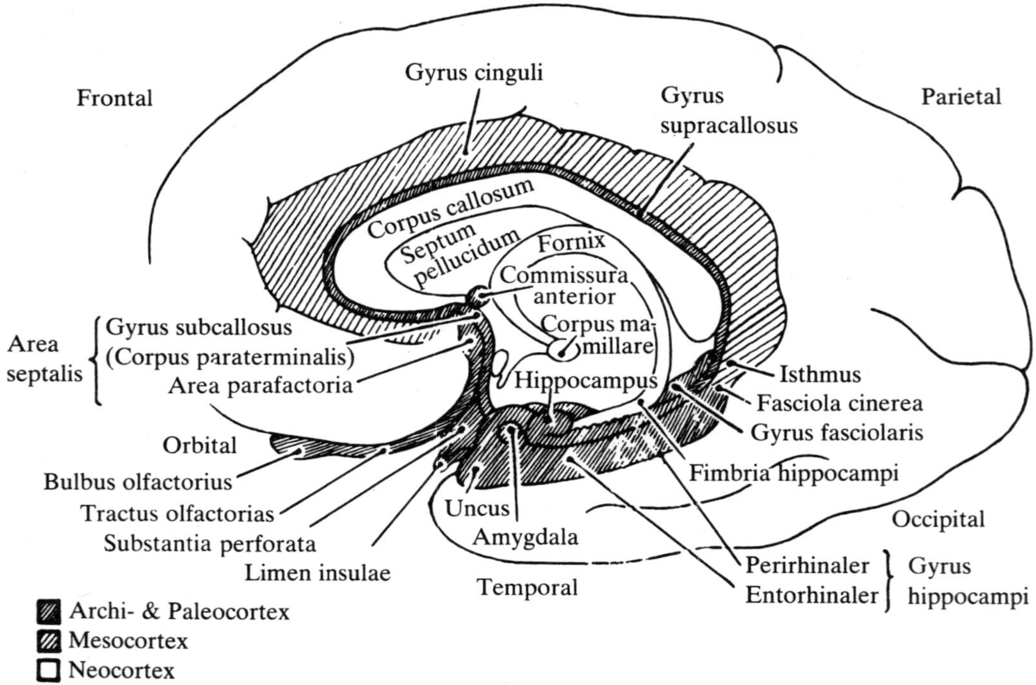

Abbildung 2.2:
Das Limbische System: Hippocampus, Amygdalae und damit in Verbindung stehende Strukturen. *Quelle: Louis Hausman,* Illustration of the Nervous System, *Atlas III, 1961, Fig. 83, S. 94. Charles Thomas, Springfield, Illinois.*

A. Schematische Darstellung

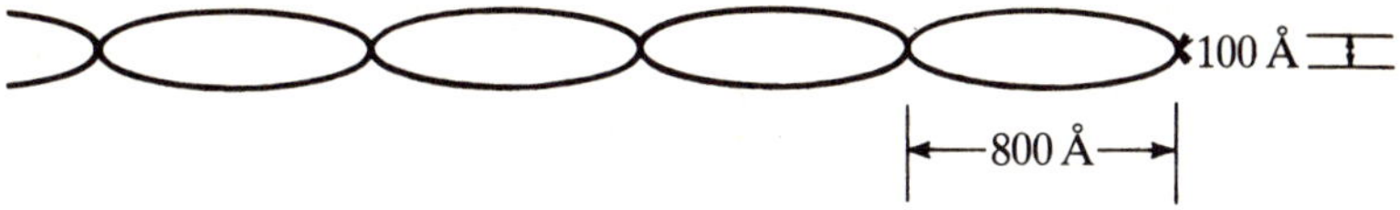

Å = Ångström

1 Ångström = 1/10000 micron = 0.0000001 mm

Abbildung 2.3 A.:
Alzheimersche neurofibrilläre Verklumpungen (paarige helicale Filamente oder PHFs).

Tomlinson stellte in einer Revision seiner früheren Arbeit fest, daß „bei der Untersuchung von mehr als 120 Fällen alter Menschen (...) eine große Anzahl neurofibrillärer Verklumpungen im Neokortex unweigerlich mit der Demenz in Zusammenhang stehen".[17] Obwohl die neurofibrillären Verklumpungen des Alzheimer-Typs, die wegen ihrer einzigartigen Konfiguration auch paarige helicale Filamente (PHF = paired helical filaments) genannt werden, nur bei menschlichen Lebewesen vorkommen, trifft man sie auch bei bestimmten

Tab. 2-2:
Pathologische Zustände mit neurofibrillären Verklumpungen

Zustand	Lokalisation
Alzheimersche Krankheit	Neokortex und Hippocampus
Normaler Prozeß des Alterns	Neokortex, Hippocampus und Amygdalae
Dementia pugilistika (Punch-Drunk-Syndrom)	Substantia nigra
Parkinson-Demenz-Syndrom von Guam	Substantia nigra
Postencephalitischer Parkinsonismus	Substantia nigra

Ähnliche, aber etwas unterschiedliche Strukturen findet man bei alternden Rhesusaffen.

B. Elektronenmikrographische Abbildung (Vergrößerung × 125 000).

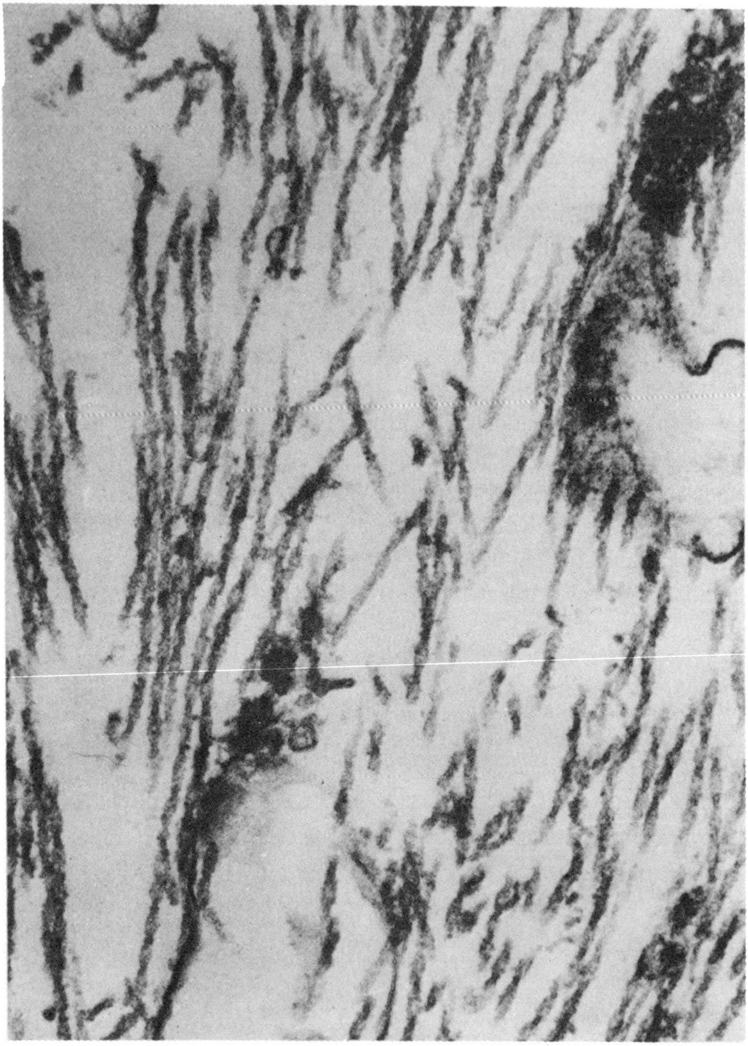

Abbildung 2.3 B.:
Paarige helicale Filamente in einem Präparat von einem Patienten mit einer Alzheimerschen Demenz.
Quelle: „Neurofibrillary Pathology," von K. Igbal, H.M. Wisniewski, I. Grundke-Igbal und R.D. Terry, in The Aging Brain and Senile Dementia, Advances in Behavioral Biology, *Kalidas Nandy und Ira Sherwin (Hrsg.), Vol. 23, S. 218, Plenum Press, New York and London.*

anderen Erkrankungen neben der Alzheimerschen Krankheit (siehe Tabelle 2-2). Zum Beispiel entwickeln Leute mit einem Down-Syndrom, die bis ins Erwachsenenalter überleben, häufig eine Demenz, bei der PHFs im Gehirn in Hülle und Fülle vorkommen. Das Down-Syndrom, gewöhnlich als Mongolismus bekannt, ist eine genetische Abnormität, die im großen und ganzen durch das Vorhandensein eines zusätzlichen Chromosoms charakterisiert ist.

PHFs kommen auch bei anderen Demenzen ganz verschiedenen Ursprungs vor. Zum Beispiel ist die Dementia pugilistika, auch als „Punch-drunk-Syndrom" oder „Boxerencephalopathie" bekannt, eine generalisierte psychische Störung, die aus wiederholten Hirntraumata resultiert. Sie wurde ursprünglich bei Berufsboxern beobachtet, die unsicher auf ihren Füßen, vergeßlich und sowohl in ihrem Denken wie auch in ihren allgemeinen Bewegungen verlangsamt waren.[18] Bei dieser Erkrankung findet man PHFs.

Man findet sie auch bei bestimmten Formen der Parkinsonschen Krankheit, vor allem beim postencephalitischen Parkinsonismus und beim sogenannten Parkinson-Demenz-Syndrom von Guam.

Jeder dieser pathologischen Zustände ist interessant. Der postencephalitische Parkinsonismus existiert in erster Linie als Folge der Grippeepidemie nach dem ersten Weltkrieg. Viele der Millionen Leute, die diese Grippe bekamen, entwickelten ein encephalitisches* Krankheitsbild, das durch lange Schlafperioden gekennzeichnet ist. Infolgedessen wurde diese Encephalitis als „Encephalitis lethargica" bekannt. Man hat herausgefunden, daß sehr viele der Leute, die heute einen Parkinsonismus entwickeln, Überlebende dieser Grippeepidemie sind, bei denen sich die encephalitische Komplikation einstellte. Die selben neurofibrillären Verklumpungen, die so charakteristisch für die Alzheimersche Krankheit sind, findet man in den Gehirnen von Leuten mit diesem Parkinson-Syndrom, das anscheinend durch Viren verursacht wird.

Wir können also Verklumpungen, identisch mit jenen, die charakteristisch für die Alzheimersche Krankheit, die Hauptursache der Senilität sind, bei Personen mit einer Demenz finden, die mit einer Chromosomenabnormität zusammenhängt, nämlich dem Mongo-

---

* Eine „Encephalitis" ist ein Zustand, bei dem eine allgemeine Entzündung der Hirnsubstanz vorliegt.

lismus; wir können sie in den Gehirnen von Leuten mit einer Demenz finden, die mit Verletzungen zusammenhängt, der Dementia pugilistica; und die Verklumpungen kommen auch beim postencephalitischen Parkinson-Syndrom vor, das möglicherweise durch Viren verursacht wird. Und zu dieser Liste von anscheinend unterschiedlichen Ursachen muß eine weitere hinzugefügt werden — eine genetische. Das Parkinson-Demenz-Syndrom von Guam ist ein seltenes ererbtes Leiden, welches man nur beim Stamm der Chamorro auf dieser Insel findet. Diejenigen, die von diesem seltenen Leiden befallen werden, entwickeln sowohl ein Parkinson-Syndrom als auch einen generalisierten geistigen Verfall (Demenz). Neurofibrilläre Verklumpungen kommen in ihren Gehirnen in Hülle und Fülle vor.

Was sind nun diese neurofibrillären Verklumpungen oder PHFs? Niemand weiß es wirklich. Es gibt bestimmte, normale intrazelluläre Strukturen, die als Neurofilamente und Neurotubuli bekannt sind, die mit der pathologischen Entwicklung von Verklumpungen zusammenhängen könnten, aber das ist nicht bewiesen. Es ist bekannt, daß es bei einigen neurologischen Krankheiten zu neurofibrillären Verklumpungen kommt, die sich von denen, die bei der Alzheimerschen Krankheit beobachtet werden, unterscheiden. Es ist auch bekannt, daß, obwohl man die Verklumpungen vom Alzheimer-Typ nur bei menschlichen Lebewesen findet, ähnliche Strukturen mit der halben Periodizität wie jener, die man von Natur aus bei menschlichen PHFs findet, bei alten Rhesusaffen beobachtet worden sind.[19]

Was für eine Bedeutung haben die neurofibrillären Verklumpungen, die bei der Demenz vom Alzheimer-Typ und bei den anderen oben beschriebenen pathologischen Zuständen in einer solchen Hülle und Fülle auftreten? Es bietet sich eine Reihe von Anhaltspunkten an. In Anbetracht der Vielfalt der Zustände, in denen die Verklumpungen beobachtet werden können, würde es scheinen, daß chemische und/oder physikalische Hirntraumata unterschiedlichen Ursprungs zu einem gemeinsamen Endprozeß führen, der in der Bildung von Verklumpungen resultiert. Die Daten liefern eine Reihe faszinierender Anhaltspunkte, aber bevor wir diesen nachgehen, muß noch etwas über die Lokalisation der Verklumpungen bei den verschiedenen Zuständen gesagt werden.

Wir haben erwähnt, daß bei der Untersuchung von zunehmend älteren Leuten die Häufigkeit der relativ geringen Konzentrationen von Verklumpungen ansteigt. Diese Verklumpungen treten in den Teilen des Gehirns auf, die als der Hippocampus und der Nucleus Amygdalae bekannt sind. Diese beiden Strukturen sind Bestandteile dessen, was man als das „limbische System" des Gehirns bezeichnet (siehe Abb. 2.2). Das „limbische System" ist ein verflochtenes Netzwerk von Zellkernen und Faserverbindungen. Es kann als geschlossener Kreis angesehen werden, der die Projektion von Impulsen zu und von den höheren cortikalen Zentren erlaubt. Es wird oft als der „Sitz der Emotion" im Gehirn bezeichnet. Wie von Papez 1937 beschrieben, ist die Emotion nicht ein mystisches Wesen, sondern „ein physiologischer Prozeß, der von einem anatomischen Mechanismus abhängt."[20] Den anatomischen Mechanismus identifizierte er als das limbische System, welches auch als „Papez-Kreis" bekannt wurde.

Man geht davon aus, daß der Hippocampus und die Amygdalae nicht nur Bestandteile dieses Gehirnbereichs sind, der für den Sitz der Emotionen gehalten wird, sondern daß sie darüber hinaus auch noch eigene Funktionen haben. Die bilaterale Schädigung des Hippocampus führt zu einer anhaltenden Beeinträchtigung des Erinnerungsvermögens für jüngste Ereignisse. Personen mit solchen Verletzungen sind nicht fähig, irgendwelche neuen Erinnerungen zum Ausdruck zu bringen. Obwohl sie die Erinnerung für Ereignisse vor dem Trauma behalten, verschwinden alle Erinnerungen an neue Ereignisse innerhalb von Minuten nach ihrem Auftreten. Dies passiert trotz der erhaltenen Fähigkeit der Betroffenen, dem neuen Material Aufmerksamkeit zu schenken.

Verletzungen in der Amygdalae, die eigentlich eine Kette von Zellkernen im Temporallappen des Gehirns ist, verursachen auch dramatische Veränderungen im Verhalten. Die Entfernung der Amygdalae bei dominanten männlichen Affen verwandelte sie in unterwürfige Tiere.[21] Affen werden nicht nur unterwürfig, sondern auch ruhig und sie zeigen einen pathologischen Mangel an Furcht. Zum Beispiel werden Affen, die normalerweise eine gesunde Furcht vor Schlangen zeigen, mit ihnen spielen und sie sogar essen![22] Die Amygdalectomie hat sich bei der Reduzierung von Aggression bei einigen Leuten mit Wutanfällen und Aggression als erfolgreich erwiesen.[23]

Wir können also begründet annehmen, daß die Verklumpungen,

die man oft im Hippocampus und in der Amygdalae von alten Leuten unter einem gewöhnlichen Lichtmikroskop sehen kann, mit bestimmten Gedächtnis- und Verhaltensänderungen, die bei einigen älteren Leuten auftreten, in Verbindung gebracht werden können. Nicht jeder über siebzig leidet unter einem Erinnerungsdefizit, aber diejenigen, die davon betroffen sind, zeigen oft ein Defizit des Kurzzeitgedächtnisses als frühestes Symptom. Dies ist sicher vereinbar mit einem leichten, auf die Hippocampusformation konzentrierten Trauma. Viele ältere Leute mit frühen Symptomen einer Gedächtnisbeeinträchtigung weisen auch das auf, was man in psychiatrischer Terminologie als „flachen Affekt" bezeichnet. Das bedeutet, ihren Handlungen unterliegt ein Mangel an emotionaler Reaktion. Insbesondere die möglicherweise verheerenden Auswirkungen des beginnenden Gedächtnisverlustes werden mit Gleichmut akzeptiert. Ihre relativ oberflächlichen emotionalen Reaktionen sind mit den Defiziten vereinbar, die nach einer Schädigung der Amygdalae beschrieben werden.

Bei der Alzheimerschen Krankheit findet man die Verklumpungen in der höchsten Konzentration im Hippocampus, sie werden in geringerem Ausmaß aber auch im gesamten Neocortex, der äußeren Schicht des Gehirns, beobachtet. Diese Beobachtungen würden einige der auffallendsten Verhaltensdefizite bei Leuten, die an der Alzheimerschen Krankheit leiden, erklären, nämlich das Erinnerungsdefizit, vor allem den Verlust des Kurzzeitgedächtnisses, und die generalisierte Demenz.

Leute mit einem Down-Syndrom, die bis in die frühen Jahrzehnte des Erwachsenenalters überleben, entwickeln oft Zeichen einer senilen Demenz. Die Untersuchung des Hirns bringt eine Verteilung der Verklumpungen zum Vorschein, die der Alzheimerschen sehr ähnlich ist. Wie wir noch sehen werden, gibt es auch andere Beziehungen zwischen dem Down-Syndrom und der Alzheimerschen Krankheit, und das Wissen über das erstere kann unser Verständnis der letzteren vergrößern.

Der Parkinsonismus ist ein Syndrom, bei dem die Bewegungen verlangsamt sind und der Körper steif wird. Die Verlangsamung in der Bewegung und die Rigidität führen zu dem schlurfenden Gang, der ein Hauptcharakteristikum des Syndroms ist. Eine andere Folge der muskulären Rigidität ist die Unfähigkeit, den Speichel im notwendigen Umfang zu schlucken und die daraus folgende Flüssigkeitsansammlung, die zum Sabbern führt. Allein das Erscheinungsbild des Syndroms legt einen demenzähnlichen Prozeß nahe und die motorische Beeinträchtigung kann zu verminderten Leistungen in bestimmten psychologischen Tests führen. Nichtsdestoweniger sieht man oft, daß ein Parkinson-Syndrom von einer echten Demenz begleitet wird (siehe Kapitel 4).

Die Pathologie der Parkinsonschen Krankheit ist bekannt. Es gibt einen Teil des Hirns, der gewöhnlich pigmentiert ist und deshalb „Substantia nigra“ genannt wird („nigra“ bedeutet „schwarz“; also wörtlich „die schwarze Substanz“). Bei der Parkinsonschen Krankheit verliert dieser Teil des Hirns seine Farbe. Eine der großen modernen medizinischen Entdeckungen ist die Bestimmung der Ursachen der parkinsonschen Veränderungen gewesen. Man hat herausgefunden, daß eine wichtige chemische Verbindung im Hirn, die als „Dopamin“ bekannt ist, in vielen Teilen der Gehirne von Parkinson-Patienten vermindert ist.[24] Wenn man ihnen eine verwandte Verbindung, L-Dopa, verabreicht, die im Körper in Dopamin ungewandelt wird, verbessern sich viele der Parkinson-Symptome drastisch. Wir halten Dopamin heute für eine der grundlegenden „Neurotransmitter“-Verbindungen. Das heißt, wir halten es für eine Substanz, die Nachrichten zwischen Nerven in bestimmten Teilen des Hirns übermittelt.

Wie erwähnt, sind Verklumpungen bei bestimmten Parkinson-Syndromen beobachtet worden, speziell beim postencephalitischen Parkinsonismus und beim Parkinson-Demenz-Syndrom von Guam. Die Dementia Pugilistica, ein anderer Zustand, bei dem häufig Verklumpungen gefunden werden, schließt als eines seiner üblichen Bestandteile auch ein Parkinson-Syndrom mit ein. Bei all diesen Parkinson-Syndromen mit einer Pathologie neurofibrillärer Verklumpungen werden die Verklumpungen in besonders hoher Konzentration in der Substantia nigra gefunden, genau dem Teil des Hirns, der der primäre Ort der parkinsonschen Pathologie ist!

Die mögliche chemische Beziehung zwischen Parkinson-Syndromen und der Senilität wird später noch besprochen werden. Für jetzt können wir sagen, daß die Verklumpungen bei der Alzheimerschen Krankheit, dem Down-Syndrom und dem „normalen Altern“ besonders gehäuft in bestimmten Regionen vorkommen, hauptsächlich im

Cortex und im Hippocampus, und daß jene der Parkinson-Syndrome unterschiedlicher Ätiologie sich auf die Substantia nigra konzentrieren. In beiden Fällen scheinen die Verklumpungen in den Hirnregionen gehäuft aufzutreten, die in erster Linie mit der neurologischen Beeinträchtigung verbunden werden.

Es gibt noch einen anderen wichtigen Ort, an dem neurofibrilläre Verklumpungen gefunden werden — im Bereich um die senilen Plaques. Wie bereits erwähnt, sind diese die zweiten bedeutenden Hirnbefunde bei der Alzheimerschen Krankheit. Die klassischen senilen oder neuritischen Plaques, wie sie auch genannt werden, bestehen aus einem Amyloidkern, der von degenerierten neuronalen Fortsätzen und reaktiven nicht-neuronalen Zellen umgeben ist. Man weiß, daß die degenerierten neuronalen Fortsätze fast gänzlich aus axonalen Endigungen bestehen. In der Region dieser degenerierten neuronalen Fortsätze und in einem geringeren Ausmaß in den Dendriten und synaptischen Endigungen außerhalb des Plaquebereichs trifft man die PHFs.

Die Plaques liefern ein weiteres Bindeglied zu unserem Verständnis der Alzheimerschen Krankheit und des Gedächtnisverlusts im Alter. Wie die Verklumpungen werden erhöhte Konzentrationen von Plaques mit der Demenz in Zusammenhang gebracht (siehe Abb. 2.4). Wie auch die Verklumpungen mit ansteigender Häufigkeit bei älteren Populationen gefunden werden, findet man die Plaques häufiger, wenn zunehmend ältere Populationen untersucht werden. Plaques und Verklumpungen kommen in den Gehirnen von Dementen häufig gemeinsam vor, das heißt, sie tendieren dazu, in etwa denselben Bereichen des Hirns und bei denselben Individuen aufzutreten. Manchmal kann jedoch die Untersuchung des Gehirns einer dementen Person die Anwesenheit von Verklumpungen in Abwesenheit von nennenswerten Plaquebildungen, oder auch umgekehrt, zum Vorschein bringen. Anders als bei den Verklumpungen sind klassische senile Plaques, anscheinend identisch mit jenen bei Menschen beobachteten, auch bei Tieren gefunden worden. Das amyloide Material, das den Kern der senilen Plaques bildet, liefert wahrscheinlich den Schlüssel zu ihrem Ursprung. Man weiß, daß es zwei Arten von amyloidem Material gibt. Eine Art ist von unbekanntem Ursprung, obwohl man weiß, daß es aus Protein besteht. Von der anderen Form nimmt man an, daß es ein Komplex von Immunglobu-

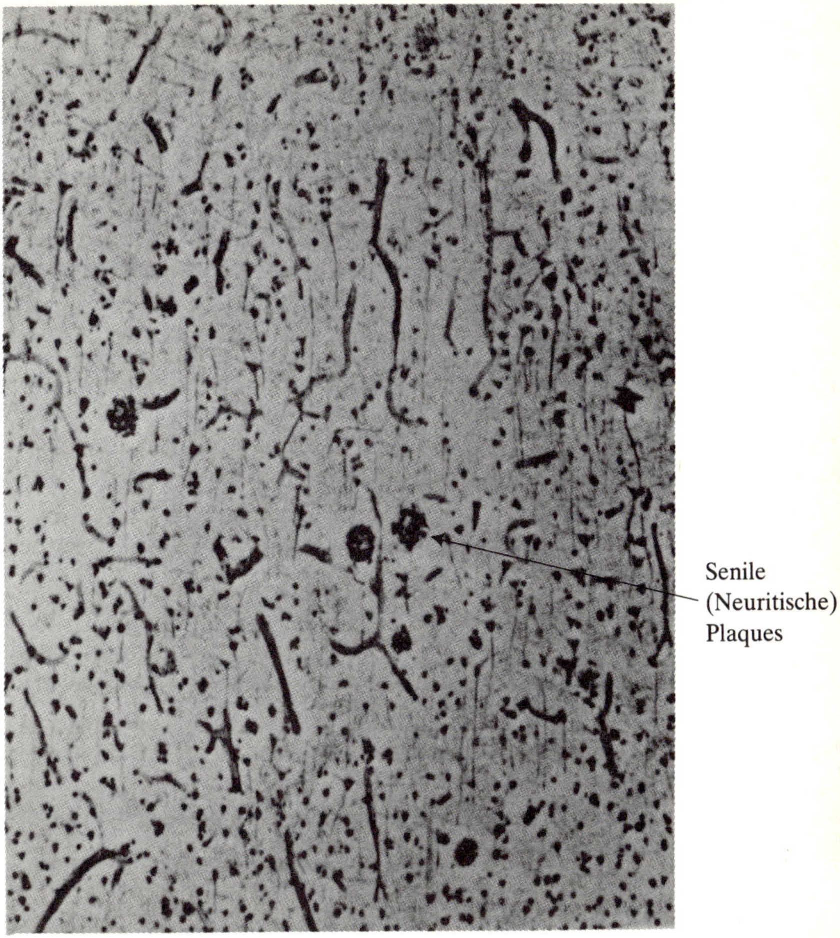

Abbildung 2.4 A.:
Senile (neuritische) Plaques. Niedrige Konzentration — keine Demenz. Anzahl der senilen Plaques im Kortex eines nicht-dementen Patienten bei ca. 8 pro Feld (rundes Gesichtsfeld) bei geringer Vergrößerung. von Braunmuhl x 88.
Quelle: „Morphological Changes and Dementia in Old Age", von B.E. Tomlinson, in Aging and Dementia, *W. Lynn Smith und Marcel Kinsbourne (Hrsg.), Fig. 2, S. 31. Spectrum Publications, Inc., New York, 1977.*

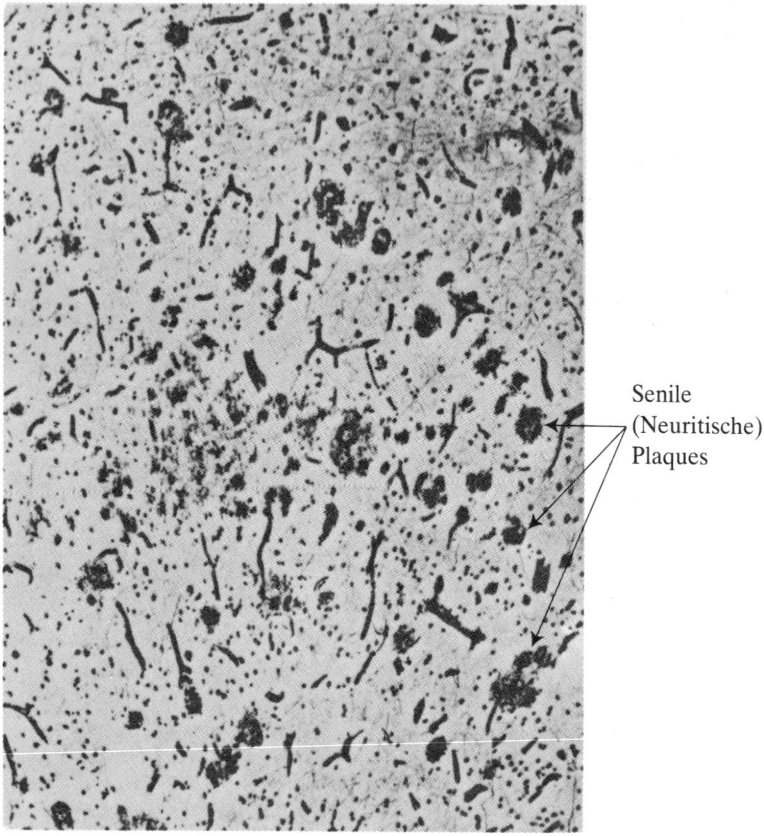

Abbildung 2.4 B.:
Senile Plaques. Hohe Konzention — Demenz.
Ausschnitt mit 62 senilen Plaques pro Gesichtsfeld bei einem Dementen. An mehreren Stellen sind die Plaques zu größeren Massen aggregiert. von Braunmuhl x 88.
Quelle: „Morphological Changes and Dementia in Old Age", von B. E. Tomlinson, in Aging and Dementia, *W. Lynn Smith und Marcel Kinsbourne (Hrsg.), Fig. 3, S. 32. Spectrum Publications, Inc., New York, 1977.*

lin ist. Immunglobuline sind Eiweiß-Antikörper, die die Organismen als Antwort auf antigenes Material (ein fremdes Protein, etwa ein Virus, ist ein klassisches Antigen) aufbauen. Man nimmt an, daß die Plaques, die bei der senilen Demenz beobachtet werden, aus dieser letzteren Amyloidform bestehen. Es wird vermutet, daß die Plaques gebildet werden, wenn Antigen-Antikörper-Komplexe von weißen Blutkörperchen (Phagozyten) aufgenommen werden.[25,26] Die Komplexe könnten in den Phagozyten verdaut werden und das Produkt zur Amyloidbildung führen. Man sagt manchmal, daß senile Plaques im Bereich der Blutgefäße lokalisiert sind. Entsprechend haben einige Wissenschaftler die Theorie aufgestellt, daß die Plaques entstehen, wenn die verdauten Antigen-Antikörper-Komplexe in der Form von Amyloiden von den Phagozyten („Phago“ bedeutet „essen“ und „Zyten“ bedeutet „Zellen“, also „Zellen, die essen“) freigesetzt werden und durch die Blutgefäße sickern.

Ein weiterer Einblick in den Ursprung der Plaques und vielleicht der Senilität selbst gelingt durch eine Untersuchung der anderen Zustände sowohl bei Tieren als auch bei Menschen, bei denen das Auftreten von Plaques beobachtet worden ist (siehe Tabelle 2-3). Die Ursachen der Demenz sind, wie wir sehen werden, so vielgestaltig wie das gesamte Gebiet der Medizin selbst. Über eine kleine Gruppe von Demenzformen hat man kürzlich einige überraschende Befunde

Tab. 2-3:
Pathologische Zustände mit senilen Plaques

1. Alzheimersche Krankheit
2. Down-Syndrom
3. Normaler Prozeß des Alterns
   a) Menschen
   b) Hunde
4. übertragbare Virusdemenzen
   a) Scrapie (bei Schafen)
   b) Nerz-Enzephalopathie
   c) Kuru (bei Menschen)
   d) Creutzfeldt-Jakobsche-Krankheit (bei Menschen und anderen Primaten)

erhalten. Zusammen ergeben diese Befunde eine der aufregendsten Geschichten der modernen Medizin und scheinen uns direkt zur Eingangsstufe der Alzheimerschen Krankheit selbst zu führen.

Kuru, oder die „Schüttelkrankheit", ist eine progrediente neurologische Erkrankung, die unweigerlich zum Tode führt. Ihr Auftreten ist nur unter bestimmten Stämmen in den Hochländern Neuguineas bekannt. Leute mit entstehender Kuru bekommen Schwierigkeiten beim Gehen. Im folgenden entwickeln sie einen Handtremor und ihre Sprache wird unartikuliert. Sie entwickeln unwillkürliche ruckartige und auch wurmartige Bewegungen. Sie beginnen zu schielen. Schließlich beginnt ihre Denkfähigkeit nachzulassen — sie werden dement. Innerhalb von vier Monaten bis zu zwei Jahren nach dem Erscheinen der ersten Symptome sterben sie unweigerlich. Die Leute, die bettlägerig und schwach sind, sterben meist an einfachen Infektionen. Sie bekommen einen Decubitus, der sich entzündet oder sie sterben an Lungenentzündung. Wenn man die Gehirne dieser unglücklichen Opfer untersucht, findet man einen weitverbreiteten Verlust an Neuronen und Axonen sowie amyloide Plaques.[27]

Viele Jahre lang blieben die Ursachen der Kuru geheimnisvoll. Es war bekannt, das sie nur bei bestimmten Stämmen auftrat und nicht bei anderen, die in angrenzenden Gebieten lebten. Auch waren 80 Prozent der Erwachsenen, die von der Krankheit befallen waren, Frauen. Kinder schienen unabhängig vom Geschlecht etwa gleichermaßen befallen zu sein. Die Ärzte waren nicht in der Lage, diese epidemiologische Verteilung zu erklären. Das Geheimnis wurde schließlich von einem Anthropologen gelüftet, der unter diesen Hochlandstämmen lebte und sie studierte. Er entdeckte, daß nur Stämme, die Kannibalismus betrieben, von der Krankheit befallen wurden. Weiterhin waren unter diesen kannibalistischen Stämmen nur diejenigen anfällig, die die Gehirne ihrer Opfer kochten und aßen. Warum die eigenartige geschlechtsspezifische Häufung? Bei den meisten Stämmen, so beobachtete er, aßen normalerweise nur die Frauen und Kinder die Gehirne — die Männer aßen die anderen Körperteile!

Diese Entdeckungen schienen die eigenartige Verteilung der Kuru zu erklären, aber was war der Stoff im Gehirn, der die schreckliche Schüttelkrankheit verursachte? Was immer es auch war, es schien sehr verzögerte Effekte zu haben, da die Leute die ersten Symptome von Kuru bekanntermaßen Jahre nachdem sie das letzte Mal Hirn verspeist hatten, entwickelten. Es lag nahe, die Möglichkeit in Betracht zu ziehen, daß irgendeine Art von Infektionserreger in der Hirnsubstanz übertragen wurde. Jedoch würde man erwarten, daß eine Infektionskrankheit nach einer Inkubationszeit von einigen Tagen oder Wochen auftritt, aber Kuru entwickelt sich wie gesagt erst Jahre nach dem Verspeisen von Hirnsubstanz.

Der nächste Hinweis auf die Ursprünge der Kuru kam von Studien über eine sehr ähnliche Krankheit, die man bei Schafen und Ziegen findet und die als Scrapie bekannt ist. Wie Kuru ist die Scrapie eine fortschreitende, tödliche neurologische Krankheit. Pathologisch sind die Befunde aus den Hirnen der Tiere jenen aus den Hirnen von Leuten mit Kuru sehr ähnlich. Die Scrapie wurde 1899 von Forschern zum ersten Mal durch die Impfung eines Mutterschafs übertragen.[28] Viele Jahre später zeigte es sich, daß der Infektionserreger einen feinen Filter passieren konnte und daß er andere Virus-ähnliche Eigenschaften hatte.[29] 1961 wurde die Scrapie durch Impfung auf Mäuse übertragen.[30] Die Mäuse entwickelten eine neurologische Krankheit, die der, die bei Schafen auftritt, sehr ähnlich war. Anscheinend spielen genetische Faktoren eine bedeutende Rolle für die Art und Weise, in der die Scrapie zum Ausdruck kommt, denn verschiedene Mäuserassen weisen ganz verschiedene Inkubationszeiten und klinische Manifestationen der Krankheit auf, und wenn man das Hirngewebe von verschiedenen Rassen untersucht, variieren die pathologischen Befunde in ihrer Art und Verteilung. In den siebziger Jahren zeigte es sich, daß spezifische Scrapie-Erreger bei bestimmten Mäuserassen die Bildung von senilen Plaques bewirken können.[31,32] Bei bestimmten Rassen fand man Plaques in mehr als 70 Prozent der Gehirne von erkrankten Mäusen, bei einer größeren Kontrollgruppe alter Mäuse aber nicht. Wie bei der senilen Demenz vom Alzheimer Typ bestehen bei der Scrapie einige der Plaques aus Amyloidfasern, degenerierten neuronalen Fortsätzen und reaktiven Zellen. Es wurde auch entdeckt, daß senile Plaques in den Gehirnen von Nerzen vorkamen, die von einer neurologischen Erkrankung befallen waren, welche als Nerz-Enzephalopathie bekannt ist. Weitere Untersuchungen zeigten, daß der Nerz sich die Demenz dadurch zuzuziehen schien, daß er die Kadaver von Schafen fraß, die mit Scrapie infiziert waren!

Der Infektionserreger, der die Scrapie und die Nerz-Enzephalopathie verursacht, ist wegen der langen Inkubationszeit vor dem Erscheinen der ersten Symptome und wegen dem dann langsam fortschreitenden unaufhaltsamen Verlauf der Krankheit als „langsamer Virus“ („Slow-Virus“) bezeichnet worden. Könnte Kuru, die menschliche Demenz, die in Verlauf und Pathologie diesen tierischen Demenzformen so ähnlich ist, auch auf einen Slow-Virus zurückzuführen sein? Um zu beweisen, daß das tatsächlich der Fall ist, müßte es Wissenschaftlern gelingen, einen Extrakt von Hirnsubstanz einer mit Kuru infizierten Person einem anderen Organismus zu injizieren und eine Krankheit auszulösen, die der Kuru gleicht. Wenn der Infektionserreger ein Virus wäre, dann müßte der Injektionsextrakt filterbar sein, das heißt, er müßte in der Lage sein, feine Filter zu passieren, die für relativ große infektiöse Organismen wie Bakterien nicht durchlässig sind. 1965 gelang es Gajdusek und Gibbs, durch die Impfung von infiziertem menschlichen Gewebe Kuru bei Schimpansen auszulösen.[33] So wurde Kuru zur ersten Demenz bei Menschen, von der man nachweisen konnte, daß sie eine Slow-Virusinfektion mit einer Inkubationszeit von einigen Jahren und einer progredienten, sich häufenden und zum Tode führenden Pathologie ist.

Auch von einer anderen progredienten menschlichen Demenz, die als Creutzfeldt-Jakobsche Krankheit (CJD = Creutzfeldt-Jakob-Disease) bekannt ist, hat es sich in der folgenden Zeit gezeigt, daß sie auf eine Slow-Virusinfektion zurückzuführen ist.[34,35] Schimpansen entwickelten die CJD 11 bis 14 Monate nach einer intracerebralen Übertragung durch Impfung von Hirngewebe befallener Patienten. Die Untersuchung der Gehirne von infizierten Tieren zeigt wieder pathologische Veränderungen, die jenen der Kuru ähnlich sind, einschließlich der senilen Plaques.[36] Interessanterweise erweist sich Material von infizierten Organen ähnlich wie bei Kuru als fähig, von CJD-Opfern auf anfällige Personen überzugreifen. Einer der seltenen Fälle dieser Krankheit ergab sich als Resultat einer Kornea-Transplantation, bei der sowohl der Spender als auch der Empfänger an dieser zur Demenz führenden Erkrankung starben.[37] Ein anderer bizarrer Fall ereignete sich bei einem Neurochirurgen, der vermutlich im Verlauf seiner Arbeit infiziert wurde.[35]

1976 erhielt Daniel C. Gajdusek den Nobel-Preis für Physiologie und Medizin in Anerkennung seiner wichtigen Pionierarbeit, in der er nachgewiesen hatte, daß Krankheiten wie Kuru und CJD größtenteils infektiösen Ursprungs sind und daß die Infektionen auf diese neue Art von Infektionserregern, die als Slow-Viren bezeichnet werden, zurückzuführen sind. In seiner Rede anläßlich der Annahme des Nobel-Preises schlug Gajdusek auch einen neuen Namen für diese von Viren verursachten Demenzen vor: „übertragbare Virusdemenz" (TVD = transmissible virus dementia). Könnten diese übertragbaren Virusdemenzen in irgendeiner Weise für die senile Demenz des Alzheimer Typs verantwortlich sein? Gajdusek und sein Kollege Clarence J. Gibbs haben am National Institute of Neurological and Communicative Disorders and Stroke des National Institute of Health in Bethesda, Maryland, bereits begonnen, Fälle zu sammeln, von denen sie glauben, daß sie bei der Übertragung der menschlichen Demenzen vom Alzheimer-Typ auf Tiere erfolgreich waren.[38]

Zum Beispiel hatte eine Schwesternhelferin, die wir Helen nennen wollen, einen Vater, der im Alter von 63 Jahren an einer progredienten Demenz gestorben war. Helen hatte auch eine Schwester ungefähr ihres Alters, die wegen einer psychiatrischen Erkrankung im Krankenhaus lag. Sie war verheiratet und hatte seit 10 Jahren als Schwesternhelferin gearbeitet, als sie im Alter von 51 Jahren Gedächtnisprobleme bekam.

Sie merkte, daß sie sich nicht mehr konzentrieren konnte und daß sie unfähig war, ihre routinemäßigen Hausarbeiten durchzuführen. Sie begann sich zu verlaufen. Auch bekam sie Schwierigkeiten in der Handhabung von Messer und Gabel. Sie beklagte sich über Kopfschmerzen auf ihrer linken Seite. Fünf Monate nach dem Erscheinen des ersten Symptoms beobachtete Helens Mann, daß ihr nicht das richtige Wort einfiel, wenn sie etwas sagen wollte und daß sie sich ihre Kleidung verkehrt herum anzog. Ein Psychiater interviewte Helen und vermerkte, daß sie dazu tendierte, beim Sprechen von einem Thema zum anderen zu schweifen, daß sie Sprachschwierigkeiten hatte und eine Affektverflachung (unangemessene abgestumpfte emotionale Reaktionen) aufwies. Drei Monate nach dem psychiatrischen Interview war sich die Patientin nicht mehr bewußt wo sie war und unfähig, einfache Rechnungen auszuführen. Zu diesem Zeitpunkt, acht Monate nach dem Beginn von Helens Zustand, wurde eine umfassende neurologische Untersuchung durchgeführt. Radioaktiv markierte Luft wurde in die Flüssigkeit injiziert, die das Hirn und das Rückenmark umgibt, um eine Aufnahme vom Umriß des Hirngewebes zu ermöglichen. Sie zeigte eine Erweiterung der Liquorräume des Hirns und eine Degeneration des Cortex, der äußeren Schicht des Gehirns. Neun Monate, nachdem sich die ersten Symptome entwickelt hatten, wurde eine Operation durchgeführt, bei der ein kleines Loch durch Helens Schädel gebohrt und ein kleines Stück Hirngewebe aus dem Gebiet unter ihrer linken Schläfe entfernt wurde. Pathologen untersuchten das Gewebe und fanden neurofibrilläre Verklumpungen und senile Plaques. Auf der Basis dieser Befunde wurde die Diagnose einer präsenilen Alzheimerschen Krankheit getroffen.

Dann nahmen sich Gibbs und Gajdusek des Hirngewebes an, das von den Neurochirurgen aus Helens Gehirn entfernt worden war. Sie brachten das Gewebe in eine Lösung und injizierten die Gewebssuspension in die Hirne und Blutgefäße von verschiedenen Affenarten. 27 Monate nach den Injektionen entwickelte ein Totenkopfäffchen neurologische Symptome; das gleiche trat bei einem Kapuzineräffchen nach 40 Monaten auf. Bei diesen Affen kam es im weiteren Verlauf zu einer neurologischen Erkrankung, die von Kuru und CJK nicht zu unterscheiden war! Die Untersuchung ihrer Gehirne zeigte Befunde, die im wesentlichen identisch waren mit denen bei Affen mit Kuru oder einer CJD. Das schloß das Vorkommen von senilen Plaques ein. Verklumpungen wurden wie immer in den Gehirnen von Tieren mit dieser Krankheit nicht beobachtet.

Von Helen wurde berichtet, daß sie 10 Jahre nach dem Beginn ihrer Krankheit noch lebte. Ihre Krankheit dauerte an und ist im Lauf der Jahre langsam fortgeschritten.

Bei einer anderen Frau, die wir Barbara nennen wollen, lag die Demenz auch in der Familie. Jedoch war die Krankheit in Barbaras Familie noch offenkundiger als in Helens. Ein Bruder war an einer progredienten Demenz gestorben, nachdem er Schüttelkrämpfe durchgemacht hatte. Das Gehirn ihres Bruders wurde bei der Autopsie untersucht und zeigte zahlreiche neurofibrilläre Verklumpungen und senile Plaques, die Kennzeichen der Alzheimerschen Krankheit. Bei einer Schwester von Barbara begannen sich auch Anzeichen einer Demenz zu zeigen.

Barbara war auf der Oberschule und der Universität eine ausgezeichnete Studentin gewesen. Mit 42 bekam sie Schwierigkeiten beim Verrichten ihrer Hausarbeiten. Man bemerkte auch, daß sie Dinge wiederholte, die sie gerade gesagt hatte. Drei Jahre später war sie ernstlich dement. Wenn sie nach Namen von alltäglichen Objekten gefragt wurde, benannte sie diese falsch. Im darauffolgenden Jahr wurde sie wegen ihres Zustandes in ein psychiatrisches Krankenhaus eingewiesen. Im Krankenhaus entwickelte sie unkontrollierbare zuckende Bewegungen ihrer Arme. Sie bekam auch Schüttelkrämpfe. Ihre Muskeln wurden spastisch und starr. Fast sechs Jahre, nachdem sie begonnen hatte, Dinge zu wiederholen, die sie gerade gesagt hatte, starb sie.

In der Autopsie zeigte sich ein atrophiertes Gehirn. Die charakteristischen Merkmale der Alzheimerschen Krankheit waren vorhanden. Im Elektronenmikroskop sah man 800 Å lange PHFs. Die Verklumpungen waren im gesamten Cortex verbreitet und besonders dicht in der Schläfengegend und im Hippocampus. Material von den autopsierten Organen wurde verschiedenen Arten von Primaten und anderen Affen injiziert. Ein Totenkopfäffchen entwickelte eine neurologische Erkrankung, die kurze Zeit nach dem Auftreten des Zustandes zum Tode führte. Dem Gehirn des Affen war ungefähr zwei Jahre zuvor Material von Barbaras Hirn injiziert worden. Das Hirn des Totenkopfäffchens zeigte pathologische Veränderungen, *ohne* neurofibrilläre Verklumpungen oder senile Plaques. Weiterhin gelang es den Forschern, den Zustand des Totenkopfäffchens zu reproduzieren, indem sie weitere Impfungen mit der Hirnsubstanz des Affens bei Primaten seiner eigenen Rasse wie auch bei anderen vornahmen.

Was können uns diese aufregenden Befunde über die Alzheimersche Krankheit sagen? Ist sie tatsächlich eine dieser seltsamen, neu entdeckten Viruskrankheiten, die sich über Jahre hin entwickelt, dann plötzlich zum Ausbruch kommt und den Wirt langsam und heimtückisch vernichtet? Wenn es ein Virus ist, wie wird er dann verbreitet? Warum tritt die Krankheit familiär gehäuft auf, zumindest in bestimmten Fällen? Können wir einen Impfstoff gegen sie entwickeln?

Das Puzzle ist wirklich sehr verwirrend und jene Meilensteine, die Gajdusek und Gibbs durch ihre Befunde setzten, sind nur kleine

Teile in einem sehr viel größeren Mosaik, welches die Antworten auf die oben gestellten Fragen liefern wird. Viele der anderen Teile des Puzzles hat man gefunden, und ihre Kontur und ungefähre Lage innerhalb der umfassenderen Matrix wird auf den folgenden Seiten beschrieben werden. Andere wesentliche Stücke fehlen noch gänzlich. Aber was bedeuten die oben beschriebenen Beobachtungen?

Es scheint, daß zumindest einige Formen der Senilität und speziell der Alzheimerschen Senilität möglicherweise durch einen Virus verursacht oder aktiviert werden können. Der Virus könnte ein Slow-Virus sein, eng verwandt dem, der bei Menschen Kuru und CJD und bei Tieren die Scrapie und die Nerz-Enzephalopathie auslöst. Bis jetzt scheint es sich nur bei den beiden oben beschriebenen Fälle von Helen und Barbara gezeigt zu haben, daß sie übertragbar waren. Der Überträger könnte ein Virus gewesen sein. In beiden dieser Fälle gab es einen sehr starken familiären (genetischen) Faktor, der für die Entwicklung des Zustands prädisponierend war.

Es ist gut möglich, daß die Alzheimersche Krankheit, ebenso wie unzählbare andere medizinische Zustände, wie beispielsweise hoher Blutdruck, eine Psychose und auch die Demenz selbst, ein Syndrom oder ein letztendlich gemeinsamer Pfad mit vielen verschiedenen möglichen Ursachen ist. Bei der Verursachung zumindest einiger Fälle der Alzheimerschen Krankheit vom familiären, frühzeitig einsetzenden Typus könnten virale Faktoren wichtig sein.

Wenn es, zumindest in einigen Fällen, ein Virus ist, können wir ihm in diesen Fällen vorbeugen, ihn behandeln, zum Stillstand bringen oder ihn vernichten? „Es liegt in der Macht der Menschheit, parasitäre Krankheiten vom Erdboden verschwinden zu lassen". So stellte der große Louis Pasteur vor mehr als einem Jahrhundert fest.[39] Trotzdem ist die Menschheit hundertundzehn Jahre später erst im Begriff, eine, und nur eine, parasitäre Krankheit vom Planeten verschwinden zu lassen. Selbst dieser einzige Sieg, der über die Pocken, bleibt schwach und könnte sich tragischerweise letztendlich als nur vorübergehend erweisen. Im Gefühl des Sieges fühlt sich die Menschheit verpflichtet, Exemplare des Virus zu Identifikationszwecken in zumindest einigen wenigen Laboratorien in der Welt aufzubewahren. Der letzte Pockenausbruch entstammte einem jener „Archiv"-Laboratorien in England. Überdies werden die Bewohner der Erde mit der Aufgabe der allgemeinen Schutzimpfung und dem

Nachlassen der natürlichen Immunfaktoren extrem empfänglich für jedes Wiederauftreten der gefürchteten Krankheit werden.

Für die Slow-Viren sind bis jetzt noch keine Immunfaktoren des Wirtes identifiziert worden. Zur Zeit sind keine Mittel bekannt, die das unaufhaltsame Fortschreiten dieser Zustände anhalten oder auch nur verlangsamen könnten. Trotzdem bleibt Pasteurs kühne Aussage sicherlich eine zeitgemäße Hoffnung.

Um zu unserer Enträtselung der Geheimnisse von Senilität und Alzheimerscher Krankheit zurückzukommen, die Experimente von Gajdusek und Gibbs scheinen uns zu einigen anderen interessanten Schlußfolgerungen zu bringen. Es sei daran erinnert, daß PHFs nur bei menschlichen Lebewesen gefunden worden sind. Senile Plaques scheinen nicht artspezifisch zu sein. Als aber Barbaras Krankheit auf Affen übertragen wurde, entwickelten diese Tieren eine neurologische Erkrankung ohne irgendeine dieser pathologischen Manifestationen. Es war eher das pathologische Bild einer „spongiösen Enzephalopathie". Mit anderen Worten, das Hirn war zurückgebildet und mit Löchern übersät, ähnlich einem Schwamm. Weder Plaques noch Verklumpungen waren vorhanden. Es scheint, daß die Plaques und Verklumpungen eindeutige Krankheitsanzeichen sind. Natürlich stellen sie nicht selbst die Krankheit dar. Verklumpungen scheinen einzigartige Charakteristika für Menschen zu sein. Plaques dagegen scheinen von eher allgemeiner Art zu sein. Sicherlich kann die ursächliche Krankheit bei Tieren ohne eine dieser Manifestationen auftreten. Vielleicht gilt das gleiche auch für Menschen. Das könnte erklären, warum man Fällen der senilen Demenz begegnet, bei denen die Leute eines dieser Merkmale bei gleichzeitigem Fehlen des anderen aufweisen.

Wir haben bereits gesagt, daß das Auftreten von senilen Plaques zunimmt, wenn man zunehmend ältere Populationen untersucht. Wir haben auch gezeigt, daß die senilen Plaques anders als die neurofibrillären Verklumpungen bei verschiedenen Arten von Tieren gefunden werden, zumindest in Verbindung mit bestimmten Krankheitsprozessen. Gibt es auch Tiere, bei denen das Auftreten von senilen Plaqueformationen im Gehirn mit dem Alter ansteigt? Mit anderen Worten, sind senile Plaques ein für Menschen einzigartiges Altersphänomen oder ein eher allgemeines?

Die Antwort ist scheinbar die, daß man zumindest bei einem

anderen, eher entfernt verwandtem Säugetier, dem Hund, senile Plaques als Begleiterscheinung des Alterungsprozesses beobachten kann. Von dieser Beobachtung wurde zum ersten Mal 1956 berichtet.[40] Es hat sich seither gezeigt, daß die Plaques beim alternden Hund jenen beim Menschen sehr ähnlich sind. Einige dieser Plaques bestehen aus einem Amyloidkern, der von neuronalen Fortsätzen und reaktiven Zellen umgeben ist.[41,42] Neurofibrilläre Verklumpungen findet man nicht. Die Gehirne von alternden Hunden mit diesen senilen Plaques zeigen jedoch eine Atrophie, die der sehr ähnlich ist, die man in menschlichen Hirnen mit senilen Plaques oft sieht. Das heißt, die frontalen und temporalen äußeren Anteile des Hirns bilden sich zurück und man findet in den Hirnen der Hunde wie bei den Menschen oft eine entsprechende Verbreiterung der Sulci oder „Furchen“.

Der Hund kann also ein ausgezeichnetes Modell für das Studium der menschlichen Senilität darstellen. Aber sind diese Hirnveränderungen wirklich „senile Veränderungen“ im verhaltensmäßigen Sinn des Wortes? Werden Hunde oder andere Tiere vergesslich und schließlich dement, so wie es bei Menschen manchmal vorkommt?

Diese wichtige Frage läßt sich zur Zeit nicht erschöpfend beantworten. In einer Studie bewältigten alte Affen eine Reihe von Problemen genauso erfolgreich wie Affen mittleren Alters, aber die mittelalten Affen behielten mehr von dem, was sie 24 Stunden zuvor gelernt hatten.[43] Raymond Bartus, ein Verhaltenswissenschaftler, hat eine Reihe von Untersuchungen über die Gedächtnisfähigkeiten von Rhesusaffen durchgeführt.[44,45] Als er die Leistungen von jüngeren Affen mit denen von alten verglich, fand er, daß die alten Affen bei solchen Aufgaben beträchtlich schlechter abschnitten, die es erforderten, ein neues Verhalten zu lernen und eine kurze Weile später Kenntnisse dieses neuen Verhaltens zu zeigen. Er beschreibt seine alternden Rhesusaffen als den jungen Affen im „Kurzzeitgedächtnis“ unterlegen. Dieses „Defizit im Kurzzeitgedächtnis“ ist auch das erste Anzeichen der Alzheimerschen Krankheit beim Menschen. Auch viele alternde Menschen zeigen einen Verlust an Fähigkeiten des Kurzzeitgedächtnisses. Eine Abnahme des Kurzzeitgedächtnis ist in der Tat das früheste Anzeichen der sogenannten „gutartigen Altersvergeßlichkeit“.

Das sind interessante Befunde, aber wie ist es mit Hirnveränderungen und Senilität bei Tieren? Wir haben gesehen, daß bei Menschen die Hirnveränderungen, die bei der Alzheimerschen Krankheit vorkommen, mit einer Beeinträchtigung der Denkfähigkeit verbunden sind. In Tierstudien wurde eine solche Verbindung bis jetzt noch nicht gefunden.[46] Es ist also gut möglich, daß nicht nur die charakteristischen Alzheimerschen neurofibrillären Verklumpungen, sondern auch die progrediente Demenz, mit der sie zusammenhängen, ein ausgesprochen menschliches Phänomen ist.

Die dritte charakteristische pathologische Veränderung in den Hirnen von Patienten mit einer Alzheimerschen Krankheit ist die „granulovakuoläre Degeneration". Das ist ein deskriptiver Begriff für bestimmte Veränderungen, die innerhalb von Zellen auftreten. Genauer gesagt wird das Innere einer Zelle, die dieser Art von Degeneration unterliegt, mit flüssigkeitgefüllten „Vakuolen" wie auch mit granulärem Material überfüllt. In gewissem Ausmaß findet man die granulovakuoläre Degeneration im Bereich des Hippocampus in den Gehirnen der meisten älteren Leute.[47] Eine erhöhte Konzentration von granulovakuolären Degenerationen in bestimmten Arealen des Hippocampus steht in einem bedeutsamen Zusammenhang mit dem klinischen Befund der Demenz. Neunzig Prozent der Leute, bei denen mehr als 90 Prozent der Neuronen des Hippocampus einer granulovakuolären Degeneration unterliegen, sind ernsthaft dement. Bei fast allen dieser Leute findet man eine große Zahl von senilen Plaques und neurofibrillären Verklumpungen.[17] Wir haben gesehen, daß neuere pathologische Studien schlüssig nachgewiesen haben, daß das, was früher als „präsenile Demenz vom Alzheimer Typ" bekannt war und was man heute einfach als Alzheimersche Krankheit bezeichnet, die Hauptursache der Seniliät bei Menschen ist. Die Alzheimersche Krankheit ist gekennzeichnet durch einen Verfall der frontal-temporalen und cortikalen Bereiche des Gehirns sowie durch bestimmte unverwechselbare, aber nicht unbedingt eindeutige pathologische Befunde. Diese Befunde sind die neurofibrillären Verklumpungen, die senilen Plaques und die granulovakuoläre Degeneration. Jedes dieser pathologischen Kennzeichen steht für sich in einem positiven Zusammenhang mit der progredienten idiopathischen (senilen) Demenz beim Menschen. Jedes dieser pathologischen Kennzeichen findet sich auch mit zunehmender Häufigkeit bei vielen nicht-dementen alternden Leuten.

Der Hippocampus scheint die primäre Region des Gehirns zu sein, in dem die Alzheimerschen pathologischen Veränderungen auftreten. Der Hippocampus ist auch der primäre Sitz des Kurzzeitgedächtnisses. Der Verlust des Kurzzeitgedächtnis ist das früheste Anzeichen der senilen Demenz und des Gedächtnisverlusts im Alter. Die häufig beobachtete Tendenz von alten Leuten, die Namen von Leuten zu vergessen, denen sie vorgestellt werden oder zu vergessen, wo sie Gegenstände hingelegt haben, könnte also ein verhaltensmäßiger Ausdruck der progredienten, bilateralen Alzheimerschen Veränderungen im Hippocampus sein. Diese Hypothese wäre natürlich prüfbar. Wissenschaftler könnten eine Gruppe von Leuten mit und ohne Beeinträchtigung des Kurzzeitgedächtnisses identifizieren und die Gehirne der Leute nach ihrem Tod auf pathologische Veränderungen im Hippocampus und anderswo untersuchen. Theoretisch ist das kein besonders schwieriges Unterfangen. Praktisch jedoch sind die Barrieren, die eine solche Studie verhindern — die Untersuchung älterer Leute auf eine Beeinträchtigung ihres Kurzzeitgedächtnisses kurz vor ihrem Tod; sicherzustellen, daß sie nicht an einer anderen als der Alzheimerschen Krankheit leiden, die sich beeinträchtigend auf die Denkfähigkeit auswirkt; die Erlaubnis der Familie für eine Autopsie einzuholen, usw. — unüberwindlich.

Die Amygdalae und der ganze cerebrale Kortex, die entsprechend mit emotionalen und kognitiven Funktionen zu tun haben, sind in den späteren Stadien der Alzheimerschen Krankheit auch betroffen. Durch die Beteiligung dieser Hirnstrukturen lassen sich nicht nur die weitverbreiteten Denkstörungen erklären, die eine senile Demenz begleiten, sondern auch viele der emotionalen Störungen, die in den mittleren und späteren Stadien der Krankheit auftreten.

Man weiß, daß senile Plaques bei einigen Säugetieren im Zusammenhang mit altersbezogenen Veränderungen und auch mit Virus- und insbesondere mit „Slow"-Viruskrankheiten auftreten. Bei einigen Tieren konnte man auch zeigen, daß es in Verbindung mit dem Altern zu einem Verlust des Kurzzeitgedächtnisses kommt. Bei keinem Säuger außer dem Menschen konnte man die charakteristischen, als PHFs bekannten neurofibrillären Verklumpungen nachweisen und nur bei menschlichen Wesen konnte man zeigen, daß sie den verhaltensmäßigen Veränderungen unterliegen, die wir mit der senilen Demenz in Verbindung bringen.

Eine Analyse dieser Tatsachen scheint uns wichtige Hinweise auf die Ursprünge der senilen Demenz beim Menschen zu geben. Beim Menschen scheint der Zustand in gewisser Hinsicht einzigartig zu sein. Jedoch treten scheinbar bei anderen Lebewesen ähnliche Krankheitsformen auf, die nicht in exakt derselben Weise zum Ausdruck kommen. Zusammen scheinen die menschlichen und die nicht-menschlichen Zustände auf einen interaktiven Prozeß zwischen dem Altern und Viren hinzuweisen, der zu einer altersbezogenen kognitiven Beeinträchtigung und zur Demenz führt. Man hat Nachweise dafür gesammelt, daß bei der senilen Demenz möglicherweise Viren eine Rolle spielen. Sicherlich können virusähnliche Überträger Demenzen verursachen, die der Alzheimerschen Krankheit ähnlich, aber nicht mit ihr identisch sind. In einem Laboratorium gelang es, zwei Fälle von familiärer Alzheimerscher Krankheit durch Impfung auf Tiere zu übertragen. Diese Arbeit wird man in anderen Zentren replizieren müssen, bevor man ihre wahre Bedeutung beurteilen kann.

Wir wissen jetzt einiges über die strukturellen Veränderungen, die man in den Gehirnen von Leuten mit einer Alzheimerschen Demenz beobachten kann. Strukturelle Veränderungen existieren nicht in einem luftleeren Raum. Welches sind die chemischen Veränderungen? Welche physiologischen Veränderungen kommen vor? Wir haben auf Slow-Viren hingewiesen und auf familiäre Faktoren bei der Alzheimerschen Krankheit angespielt. Was sind genau die vermuteten Ursachen dieser häufigen, aber so wenig bekannten Krankheit?

Anmerkungen

1. Robbins, S.L., *Pathology*, 3. Auflage, W.B. Saunders Company, Philadelphia, 1967, S. 573.
2. Rennie, E. und Hollenberg, N.K., Cardiomythology and marathons. *New England J. Med.* 301: 103-104, 1979.
3. Currens, J.H. und White, P.D., Half a century of running: Clinical, physiologic and autopsy findings in the case of Clarence De Mar ("Mr. Marathon„). *New England J. Med.* 265: 988-993, 1961.
4. Bassler, T.J., Marathon running and immunity to atherosclerosis. *Ann. NY Acad. Sci.* 301: 579-592, 1977.

5. Bassler, T.J. und Cardello, F.P., Fiber-feeding and atherosclerosis. *JAMA* 235: 1841-1842, 1976.
6. Noakes, T.D., Opie, L.H., Rose, A.G. und Kleynhaus, P.H.T., Autopsie-proved coronary atherosclerosis in marathon runners. kaNew England J. Med. 301: 86-89, 1979.
7. Corsellis, J.A.N. und Evans,P.H., The relation of stenosis of the extracranial cerebral arteries to mental disorder and cerebral degeneration in old age, *Proc. V. Int. Congr. Neuropath.*, 1965. S. 546.
8. Worm-Petersen, J. und Pakkenberg, H., "Atherosclerosis of cerebral atreries, pathological and clinical correlations„ *J. Geront. 23*: 445, 1968.
9. Roth, M., Tomlinson, B.E. und Blessed, G., Correlation between scores for dementia and counts of "senile plaques„ in cerebral grey matter of elderly subjects. *Nature* 209: 109, 1966.
10. Blessed, G., Tomlinson, B.E. und Roth, M., The association between quantitative measures of dementia and of senile changes in the cerebral grey matter of elderly subjects. *Brit. J. Psychiat.* 114, 797-811, 1968.
11. Tomlinson, B.E., Blessed, G. und Roth, M., Observations on the brains of non-demented old people. *J. Neurol. Sci. 7*: 331-356, 1968.
12. Tomlinson, B.E., Blessed, G. und Roth, M., Observations on the brains of demented old people. *J. Neurol. Sci. 11*: 205-242, 1970.
13. Hachinski, V.C., Lassen, N.A. und Marshal, J., Multiinfarctdementia: A cause of mental deterioration in the elderly. *Lancet*, July 27, 1974, S. 207-209.
14. Alzheimer, A., Über eine eigenartige Erkrankung der Hirnrinde, *Centralblatt Nervenheilk. Psychiat.* 18: 177, 1907.
15. Kidd, M., Alzheimer's disease — an electron microsurgical study. *Brain* 87: 307-320, 1964.
16. Terry, R.D., Gonotas, N.K. und Weiss, M., Ultrastructural studies in Alzheimer's presenile dementia. *Amer. J. Path.* 44: 269-297, 1964.
17. Tomlinson, B.E. und Henderson, G., Some quantitative cerebral findings in normal and demented old people. In *Neurobiology of Aging*, hrsg. von Robert D. Terry und Samuel Gershon, Raven Press, New York, 1976, S. 183-204.
18. Martland, H.S., Punch drunk, *JAMA* 91: 1103-1107, 1928.
19. Wisniewski, H.M., Ghetti, B. und Terry, R.D., Neuritic (senile) plaques and filamentous changes in aged rhesus monkeys. *J. Neuropath. Exp. Neurol.* 32: 566-584, 1973.
20. Papez, J.W., A proposed mechanism of emotion. *Arch. Neurol. Psychiat.* 38: 725, 1937.
21. Rosvold, H.E., Mirsky, A.F. und Pribam, K.H., Influence of Amygdalectomy on social behavior in monkeys. *Comp. Physiol. Psychol.* 47: 173, 1954.

22. Ganong, W.F., Review of Medical Physiology, Lange, Los Altos, Calif., 1971.
23. Itil, T.M. und Reisberg, B., Pharmacologic treatment of agressive syndromes. In *Current Psychiatric Therapies*, Vol. 18, hrsg. von Jules H. Masserman, Grune & Stratton, Inc., 1979, S. 137-142.
24. Hornykiewicz, O., Dopamine (3hydroxytyramine) and brain function. *Pharmacol. Rev.* 18: 925, 1966.
25. Glenner, G.G., Ein, D. und Terry, W.D., The immunoglobulin origin of amyloid. *Amer. J. Med.* 52: 141-147, 1972.
26. Glenner, G.G., Terry, W.D. und Isersky, C., Amyloidosis: Its nature ans pathogenesis. *Sem. Hematol.* 10: 65-86, 1973.
27. Klatzo, I., Gaijdusek, D.C. und Zigas, V., Pathology of Kuru. *Lab. Invest.* 8: 799-847, 1959.
28. Besnoit, C., La tremblante ou névrite péripherique enzootique du mouton. *Rev. Vit. Toulouse* 24: 265-277, 333-343, 1899.
29. Gibbs, C.J., Jr., Search for infectious etiology in chronic and subacute degenerative diseases of the central nervous system. *Curr. Topics Microbiol. Immunol.* 40: 44-58, 1967.
30. Chandler, R.L., Encephalopathy in mice produced by innoculation with scrapie brain material. *Lancet* 1: 1378-1379, 1961.
31. Wisniewski, H.M., Bruce, M.E. und Fraser, H., Infectious aetiology of neuritic (senile) plaques in mice. *Science* 190: 1108-1110, 1975.
32. Fraser, H. und Bruce, M.E., Argyrophilic plaques in mice innoculated with scrapie from particular sources. *Lancet* 1: 617, 1973.
33. Gajdusek, D.C. und Gibbs, J.D., Jr., Slow, latent, and temperate virus infections of the central nervous system. *Res. Publ. Assoc. Rev. Nerv. Ment. Dis.* 44: 254-280, 1968.
34. Gajdusek, D.C., Unconventional viruses and the origin and disappearance of kuru. In *Les Prix Nobel*, Nobel Foundation, Stockholm, 1977, S. 167-216.
35. Traub, R., Gajdusek, D.C. und Gibbs, C.J., Jr., Transmissible virus dementia: The relations of transmissible spongiform encephalopathy to Creutzfeldt-Jakob disease. In *Aging and Dementia*, hrsg. von M. Kinsbourne und L. Smith, Spectrum, New York, 1977, S. 91-172.
36. Chou, S.M. und Martin, J.D., Kuru plaques in a case of CreutzfeldtJakob disease. *Acta Neuropth.* (Berlin) 17: 150-155, 1971.
37. Duffy, P., Wolf, J., Collins, G., DeVoe, A.G., Strecten, B. und Cowen, D., Possible person-to-person transmission of Creutzfeldt-Jakob disease. *New England J. Med.* 299: 692-693, 1974.
38. Gibbs, C.J., Jr. und Gajdusek, D.C., Subacute spongiform virus encephalopathies: The transmissible virus dementias. In *Alzheimer's*

Disease: Senile Dementia and Related Disorders (Aging, Vol. 7), hrsg. von R. Katzman, R.D. Terry und K.L. Bick, Raven Press, New York, 1978, S. 559-575.

39. De Kruif, Paul, *Microbe Hunters,* Harcourt, Brace and Company, New York, 1926, S. 97.
40. Braunmuhl, A., Kongophile Angiopathie und senile Plaques bei greisen Hunden. *Arch. Psychiat. Nervenkr.* 194: 396-414, 1956.
41. Wisniewski, H.M. und Terry, R.D., Re-examination of the pathogenesis of the senile plaque. In *Progress in Neuropathology*, Vol. 11, hrsg. von H.M. Zimmerman, Grune & Stratton, New York, 1973, S. 1-26.
42. Wisniewski, H., Johnson, A.B., Raine, C.S., Kay, M.J. und Terry, R.D., Senile plaques and cerebral amyloidosis in aged dogs: A histochemical study. *Lab. Invest.* 23: 287-296, 1970.
43. Medin, D.L., O'Neil, P., Smeltz, E. und Davis, R.T., Age differences in retention of concurrent discrimination problems in monkeys. *J. Geront.* 28: 63-67, 1973.
44. Bartus, R.T., Fleming, D.L. und Johnson, H.R., The effects of aging on primate short-term memory, sensory processing and learning. *Neuoscience Abstr.* 3: 714, 1977.
45. Bartus, R.T., Fleming, D.L. und Johnson, H.R., Aging in the rhesus monkey: debilitating effects on short-term memory. *J. Geront* 3 (6): 858, 1978.
46. Brezze, K.R., Ordy, J.M., Hofer, H. und Kaak, B., Animal models for the study of senile brain disease and aging changes in the brain. In *Alzheimer's Disease: Senile Dementia and Related Disorders (Aging* Vol. 7), hrsg. von R. Katzman, R.D. Terry und K.L. Bick, Raven Press, New York, 1978, S. 515-554.
47. Tomlinson, B.E. und Kitchener, D., Granulovacuolar degeneration of the hippocampus pyramidal cells. *J. Path.* 106: 165-185, 1972.

Kapitel 3
Die Ursprünge der Alzheimerschen Krankheit

Wir haben gezeigt, daß die Alzheimersche Krankheit für die Mehrheit der Fälle von seniler Demenz verantwortlich ist. Wir haben auch gesehen, daß die Alzheimersche Krankheit charakteristische Veränderungen in der Struktur des Gehirns verursacht und daß einige dieser Veränderungen, wie der Abbau, für das bloße Auge sichtbar sind, während man andere, wie die Plaques und die Verklumpungen, unter dem Mikroskop erkennen kann. Welches sind nun die Auswirkungen der Alzheimerschen Krankheit auf die chemische Zusammensetzung und die Funktionsabläufe des Hirns? Können uns diese chemischen und funktionalen Veränderungen mehr über die Ursprünge der Defizite sagen, die man bei bei der Senilität findet und uns vielleicht Hinweise auf ihre Behandlung geben?

Wir wissen noch nicht genau, wie das Hirn funktioniert, aber wir wissen viel mehr über seine Funktionsweise als jemals zuvor. Wir wissen, daß das Hirn Nervenzellen oder „Neuronen" enthält, die eine wesentliche Rolle für das Denken, die Emotion und das Verhalten spielen. In gewisser Weise führen diese Neuronen alle „höheren" Aktivitäten des Gehirns aus. Die anderen Gehirnzellen scheinen nur für die Unterstützung und die Ernährung der Neuronen zu existieren. Die Neuronen sind einzigartig in der Art und Weise, wie sie miteinander kommunizieren können. Man hat herausgefunden, daß sie nicht direkt miteinander kommunizieren — sie berühren sich untereinander nie — sondern mit Hilfe von Chemikalien. Wenn ein Neuron einem anderen Neuron etwas übermitteln „will", sendet es eine Chemikalie aus. Das andere Neuron ist speziell ausgestattet, so daß es diese chemische Botschaft empfangen kann. Die Mechanismen zur Aufnahme einer Botschaft werden „Rezeptoren" genannt. Jedes Neuron ist so spezialisiert, daß es zumeist nur eine spezielle Art von chemischem Boten absondert (übermittelt). Es sondert seinen chemischen Boten ab oder nicht, d.h. entweder übermittelt es eine Botschaft oder nicht. Das Gehirn enthält lediglich eine Handvoll wichtiger chemischer Nachrichtenüberbringer. Einer dieser Boten ist eine Substanz, die als „Acetylcholin“ bekannt ist.

Natürlich gibt es Neuronen nicht nur im Gehirn, sondern überall im Körper. Wo immer man Neuronen findet, kommunizieren sie miteinander mit Hilfe dieser speziellen Chemikalien, die man entsprechend als „Neurotransmitter“ bezeichnet. Wann immer wir uns entschließen, einen Muskel zu bewegen, sondert im menschlichen Körper ein Neuron Acetylcholin ab und sagt dem Muskel dadurch, daß er sich kontraktieren soll. Man sagt deshalb, daß Acetylcholin die Neurotransmittersubstanz ist, mit der der willkürlichen Muskulatur die Nachricht übermittelt wird, sich zusammenzuziehen. Ob wir mit dem Auge blinzeln oder eine Zehe bewegen wollen, der Neurotransmitter für die Kontraktion der willkürlichen Muskulatur ist Acetylcholin.

Natürlich ist das Gehirn noch komplexer. Wir haben noch nicht den Kenntnisstand erreicht, von dem aus wir sagen könnten, daß ein bestimmter Neurotransmitter eine spezifische Hirnaktivität hervorruft. Beispielsweise wissen wir nicht, welcher Neurotransmitter für das Kurzzeitgedächtnis verantwortlich ist. Wir wissen jedoch, daß bestimmte Gehirnzellen spezifische Neurotransmittersubstanzen absondern. Und wir wissen auch, daß Acetylcholin eine der Hauptsubstanzen ist (andere sind Dopamin, Serotonin und Noradrenalin).

Um zu unserer Untersuchung der Gehirne von Leuten mit einer Alzheimerschen Krankheit zurückzukommen: wenn man fortgeschrittene Fälle von Leuten mit einer Alzheimerschen Demenz nach ihrem Tod, wenn sie zur Autopsie kommen, untersucht, findet man, wie bereits erwähnt, einen Abbau. Untersucht man die Gehirne von älteren Leuten ohne Alzheimersche Krankheit, findet man gewöhnlich keinen Abbau. Bei näherer Untersuchung sieht man, daß der Abbau in den Alzheimerschen Gehirnen auf die Temporallappen zentriert ist. Er ist annähernd symmetrisch, d.h. er erscheint auf beiden Seiten des Kopfes ungefähr gleich. Kortikale Areale außerhalb der Temporallappen bilden sich in einem wesentlich geringeren Ausmaß zurück und andere Bereiche des Hirns zeigen überhaupt keinen Abbau.

Wenn man Hirnsubstanz aus den Temporallappen von Leuten mit einer Alzheimerschen Krankheit (zurückgebildet oder auch nicht) untersucht, kommt man zu einigen überraschenden Befunden. Als erstes findet man, daß nur die Neuronen in ihrer Anzahl vermindert sind. Bei den als Glia bezeichneten Stützzellen kommt es zu keinem Verlust. Das steht im Gegensatz zu Befunden bei nicht befallenen Personen gleichen Alters, bei denen normalerweise die Neuronen erhalten bleiben und es zu einem Verlust an Gliazellen kommt. Was also diese Krankheit auch immer ist, sie zerstört die Nervenzellen im Cortex, insbesondere im Temporallappen, und hinterläßt Narben (Plaques und Verklumpungen). Welche Nervenzellen zerstört sie?

Die Neurotransmitter werden in den Neuronen hergestellt, von denen sie abgesondert werden. Enzyme dienen als Katalysatoren für die chemischen Reaktionen, die zur Neurotransmitter - Produktion führen. Je aktiver die Zelle bei der Produktion von Neurotransmittersubstanz ist, desto größer ist auch die Menge der Enzyme, die für ihre Synthese verantwortlich sind. Bei den meisten zellulären Reaktionen zeigt es sich, daß ein Enzym für die Reaktion am wichtigsten ist. Dieses Enzym wird als „geschwindigkeitsbestimmendes Enzym" („rate-limiting enzyme") bezeichnet.

Das geschwindigkeitsbestimmende Enzym für die Synthese von Acetylcholin ist als „Cholinacetyltransferase" oder kurz „CAT" bekannt. Die CAT-Aktivität kann in geringen Mengen von Gehirnsubstanz gemessen werden. Die Höhe der CAT-Aktivität sagt uns, in welchem Ausmaß die Zellen in diesem Teil des Gehirns in der Lage sind, Acetylcholin herzustellen.

Wenn wir die CAT-Aktivität in den Temporallappen der Gehirne von Leuten mit einer Alzheimerschen Krankheit messen und sie mit der bei normalen Leuten gleichen Alters vergleichen, so finden wir, daß die CAT-Aktivität bei Alzheimer-Patienten nur 35 bis 40 Prozent von dem beträgt, wie sie sein sollte. Weiterhin ist die Verminderung der CAT-Aktivität bei der Alzheimerschen Krankheit doppelt so groß wie der gesamte Verlust an Nervenzellen im Temporallappen. In den Temporallappen von Leuten mit einer Alzheimerschen Krankheit scheint also eine selektive Zerstörung der Neuronen stattzufinden, die Acetylcholin absondern (der cholinergen Neuronen).[1]

Das ist in der Tat interessant. Die Alzheimersche Krankheit

zerstört selektiv die Neuronen, die Acetylcholin absondern. Greift sie auch irgendwelche andere Neuronen in den Temporallappen an?

In einem geringeren Ausmaß scheint sie das zu tun. Tatsächlich greift sie in irgendeiner Weise scheinbar alle Hauptneurotransmitter im Temporallappen des Cortex an. Auch die Neuronen, die Noradrenalin absondern, sind bei Alzheimer-Patienten reduziert.[2,3] Rezeptorbindungsstudien haben gezeigt, daß die Rezeptoren für Acetylcholin und Noradrenalin in den erkrankten Anteilen der Alzheimerschen Gehirne anscheinend intakt bleiben. Die Rezeptoren für andere Neurotransmittersysteme sind anscheinend verändert.

Wenn die cholinergen Neuronen im Gehirn von Leuten mit einer Alzheimerschen Krankheit selektiv zerstört werden, erklärt dies dann einige Verhaltensänderungen, die man bei der Senilität sieht?

Es scheint, daß es irgendeinen Effekt auf das Verhalten hat. Wir können das cholinerge System chemisch durch Drogen, sogenannte „Anticholinergika" blockieren. Einige anticholinerge Drogen sind gut bekannt. Ein Beispiel dafür ist Curare, das Pfeilgift südamerikanischer Indianer, das die Übertragung von Acetylcholin auf die Muskeln blockiert und zur Lähmung führt. Ein anderes ist Belladonna (bella = schön, donna = Frau), das aus der Tollkirsche gewonnen wird. Früher war es bei Frauen Mode, sich Belladonna in die Augen zu träufeln. Der anticholinerge Effekt verursacht eine Pupillenerweiterung, die die Frauen attraktiver erscheinen läßt. Es ist seit vielen Jahren bekannt, daß die Verabreichung von Belladonna oder ähnlichen anticholinergen Medikamenten, die in der Lage sind, in das Gehirn einzudringen, eine Amnesie verursacht.[4] Vor kurzem verabreichten Drachman und Leavitt jungen erwachsenen Freiwilligen Scopolamin (ein Belladonna-Derivat). Sie stellten Auswirkungen auf das Gedächtnis fest, sehr ähnlich denen, die bei der senilen Demenz auftreten.[5]

Die Beziehung zwischen Acetylcholin, dem Gedächtnis und dem Lernen scheint keine einfache zu sein. Auf der Basis der neuesten Experimente, hauptsächlich jener von Ken Davis und seinen Kollegen, glauben wir, daß entweder zuviel oder zuwenig Acetycholin im Gehirn mit dem Gedächtnis und dem Lernen interferieren kann.[6] Sogar die ernsthafteren Verhaltensänderungen, die man in den Endstadien der Alzheimerschen Krankheit beobachtet, können zum großen Teil auf der Basis von Veränderungen des Acetylcholingehalts des Hirns erklärt werden. Wir wissen, daß Substanzen, die entweder zuviel oder zuwenig Acetylcholin produzieren, fähig sind, Halluzinationen und schwere Denkstörungen, mit anderen Worten Psychosen, verursachen können.

Wenn diese cholinergen und in einem geringeren Ausmaß die anderen Neurotransmittersysteme durch die Alzheimersche Krankheit selektiv zerstört werden, gibt es dann irgendetwas, was wir dagegen tun können? Können wir diese chemischen Boten ersetzen? Und wenn wir sie ersetzen können, wird es dann überhaupt etwas nützen, insbesondere, da die Neuronen sowieso zerstört sind?

Es scheint, daß wir die Menge dieser Neurotransmitter im Gehirn erhöhen können. Es ist uns sogar möglich, das Acetylcholin im Gehirn dadurch zu erhöhen, daß wir uns einfach richtig ernähren! Weiterhin können diese „Ersatz"-Chemikalien die Schwere der Krankheit mildern. Wir werden darüber im Kapitel über Behandlungsmethoden noch mehr zu sagen haben. Aber als allererstes, welches sind die anderen fundamentalen Veränderungen bei der Alzheimerschen Krankheit? Wenn wir diese anderen grundlegenden Veränderungen verstehen würden, vielleicht könnten wir sie dann ebensogut behandeln.

Eine der äußerst wichtigen physiologischen Veränderungen, die man in den Gehirnen von Alzheimer-Patienten findet, betrifft die Blutzufuhr zum Gehirn. Wie bereits erwähnt, sind moderne Techniken entwickelt worden, die es den Wissenschaftlern nicht nur gestatten, zu bestimmen, wieviel Blut in das Hirn gelangt, sondern auch in welche Teile des Hirns es strömt.

Bei der modernsten Vorgehensweise verwendet man ein radioaktiv angereichertes Edelgas, Xenon 133. Bei dieser Prozedur wird eine Kappe, die mit Geigerzählern umgeben ist, auf dem Kopf einer Person so angebracht, daß das radioaktive Gas in den verschiedenen Hirnregionen präzise lokalisiert werden kann. Dann wird das Xenon 133-Isotop mit normaler Luft vermischt und inhaliert.* Es tritt in die

---

* Früher mußten die skandinavischen Wissenschaftler, die in Bezug auf diese Technik Pionierarbeit leisteten, das Xenon-Isotop in die Arteria carotis im Hals injizieren. Glücklicherweise ist das nicht mehr erforderlich und das radioaktive Gas kann direkt inhaliert werden. Es bedarf keiner Nadeln oder Injektionen und das einzige Unbehagen für den Patienten besteht darin, daß er ruhig sitzen muß und sich nicht zu sehr bewegen darf, was für einen senilen Patienten gelegentlich schwierig ist.

Lungen ein und wird vom Blutkreislauf absorbiert. Wenn das Isotop durch das Gehirn wandert, wird seine Anwesenheit von den Geigerzählern angezeigt. Da die Konzentration des Isotops im ganzen Blutkreislauf gleich ist, ist die Menge an Radioaktivität in irgendeinem Bereich des Gehirns davon abhängig, wieviel Blut durch diesen Bereich fließt. Je mehr Radioaktivität man in einem Hirnbereich findet, um so mehr Blut muß durch diesen Bereich fließen. Natürlich verwendet man Computer, um die Informationen zu analysieren, die man durch die vielen, über jedem Bereich des Kopfes angebrachten Geigerzähler erhält. Das Ergebnis ist ein Bild, welches uns die Regionen des Hirns zeigt, in die das Blut transportiert wird.

Diese Vorgehensweise hat gezeigt, daß es bei Leuten mit seniler Demenz insgesamt zu einem deutlichen Absinken der Blutmenge kommt, die zum Gehirn strömt. Außerdem fließt umso weniger Blut zum Gehirn, je schwerer das Ausmaß des intellektuellen Defizits ist.[7,8,9]

Es wurden Studien durchgeführt, in denen die Blutzufuhr zum Gehirn vor dem Ableben von dementen Leuten gemessen wurde. Nach ihrem Tod wurden die Gehirne dieser Leute untersucht. Die Gebiete, in denen die Blutzufuhr vermindert war, waren die gleichen, in denen man auch die Rückbildung und die pathologischen Veränderungen der Alzheimerschen Krankheit fand![10] Die Veränderungen der Blutzufuhr zum Gehirn liefern den Wissenschaftlern also einen Maßstab, anhand dessen sie Alzheimersche Hirnveränderungen, die man normalerweise nur direkt an den Gehirnen von Verstorbenen beobachten kann, bereits während des Lebens abschätzen können.

Auch auf andere Weise scheinen Veränderungen der cerebralen Durchblutung akute Hirnveränderungen zu reflektieren, die man klassischerweise nur bei der Autopsie findet. Zum Beispiel haben wir bereits erwähnt, daß die Neuronen die Gewebezellen des Hirns sind, die bei der Alzheimerschen Krankheit dazu tendieren, sich zurückzubilden. Die neuronalen Zellkörper sind hauptsächlich in Teilen des Gehirns angesiedelt, die als „graue Substanz" bekannt sind. Wir können die Blutzufuhr zur grauen Substanz bei Alzheimer-Patienten untersuchen und sie mit dem Anteil an Blut vergleichen, der bei jüngeren, gesunden Leuten zur grauen Substanz strömt. Forscher haben das getan und tatsächlich entdeckt, daß sowohl die gesamte

Menge an grauer Substanz als auch die Blutzufuhr bei Alzheimer-Patienten verringert ist.[10,11]

Studien über die cerebrale Durchblutung scheinen uns nicht nur Informationen über die im Gehirn auftretenden pathologischen Veränderungen und das gesamte Ausmaß der Demenz zu liefern, sondern auch auf die spezifischen Arten von Problemen zu verweisen, denen senile Leute ausgesetzt sind. Wir wissen beispielsweise, daß das Gehirn in zwei Hälften geteilt ist, in eine linke und eine rechte Hemisphäre. Bei den meisten Rechtshändern ist die linke Hälfte des Gehirns in erster Linie für die Sprache und für allgemeine verbale Fähigkeiten verantwortlich. Untersuchungen mit senilen Leuten haben gezeigt, daß eine beeinträchtigte Person nur dann bedeutende Defizite an verbalen Fähigkeiten aufweist, wenn eine Verringerung des Blutflusses zu den Sprachzentren in der linken Hirnhälfte zu beobachten ist.[12]

Andere dynamische Beziehungen zwischen der Durchblutung und Defiziten hat man schon gefunden. Demente Leute scheinen die Fähigkeit zu verlieren, die Blutzufuhr zu den Bereichen des Gehirns zu „aktivieren" oder zu erhöhen, die mit einer Beeinträchtigung der kognitiven Fähigkeiten zusammenhängen. Zum Beispiel steigt bei einer nicht betroffenen Person die Blutzufuhr zur rechten Seite des Gehirns normalerweise an, wenn man sie auffordert, Rechnungen durchzuführen. Eine demente oder beeinträchtigte Person jedoch, bei der die Blutzufuhr zu diesem Teil der rechten Hirnhälfte bereits vermindert ist, wird auch eine geringere Fähigkeit aufweisen, die Blutzufuhr zu erhöhen, wenn sie Rechnungen durchführt.

Wir haben gesehen, daß Veränderungen der Durchblutung auf die bei der Senilität auftretenden pathologischen und klinischen Befunde verweisen. Haben diese Veränderungen etwas mit dem Verlust an cholinergen Neuronen zu tun, den wir zu Anfang dieses Kapitels beschrieben haben? Die Antwort lautet „vielleicht". Wir wissen, daß eine physiologisch verminderte Blutzufuhr zu bestimmten Bereichen des Gehirns dazu führt, daß weniger Sauerstoff in diese Hirnregionen gelangt. Nach John Blass vom New York Hospital-Cornell Medical Center „ist die Synthese von Acetylcholin aus bestimmten Vorläufern außerordentlich empfindlich für eine Hypoxie.* Das Acetylcho-

---

* „Hypoxie" bedeuted „verminderter Sauerstoffgehalt".

lin im Hippocampus könnte besonders empfindlich sein."[13] Diese Spekulationen werden durch die neueren Befunde unterstützt, daß Defizite im Kurzzeitgedächtnis von Mäusen aufgrund einer Hypoxie jenen sehr ähnlich sind, die man bei Leuten mit einer Alzheimerschen Krankheit findet.[14]

Die beobachteten Veränderungen bei den cholinergen Neuronen sind also eher das Ergebnis aus Veränderungen der Durchblutung und einer daraus resultierenen Hypoxie als umgekehrt. Bis die geeigneten Experimente geplant und durchgeführt sind, wird das ein „Henne und Ei"-Rätsel bleiben. Wie auch immer, wir können die Veränderungen der Durchblutung behandeln, indem wir Substanzen verabreichen, die die Durchblutung und den Metabolismus im Gehirn erhöhen. Diese Behandlungsmethoden sind die gegenwärtig am meist verbreiteten und erfolgreichsten pharmakologischen Ansätze bei der Alzheimerschen Krankheit. Auch darüber werden wir später noch einiges mehr zu sagen haben. Im Augenblick wollen wir zu unserer Frage nach den Ursprüngen des Zustandes zurückkehren. Wir haben gesehen, wie die biochemischen (Neurotransmitter), die physiologischen (Durchblutung) und die strukturellen (pathologischen) Veränderungen alle auftreten und haben ihre Beziehung zueinander bei der Alzheimerschen Krankheit untersucht. Wenn wir jedoch die Ursache dieses enormen medizinischen Problems verstehen wollen, müssen wir tiefer gehen. Wir müssen zu den grundlegenden biologischen Mechanismen der Krankheit gelangen.

Zwangsläufig kommen wir zu den Chromosomen. Sicher sind diese die grundlegenden genetischen Schlüssel des Lebens. Sie enthalten die Information, die uns zusammen mit bestimmten Umwelteinflüssen zu dem macht, was wir sind. Während unseres ganzen Lebens bilden die Chromosomen in jeder einzelnen Zelle RNS, welches wiederum die Schablone für die Synthese von Proteinen liefert. Die letzteren sind das biologische Substrat für einen Großteil der zellulären Struktur und Funktion. Diese Chromosomen — RNS — Protein — Interaktion scheint zum Teil für die zelluläre Differenzierung verantwortlich zu sein, daß heißt für den Prozeß, durch den einige Zellen zu Nervenzellen, andere zu Blutzellen, usw. werden. Sie kann auch mit dem Prozeß zusammenhängen, der gelegentlich dazu führt, daß Zellen maligne werden.

Wir kennen das Geheimnis des Alterns nicht. Die Wissenschaftler können über die Gründe des Prozesses, der alle Organismen altern und sterben läßt, nur spekulieren. Der Tod ist sicherlich „vorprogrammiert“. Mit anderen Worten, er muß in das genetische Material der Zelle eingebaut sein. Eine plausible Theorie des Alterns im allgemeinen ist die, daß es aus der zunehmenden Anhäufung von genetischen „Fehlern“ resultiert, die aus den Brüchen und Schädigungen erwachsen, denen die Chromosomen während des Verlaufs eines Lebens ausgesetzt sind. Diese genetischen Fehler könnten ihren Ausdruck in einer unzulänglichen Protein- und Enzymbildung durch die Zellen finden, was wiederum ihre Funktionsfähigkeit in jeder Hinsicht beeinträchtigen würde. Ein wichtiger Bereich, in dem ein zellulärer genetischer Fehler für das Leben einer Zelle entscheidend sein kann, ist das Immunsystem. In seiner einfachsten Form ist das der Prozeß, mit dem Zellen und allgemein der Körper auf fremde Antigene — normalerweise Proteine — durch die Bildung von Antikörpern reagieren. Ohne Zweifel ist dieses empfindliche System von der Fähigkeit des Chromosomen — RNS — Protein — Systems abhängig, neues antigenes Material zu erkennen und durch die Bildung von exakt dem richtigen Antikörper schnell und genau zu reagieren. Wenn dieses System in irgendeiner Weise beeinträchtigt wird, dann wird der Organismus anfälliger für Krankheiten und kann ihnen früher erliegen.

Wir wissen jedoch, daß es heutzutage nicht infektiöse oder parasitäre Krankheiten sind, die oft Behinderungen im hohen Alter und Tod verursachen. Es sind eher Prozesse wie Arthritis, bei der die Gelenke und das Gewebe geschädigt werden, Herzkrankheiten, bei denen die Herzfunktion gefährdet ist sowie Krebs und Hirnfunktionsstörungen. Das Immunsystem hat mit diesen wichtigen Ursachen des Alterns und des Todes beim Menschen scheinbar wenig zu tun.

Das ist nicht wahr.

Wie gesagt ist ein Aspekt beim Immunsystem der, daß der Körper Antikörper auf fremde Antigene bildet. Um das zu bewerkstelligen, muß der Körper fähig sein, zwischen seinem eigenen und fremdem Material zu unterscheiden. In den letzten Jahren haben Wissenschaftler entdeckt, daß eine Möglichkeit, warum das Immunsytem nicht richtig funktioniert, darin besteht, daß der Körper Antikörper gegen seine eigenen antigenen Substanzen bildet. Mit anderen

Worten, der Körper bildet tatsächlich Substanzen, die ihn selbst zerstören können. Diese neue Art von Krankheit ist entsprechend als „Autoimmun-Krankheit" bezeichnet worden.

Heute kennen die Wissenschaftler viele verschiedene Arten von Autoimmunkrankheiten. In diesem Rahmen ist die wichtigste die rheumatoide Arthritis. Bei dieser allgemeinen Krankheit, die stark mit dem Altern zusammenhängt, werden die Gelenke verengt und verdreht, es entwickeln sich Knötchen und die gesamten körperlichen Funktionen sind merklich beeinträchtigt. All dies scheint das Ergebnis daraus zu sein, daß der Körper Substanzen bildet, die ihn selbst zerstören — mit anderen Worten das Ergebnis einer Immununzulänglichkeit.

Auch der Krebs könnte mit den Chromosomen- und Immunsystemen zusammenhängen. Es kommt eindeutig zum Krebs, wenn die genetischen Instruktionen, mit denen die Zellen unter normalen Umständen ihr Wachstum und ihre Entwicklung regulieren, fehlgehen. Scheinbar kann dies durch eine Vielzahl verschiedener Prozesse und Ereignisse verursacht sein. Bei bestimmten Krebsarten tritt ein Virus in die Zelle ein, gliedert sich dem genetischen Material an und verändert direkt den zellulären Herstellungsprozeß. In anderen Fällen stören chemische Karzinogene — irgendeine von tausenden verschiedenen Substanzen — den genetischen Code und sorgen dafür, wenn sie in ausreichend großer Anzahl vorhanden sind, daß besonders empfindliche Zellinien krebsartig werden. Manchmal führt radioaktive Strahlung, die auch die genetischen Prozesse stört, zum Krebs. Auch die Vererbung scheint auf viele Weise eine Rolle zu spielen. Genetische Unzulänglichkeit in bestimmten Zellinien kann direkt vererbt werden und bei allen folgenden Generationen in bestimmten Lebensstadien zu Krebs in einem bestimmten Gewebe führen. Erbliche Faktoren können auch eine indirekte Rolle spielen, indem sie bestimmtes zelluläres genetisches Material für krebsverursachende Agenzien in der Umwelt, wie Viren oder Chemikalien, ungewöhnlich empfänglich machen. Auch die Ernährung scheint eine gewisse Rolle dabei zu spielen, zelluläres genetisches Material mehr oder weniger empfänglich für krebsverursachende Agenzien zu machen.

Krebs kann also als ein biologischer „letztendlich gemeinsamer Pfad" angesehen werden, bei dem die genetische Programmierung einer Zellinie schiefgeht. Karzinogene sind Agenzien, die diesen Prozeß unterstützen, indem sie störend in den Zellbestand eingreifen. Viren, Umweltchemikalien, radioaktive Strahlung, erbliche und Ernährungsfaktoren können also alle, einzeln oder in Verbindung miteinander, zu den grundlegenden genetischen Veränderungen beitragen, die zum Krebs führen.

Die Alzheimersche Krankheit scheint aus einem sehr ähnlichen Prozess zu resultieren. Anhaltspunkte aus vielen verschiedenen Quellen deuten darauf hin, daß der Prozeß annähernd so aussieht, wie in Abb. 3.1 dargestellt.

Prozesse, die für Chromosomenbrüche oder Kodierungsfehler prädisponieren, machen einzeln oder auch in Verbindung miteinander anfällig für die letztendliche Entwicklung einer Alzheimerschen Krankheit. Wir meinen spezifische und bis jetzt noch nicht identifi-

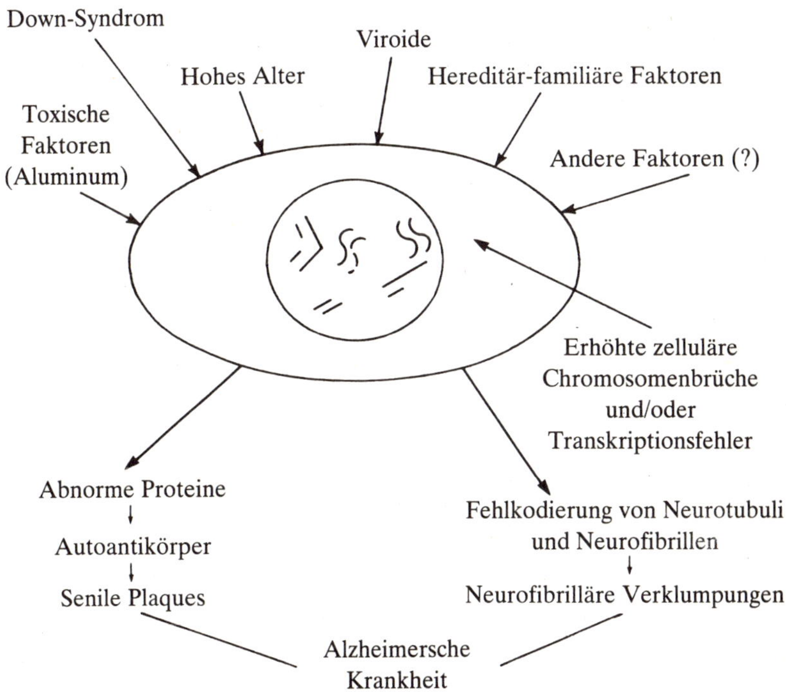

Abbildung 3.1:
Mögliche Ursprünge der Alzheimerschen Krankheit.

zierte Arten von Chromosomenbrüchen und Fehlern, nämlich jene genetischen Traumata, die zu einem Zuwachs an autoimmunen Antikörpern und/oder Fehlcodierungen für Neurotubuli und Neurofibrillen führen.

Erste Anzeichen dafür, daß zelluläre Chromosomenschädigungen mit der Entwicklung der senilen Demenz in Zusammenhang stehen könnten, gibt es seit einigen Jahren. 1968 verglich Nielson in Dänemark Frauen, die wegen seniler Demenz im Krankenhaus waren, mit geistig nicht beeinträchtigten Frauen vergleichbaren Alters. Er fand, daß die dementen Patienten einen bedeutend höheren Chromosomenverlust aufwiesen als die anderen.[15] Lissy Jarvik und ihre Mitarbeiter führten ähnliche Untersuchungen durch und kamen zu den gleichen Schlüssen.[16,17,18] Sie untersuchten weiße Blutkörperchen von älteren Leuten im Alter von 77 bis 93 Jahren. Sie fanden, daß bei einigen älteren Leuten der Anteil an Zellen, bei denen ein Chromosom oder mehrere fehlten, sehr hoch war. Bei einigen älteren Leuten hatte sogar eine von vier Zellen wenigstens ein Chromosom zuwenig. Jedoch stand die Häufigkeit von fehlenden Chromosomen nicht mit dem chronologischen Alter in Verbindung, wie es in ihrer Stichprobe repräsentiert war. Eher hing sie sehr stark mit der Beeinträchtigung geistiger Funktionen zusammen. Sie fanden einen Zusammenhang zwischen dem Anteil an Zellen mit einer abnormen Chromosomenanzahl und den Leistungen bei psychologischen Tests auf einem ganzen Spektrum von Aufgaben. Je größer die Anzahl abnormer Zellen, desto geringer waren die Werte bei Tests aus den Bereichen Wortschatz, der Fähigkeit, Zahlen vorwärts und rückwärts zu wiederholen und der Fähigkeit, Bilder anzuordnen und zu vervollständigen. Die Korrelation zwischen Testleistung und Chromosomenverlust lag bei allen 15 durchgeführten psychologischen Tests in der vorhergesagten Richtung. Je größer der Chromosomenverlust, desto schlechter die Leistung.

Untersuchungen, die vom Geriatric Study Program an der Universität New York in Zusammenarbeit mit Harlow K. Fischman und seinen Kollegen am Cell Genetics Laboratory des New York State Psychiatric Institute durchgeführt wurden, deuten darauf hin, daß bei der Alzheimerschen Krankheit subtilere Chromosomenveränderungen auftreten können. Die Chromosomen vermehren sich während der Zellteilung identisch, indem sie sich der Länge nach teilen. Die replizierten Anteile der Chromosomen erscheinen bei der Zellteilung frühzeitig und sind als „Chromatiden“ bekannt. Jedes Chromosom besteht aus zwei Chromatiden. Bei der Zellteilung trennen sich die Chromatiden und jedes wandert in eine Tochterzelle, um ein neues Chromosom zu bilden. Häufig geht die Trennung jedoch nicht reibungslos von statten. Die Chromatiden können sich umeinanderschlingen, was zu einem Bruch und dem Austausch von genetischem Material zwischen den „Schwesterchromatiden“ während der Mitose führt. Genetiker haben diesen Prozeß folgerichtig als „Schwesterchromatiden-Austauschprozeß“ bezeichnet.

Bei der Untersuchung von weißen Blutkörperchen bei Patienten mit einer Alzheimerschen Krankheit und dem Vergleich mit Zellen von gleichaltrigen Leuten ohne Beeinträchtigung des Gedächtnisses haben wir einen erhöhten Schwesterchromatiden-Austauschprozeß bei den Alzheimer-Patienten gefunden.[19] Wir fanden auch einige Anzeichen dafür, daß ein erhöhter Austausch zwischen Schwesterchromatiden abhängig ist von der Schwere der Krankheit. Wenn diese Befunde bestätigt werden, ließe sich daraus schließen, daß eine Vielzahl von zellulären Chromosomenänderungen für die Entwicklung einer Alzheimerschen Krankheit prädisponiert.

Neuere Untersuchungen über die Beschaffenheit und die Aktivität des genetischen Materials in den Hirnzellen von Alzheimer-Patienten unterstützen weiterhin die Theorie eines erworbenen genetischen Defizits. Donald Crapper und Umberto De Boni in Toronto fanden bei der Alzheimerschen Krankheit eine Veränderung der Chromatinstruktur.[20] Sowohl die Neuronen als auch das Stützgewebe der Glia zeigten eine deutliche Verminderung an transkriptivem Chromatin bei Alzheimer-Patienten verglichen mit anderen Patienten gleichen Alters oder im Vergleich zu Patienten mit anderen Formen der Demenz. Bei der Alzheimerschen Krankheit könnte es also zu einem Defizit bei der Produktion von RNS durch das Chromosomenmaterial kommen. Dies wiederum würde zur Produktion von abnormen Proteinen führen. Eines der abnormen Proteine könnte zu neurofibrillären Verklumpungen statt zu normalen Mikrotubuli des Gehirns führen. Unterstützung erfuhr diese Hypothese durch Studien, die eine immunologische Beziehung zwischen den Alzheimerschen paarigen helicalen Filamenten und normalen Mikrotubuli des Gehirns zeigten.[21]

Zweifellos werden andere abnorme Proteine durch die veränderte RNS produziert, die von den beschädigten Chomosomen dafür kodiert wurde. Diese neuen Proteine könnten vom Körper als fremde Substanzen interpretiert werden. Deshalb könnte der Körper gegen diese neuen Proteine Antikörper produzieren. Kurzfristig könnte dieser Prozeß als Resultat der metabolischen Veränderung und des metabolischen Abbaus der entstandenen Antigen-Antikörper-Komplexe zu senilen Plaques führen. Langfristig könnte die Zerstörung des körpereigenen Nervengewebes durch Antikörper die Zerstörung der Nervenzellen selbst und die allmählich auftretende Atrophie des Gehirns erklären.

Wieder einmal erfuhren diese Theorien einige Unterstützung durch wissenschaftliche Untersuchungen. Kalidas Nandy vom Boston University Medical Center fand heraus, daß antineuronale Antikörper, die im Serum von alternden Mäusen gebildet werden, anscheinend eine wichtige Rolle beim altersbezogenen Verlust von Nervenzellen spielten.[22] Im folgenden untersuchte er den Anteil von hirn-reaktiven Antikörpern im Serum von Patienten mit einer Alzheimerschen Krankheit.[23] Er fand, daß die Alzheimer-Patienten tatsächlich ein bedeutend höheres Ausmaß an solchen Antikörpern aufwiesen als Kontrollpersonen gleichen Alters.

Wir haben gesehen, wie chromosomale Brüche in den Zellen des Gehirns zu abnormen zellulären Mikrotubuli führen können, die zu neurofibrillären Verklumpungen werden und in der Alzheimerschen Krankheit resultieren können. Wir haben auch die Mechanismen aufgezeigt, wodurch chromosomale Brüche zu veränderten Proteinen führen können, die die Produktion von „Auto-Antikörpern“ gegen die körpereigene Substanz hervorrufen können. Wir haben gesehen, wie diese Autoimmunkrankheit als senile Plaques — verdaute Antigen-Antikörper-Komplexe — und als Hirnabbau in Erscheinung treten kann. Wieder einmal ist das Endergebnis die Alzheimersche Krankheit. Wir wollen jetzt zu den unmittelbareren Ursachen der Krankheit zurückkommen — insbesondere zu dem Prozeß, der die genetischen und chromosomalen Veränderungen hervorruft und die oben beschriebenen pathologischen Veränderungen in Gang setzt.

Die primären Prozesse, die eine Folge von Ereignissen auslösen, die zur Alzheimerschen Krankheit führen, scheinen vielfältig zu sein. Sie beinhalten (1) das Altern im allgemeinen, (2) Überträger, die wir „Viroide" nennen sollten, (3) vererbte und familiäre Prädispositionen, (4) das Down-Syndrom, (5) Umwelttoxide wie Aluminium und andere, bis jetzt noch nicht entdeckte Faktoren. Jede dieser primären Ätiologien trägt zu den spezifischen Arten von genetischen Veränderungen bei, die in Hirnleistungsstörungen vom Alzheimer-Typ resultieren können. Zweifellos ist die wichtigste das Alter selbst.

Das Auftreten der Alzheimerschen Krankheit nimmt vom Zeitpunkt seines frühesten Erscheinens im mittleren Alter bis wenigstens zum neunten Jahrzehnt zu. Nach dem neunzigsten Lebensjahr sind die Daten spärlich und ziemlich verworren. Beispielsweise haben Personen mit einer Neigung für die Entwicklung der Alzheimerschen Krankheit eine verminderte Lebenserwartung. Also werden viele der Leute mit dem größten Risiko für diese Krankheit wahrscheinlich sterben, bevor sie das neunte oder zehnte Jahrzehnt erreicht haben. Unter Abwägung der verfügbaren Daten ist es wahrscheinlich angemessen, festzustellen, daß das Alter ein grundlegender, epidemiologisch prädisponierender Faktor für die Entwicklung der Alzheimerschen Krankheit ist. Wie wir sehen werden, steht auch bei dem Pendant zur Alzheimerschen Krankheit, nämlich bei der Demenz, die manchmal bei Leuten mit einem Down-Syndrom gefunden wird, die Entwicklung des Syndroms in engem Zusammenhang mit dem zunehmenden Alter.

Kann das Altern chromosomale Brüche oder Schädigungen bewirken?

Anscheinend ja. Viele Studien, beginnend mit der von Jacobs und seiner Mitarbeiter 1961[24], ergaben zunehmende bedeutende chromosomale Veränderungen bei gealtertem Gewebe verglichen mit jüngerem Gewebe. Wegen der relativen Leichtigkeit, mit der sie gewonnen werden können, sind weiße Blutzellen das in solchen Untersuchungen am häufigsten benutze Gewebe. Bei sich teilendem Gewebe wie weißen Blutzellen würde man erwarten, daß sich chromosomale Veränderungen über die Zeit anhäufen und auf zukünftige Zellgenerationen übergehen. Natürlich unterscheiden sich Neuronen davon insofern, als sie sich im Verlauf der Lebensspanne eines Erwachsenen nicht teilen. Also bleiben jegliche Veränderungen in ihrer genetischen Zusammensetzung erhalten, solange die Neuronen am Leben bleiben. Diese speziellen Umstände scheinen Neuronen besonders verletzbar gegenüber traumatischen genetischen Einflüssen zu machen. Sich teilendes Gewebe wie die weißen Blutzellen können eine Reihe von Zellen, die grundlegende genetische Anomalien aufweisen, einfach „ausrangieren". Die anomale genetische Linie wird absterben und von Zellen relativ gesunder Abstammung ersetzt werden. Offenbar hat sich nicht tcilendes Gewebe wie das neuronale Gewebe diese Möglichkeit nicht. Jedoch kommt es dadurch zu einem echten Ausgleich, daß Zellen während des Prozesses der Zellteilung besonders anfällig für traumatische genetische Einflüsse sind. Also ist eine sich nicht teilende Zelle wie ein Neuron relativ unzugänglich für viele traumatische Umwelteinflüsse — wie Strahlung —, die höchstwahrscheinlich chromosomale Schädigungen verursachen würden.

Der gegenwärtige Kenntnisstand ist der, daß Neuronen von älteren Personen eher offenkundige chromosomale Veränderungen aufweisen als die von jüngeren Leuten. Es sind auch die Gehirne von den Leuten, die die verhaltensmäßigen Defizite der senilen Demenz zeigen, die gebrochene oder fehlende Chromosomen aufweisen.[18] Anscheinend existiert also eine Beziehung zwischen dem Altern, chromosomaler Schädigung und der Alzheimerschen senilen Demenz.

Das nächste Element, das wir für eine primäre Ursache der Alzheimerschen Krankheit halten, sind „übertragbare Agenzien" oder „Viroide". Wir haben bereits gesehen, wie die sogenannten „Slow-Viren" Demenzen verursachen können, die klinisch und pathologisch der Alzheimerschen Krankheit sehr ähnlich sind. Wir haben auch darauf hingewiesen, daß sich zumindest bei einigen Patienten mit einer Alzheimerschen Krankheit ein übertragbarer Faktor herausgestellt hat, der offenbar in der Lage war, einen sehr ähnlichen dementen Zustand bei Affen hervorzurufen.

Dieser Hinweis für einen übertragbaren Faktor als Hauptursache der Alzheimerschen Krankheit wurde kürzlich gestützt durch Untersuchungen, bei denen Kulturen menschlichen Nervengewebes verwendet wurden. Ein aus den Gehirnen von Alzheimerschen Patienten extrahierter Faktor war in der Lage, Neurofilamente mit der für die Alzheimersche Krankheit charakteristischen paarigen helicalen Konfiguration in Zellkulturen von Neuronen menschlicher Föten hervorzurufen.[20] Der Faktor, der in einem Homogenat von Alzheimerschem Hirngewebe enthalten war, bewirkte die Bildung von Verklumpungen, sogar nachdem es bis zu 100000 mal verdünnt worden war. Der Faktor konnte durch Hitze zerstört werden. Er war resistent gegen ein DNS-zerstörendes Enzym, aber empfänglich für RNS- und Protein-zerstörende Enzyme.

Der Faktor könnte also ein Virus sein. Wenn er ein DNS-Virus ist, dann müßte er von einer schützenden Kapsel umgeben sein, die ihn vor den DNS-zerstörenden Enzymen abschirmt. Alternativ könnte der Faktor ein Virus sein, der RNS und Protein enthält. Normalerweise wirken DNS-Viren auf Tiere, während RNS-Viren Pflanzen angreifen. Wie wir jedoch gesehen haben, sind die Slow-Viren, die die engsten Verwandten des „Alzheimerschen Faktors“ sein könnten, sehr ungewöhnliche Überträger, die noch nicht strukturell identifiziert sind. Beispielsweise verursacht der Scrapie-Überträger eine langsam progrediente Degeneration des Zentralnervensystems von Schafen. Der Überträger scheint viele ungewöhnliche Eigenschaften zu haben und läßt sich bisher nicht isolieren. Eine dieser ungewöhnlichen Eigenschaften ist die, daß der Scrapie-Überträger offenbar kleiner ist als der kleinste bekannte tierische (DNS) Virus.[25] Es könnte also ein RNS-Virus sein, ähnlich der Art, von der man weiß, daß sie Pflanzen angreift, oder irgendeine neue Art von virulentem Überträger. RNS-Viren sind in die Produktion von bestimmten Tumoren bei Tieren verwickelt. Weiterhin weiß man von ähnlichen Viren, daß sie bei Mäusen und Schafen chronische neurologische Erkrankungen hervorrufen. Viren, die bei Mäusen zu lymphatischen Tumoren führen, verursachen bei diesen Tieren auch paralytische Störungen. Ein anderer RNS-ähnlicher Virus scheint chronische Entzündungen in den Gehirnen von Schafen zu verursachen. Aus all diesen Gründen ist es wahrscheinlich sicherer, die Slow-Viren und den Alzheimerschen übertragbaren Faktor als „Viroide“ (Virus-ähnliche Überträger) zu bezeichnen, bis bezüglich ihrer wahren Natur mehr bekannt ist.

Können Viroide oder Viren chromosomale Veränderungen verursachen?

Ja, auf vielerlei Weise. Viren können sich selbst innerhalb der Chromosomen ansiedeln und die zelluläre genetische Maschinerie für ihre eigenen Zwecke benutzen, bevor sie endgültig abbrechen und ein beschädigtes Chromosom zurücklassen. Viren können sich durch ihren zerstörerischen Eingriff in die zelluläre Maschinerie auch störend auf die zelluläre Erhaltung und Reparatur der Chromosomen auswirken.

Viroide und das Altern könnten als primäre Faktoren zusammenwirken und die Alzheimersche Krankheit hervorrufen. Zum Beispiel könnten Chromosomenbrüche und die sich ergebende Schädigung der zellulären Widerstandsfähigkeit die Aktivität von latenten Viren auslösen. Es ist wahrscheinlich, daß in allen Fällen der Alzheimerschen Krankheit die beiden Faktoren tatsächlich gemeinsam zur Entwicklung des pathologischen Zustands beitragen.

Die dritte Hauptursache der Alzheimerschen Krankheit liegt in hereditär-familiären Faktoren. Es gibt einige Hinweise, daß die Alzheimersche Krankheit unter Verwandten von Leuten, die an diesem Zustand leiden, häufiger vorkommt. In den frühen 60er Jahren legten Studien über hospitalisierte Probanden mit seniler Demenz und ihre in der Gemeinde verbliebenen Verwandten nahe, daß die senile Demenz eine Krankheit mit genetischer Grundlage ist.[26] In anderen Untersuchungen fand man Familien, bei denen das Auftreten einer Demenz mit relativ frühem Beginn wahrscheinlicher war als üblich.[27] In den USA haben Leonard Heston und seine Kolllegen an der Universität von Minnesota Untersuchungen durchgeführt, die darauf hindeuten, daß familiäre Faktoren in viele Fälle der Alzheimerschen Krankheit verwickelt sind.[28]

„Familiäre Faktoren" impliziert nicht notwendigerweise per se eine genetische Basis. Zum Beispiel würden sich Umweltrisiken, die zu Chromosomenschädigungen führen können, wahrscheinlich in einem erhöhten Auftreten unter Personen, die derselben Familie entstammen, niederschlagen. Ähnlich würden sich infektiöse Agenzien mit größerer Wahrscheinlichkeit auf verwandte Personen ausbreiten, mit denen ein infiziertes Individuum wahrscheinlich Kontakt hat, als auf nicht-verwandte Fremde. Es wurde darauf hingewiesen, daß einige der Slow-Virus-Infektionen außerordentlich lange Inkubationszeiten haben können, vielleicht einige Jahrzehnte lang. Wenn das der Fall wäre, könnten diese übertragbaren Agenzien ein vermehrtes familiäres Auftreten sogar unter Geschwistern verursachen, die seit Jahrzehnten getrennt sind.

Aber unabhängig von den Ursprüngen der beobachteten familiären Faktoren scheint eine familiäre Geschichte der Alzheimerschen

Krankheit die individuelle Empfänglichkeit für die Störung zu erhöhen.

Das Down-Syndrom oder der Mongolismus ist ein Zustand, bei dem ein zusätzliches Chromosom in einem bestimmten Teil des Genoms vorkommt. Fachterminologisch wird es auch als „Trisomie G-21" bezeichnet, da das dritte Chromosom (Trisomie) auf dem 21sten Chromosomenpaar vorkommt. Die Krankheit ist als Modell der senilen Demenz bemerkenswert. Sämtliche Leute mit einem Down-Syndrom, die bis ins mittlere Lebensalter überleben, entwikkeln einen klinischen und pathologischen Zustand, der mit der Alzheimerschen Krankheit identisch ist.[28,29]

Natürlich weisen Personen, die an einem Down-Syndrom leiden, einige Beeinträchtigungen ihrer intellektuellen Fähigkeiten auf, die wahrscheinlich zum Zeitpunkt der Geburt auftreten und während der Kindheit als retardierte intellektuelle Entwicklung manifest werden. Völlig unabhängig von dieser allgemeinen Retardierung oder Minderbegabung beginnen Down-Patienten, die bis ins mittlere Lebensalter überleben, Anzeichen einer Demenz zu zeigen, am häufigsten in ihren dreißiger Jahren. Sie vergessen die Namen von Leuten und Dingen, die sie immer gekannt haben. Sie zeigen dieselben ersten Anzeichen eines Defizits wie Leute in den frühen Stadien der senilen Demenz. Genau wie bei der Alzheimerschen Krankheit schreiten diese kognitiven Defizite bis zu einer schweren Demenz mit offenen neurologischen und psychiatrischen Symptomen sowie einem schweren intellektuellen Defizit fort. Down-Patienten über 35 zeigen einen vermehrten Gedächtnisverlust für kurzzeitig zurückliegende Ereignisse, Defizite in der kurzzeitigen visuellen Merkfähigkeit, Schwierigkeiten bei der Objektidentifikation, Wortschatzverlust, dem Verlust von herzlichen Reaktionen anderen gegenüber und einer Reizbarkeit und Verlangsamung mit offensichtlichem Verlust des Interesses an ihrer Umgebung.[29] Neuropathologische Veränderungen in der Form von neurofibrillären Verklumpungen und senilen Plaques, identisch mit denen, die man bei der Alzheimerschen Krankheit findet, beobachtet man bei *allen* Down-Patienten über 35, die zur Autopsie kommen.[30,31,32,33]

Man hat auch andere, ähnlich überraschende Beziehungen zwischen Down-Syndrom und Alzheimerscher Krankheit entdeckt.So fand man, daß das Down-Syndrom in den Familien von Leuten mit einer Alzheimerschen präsenilen und senilen Demenz vermehrt auftritt. In einer Studie waren unter 777 Personen, die in Alzheimerschen Familien geboren wurden, 6 Personen mit einem Down-Syndrom.[28] Normalerweise tritt das Down-Syndrom bei ungefähr einer von 700 Geburten auf. Die Wahrscheinlichkeit, daß 6 Fälle mit einem Down-Syndrom bei 777 Geburten durch Zufall auftreten, wurde auf weniger als 1 zu 10.000 geschätzt. Weiterhin ist es bekannt, daß es unter Leuten mit einem Down-Syndrom zu einem 20-fachen Anstieg des Auftretens von Leukämie kommt. Dieses vermehrte Auftreten der Leukämie erstreckt sich offensichtlich auch auf die Verwandten von Down-Patienten. In einer Studie über mehr als 3000 Eltern von Patienten mit einem Down-Syndrom fand man mehr als das zweifache der erwarteten Rate an Leukämie.[34] In den Familien von Patienten mit einer Alzheimerschen Krankheit hat man auch ein vermehrtes Auftreten von Blutkrebs gefunden.[28]

All diese Zustände passen gut in unser Modell der Ursprünge der Alzheimerschen Krankheit. Über die charakteristischen chromosomalen Defizite beim Down-Syndrom hinaus, bei dem das Vorkommen eines zusätzlichen G-21 Chromosoms zur Diagnose der Störung verwandt wird, werden vermehrte Konzentrationen von Chromosomenaberrationen verschiedener Art bei Verwandten von Probanden mit Trisomie D berichtet,[35] einer angeborenen Chromosomenabnormität, der man seltener als dem Down-Syndrom begegnet. Kinder mit Trisomie D weisen ein zusätzliches Chromosom in der sogenannten D-Gruppe auf. Das klinische Bild ist das schwerer Mißbildungen, die sich in den facialen Strukturen und im Zentralnervensystem konzentrieren. Auch wird berichtet, daß Leukämie mit vermehrten Chromosomenaberrationen zusammenhängt.[36] Weiterhin gibt es über den bereits diskutierten Nachweis einer positiven Beziehung zwischen chromosomalen Abnormitäten und klinischen Zeichen einer offenkundigen Demenz hinaus einen indirekten Nachweis für ein vermehrtes Auftreten von chromosomalen Abnormitäten in den *Familien* von Alzheimer-Patienten. In einer Studie traten angeborene körperliche Schäden vermehrt auf, was Chromosomenaberrationen unter den Familien von Alzheimer-Patienten nahelegt; auch neonatale Todesfälle schienen in den Familien von Alzheimer-Patienten etwa doppelt so häufig wie erwartet vorzukommen, ein weiterer möglicher Indikator für chromosomale Abnormitäten.[28]

Obwohl diese Ähnlichkeiten und Beziehungen zwischen Down-Syndrom, Alzheimerscher Krankheit und Leukämie eindrucksvoll sind, erklären sie nicht die Tatsache, daß alle Leute, die an einem Down-Syndrom leiden, letztendlich einen Zustand entwickeln, der im wesentlichen mit der Alzheimerschen Krankheit identisch ist. Offensichtlich ist die genetische Abnormität, die bei Down-Patienten immer vorliegt, eine hinreichende Bedingung für die Alzheimersche Krankheit. Das Vorhandensein des zusätzlichen Chromosoms könnte auf vielfältige Weise zum Alzheimerschen Syndrom führen. Es könnte direkt das immunologische Geschehen und die neurotubuläre Kodierung beeinträchtigen. Es könnte alternativ zur Produktion von Substanzen führen, die andere Chromosomen derart beeinträchtigen, daß die gleichen Resultate erzielt werden. Weitere Spekulationen sind möglich, wären aber auf dem gegenwärtigen Kenntnisstand verfrüht. Es ist jedoch klar, daß ein besseres Verständnis des Down-Syndroms letztendlich zu einer Auflösung einiger der verbleibenden Geheimnisse der Alzheimerschen Krankheit führen könnte. Es ist eine der Ironien der Natur, daß diese angeborene Krankheit helfen kann, eines der großen Geheimnisse des Seniums zu lösen.

Das nächste in der Reihe der Hauptursachen der senilen Demenz vom Alzheimer-Typ sind toxische Substanzen wie Metalle. Unter den letzteren ist Aluminium das bei der Alzheimerschen Krankheit am intensivsten untersuchte. Von mehreren Seiten kommen Nachweise, die darauf hindeuten, daß Aluminium in Verbindung mit anderen, in der Entstehungsgeschichte der senilen Demenz bereits beschriebenen Faktoren eine primäre ätiologische Rolle einnimmt.

Die Injektion von Aluminiumsalz in das Gehirn von bestimmten Tieren, einschließlich Katzen und Kaninchen, löste eine progrediente Demenz mit neurofibrillärer Degeneration aus.[37] Diese Tieren zeigten anfänglich einen Verlust des Kurzzeitgedächtnisses und der Lernfähigkeit, gefolgt vom Verlust anderer Hirnfunktionen.

Bei Menschen ist es seit langem bekannt, daß die Ansammlung von Aluminium und anderen Metallen im Zentralnervensystem mit einer Demenz und einer Encephalopathie in Zusammenhang steht. Erst kürzlich fand man spezifische Zusammenhänge. Aluminium hat sehr viel mit der Demenz zu tun, die bei Patienten auftritt, die eine Hämodialyse über einen längeren Zeitraum erhalten. Bei Patienten mit Nierenfunktionsstörungen, die weder dement waren noch mit einer Dialyse behandelt wurden, war die Aluminiumkonzentration im Gehirn um mehr als das siebenfache erhöht; im Vergleich dazu wiesen Patienten mit einer Dialyse-Demenz im Mittel Aluminiumkonzentrationen im Gehirn auf, die mehr als fünfzehn mal so hoch waren wie normal.[38]

Autopsien der Gehirne von Leuten mit einer Alzheimerschen Krankheit zeigten eine erhöhte Konzentration von Aluminium. Genauer gesagt, bei sechs normalen Erwachsenen im Alter von 45 bis 65 Jahren lagen die Aluminiumkonzentrationen bei 1.8 ± 0.7 μg/g Gewebe. In den Gehirnen von Leuten mit einer Alzheimerschen Krankheit erhielt man Konzentrationen bis zu 107 μg/g Gewebe. Von den Hirnregionen, die man bei den Alzheimerschen Patienten untersuchte, wiesen 28 Prozent höhere Konzentrationen als 4.0 μg/g auf. Bei zwei Fällen von Demenz, die auf eine vaskuläre Verursachung zurückgeführt wurden, waren die Aluminiumkonzentrationen vergleichbar mit denen, die man bei nicht-dementen Leuten fand.[39]

Die Lokalisierung der erhöhten Aluminiumkonzentrationen, die man in den Gehirnen von Alzheimer-Patienten findet, stimmt auch mit unseren Theorien von den Ursprüngen der Krankheit überein. Die erhöhten Aluminiumkonzentrationen scheinen mit den Gebieten der neurofibrillären Degeneration zu korrespondieren. Die Konzentrationen sind im und um den Hippocampus herum besonders hoch. Im Neuron selbst scheint sich das Aluminium im Nucleus und insbesondere im chromosomalen DNS-Material zu konzentrieren. Bei der Alzheimerschen Krankheit hat man einen drei- bis vierfachen Anstieg des Aluminiumgehalts im chromosomalen Material nachgewiesen.[40] Weiterhin gibt es einige Hinweise dafür, daß die Neurotoxizität von Aluminium das Ergebnis einer Interaktion dieses Elements mit dem Chromatin des Nucleus sein könnte.[41] Dies würde natürlich erklären, wie Aluminium als für die Entwicklung der Alzheimerschen Krankheit primär beitragender Faktor das Zwischenstadium hervorruft, in dem es im allgemeinen zu Chromosomenbrüchen und einer veränderten Transkription kommt.

Jedoch ist der gegenwärtige Kenntnisstand der, daß Aluminium allein, ohne andere mitwirkende Faktoren, keine echte Alzheimersche Krankheit auslöst. Neurofibrilläre Verklumpungen, die durch Aluminiuminjektionen in den Gehirnen von Katzen und Kaninchen hervorgerufen wurden, bestanden aus einstrangigen Filamenten mit einem Durchmesser von 100 Å.[39] Den Filamenten fehlte die helicale Konfiguration, die wir als eine der charakteristischen Merkmale der Alzheimerschen Krankheit beschrieben haben. Weiterhin scheint der Entstehungsprozeß bei menschlichem Gewebe dem sehr ähnlich zu sein, den man bei anderen Tieren beobachtete. Das Aluminium führte in Zellkulturen von menschlichem neuronalen Gewebe zu einstrangigen, 100-Å-Neurofilamenten, die in ihrer Erscheinung nicht von denen zu unterscheiden waren, die man bei Katzen oder Kaninchen beobachtete.[42] Noch überzeugendere Hinweise darauf, daß Aluminium ohne andere mitwirkende Faktoren keine Alzheimersche Krankheit hervorruft, existieren in Hinblick auf die anderen pathologischen Merkmale. Aluminium führt weder zu perivaskulärem Amyloid noch zu dem Amyloidkern der senilen Plaques. Auch bewirkt es nicht die granulovakuoläre Degeneration, die man in den Zellen des Hippocampus findet.

Zusätzlich zum Aluminium hat es sich von anderen Toxinen gezeigt, daß sie in der Lage sind, Formen neurofibrillärer Verklumpungen hervorzurufen. Einige dieser Toxine könnten auch irgendwie zur Entwicklung der Alzheimerschen Krankheit beitragen. Ein Beispiel für eine andere metallisches Substanz, die neurofibrilläre Degeneration verursacht hat, ist Cadmium. Agenzien, die die Zellfunktion beeinträchtigen, indem sie die Zellteilung oder die Proteinsynthese blockieren, haben auch die Bildung von Verklumpungen verursacht. Jedoch konnte bis jetzt nur von Aluminium gezeigt werden, daß es eine langsame, progrediente cerebrale Verschlechterung in Verbindung mit der Entwicklung der neurofibrillären Verklumpungen hervorruft.

Wir haben also gesehen, wie Hinweise aus vielen verschiedenen Quellen ein angemessen folgerichtiges Modell schaffen, welches die Grundlage bilden kann für unser Verständnis der Ursachen und der Entwicklung der Alzheimerschen Krankheit, der Hauptursache der senilen Demenz. Für Ärzte und medizinische Wissenschaftler muß dieses Verständnis in nützliche Behandlungsansätze umgesetzt werden. Die Arbeit und die Fortschritte auf diesem entscheidenden Gebiet werden später noch besprochen werden. Doch was ist mit den anderen grundlegenden, wenn auch weniger häufigen Ursachen der senilen Demenz, nachdem wir uns jetzt sehr detailliert der Beschreibung der Alzheimerschen Krankheit gewidmet haben?

Anmerkungen

1. Bowen, D.M., White, P., Spillane, J.A., Goodhardt, M.J., Curzon, G., Iwangoff, P., Meier-Ruge, W. und Davison, A.N., Accelerated aging or selective neuronal loss as an important cause of dementia? *Lancet* I: 11-14, 1979.
2. Berger, B., Esquourolle, R. und Moyne, M.A., Axones catécholaminergiques du cortex cérébral humain: Observation, en biofluorescence, de biopsies cérébrales dans 2 cas de maladie d'Alzheimer, *Rev. Neurol.* (Paris), 132: 183-194, 1976.
3. Winblad, B., Adolfsson, R., Gottfries, C.G., Oreland, L. und Roos, B.E., Brain monoamines, monoamine metabolites and enzymes in physiological aging and senile dementia. In *Recent advances in Mass Spectrometry in Biochemistry and Medicine*, hrsg. von A. Frigerio, 1978, vol. 1 S. 253-267.
4. Innes, I.R. und Nickerson, N., Drugs inhibiting the action of acetylcholin on structures innervated by postganglionic parasympathetic nerves (antimuscarinic or atropinic drugs). In Gilman, A.G., Goodman, L.S. und Gilman, A. (Hrsg.), *The Pharmacological Basis of Therapeutics;* 4. Aufl., Macmillan, New York, 1970, S. 524-548.
5. Drachman, D.A. und Leawitt, J., Human memory and the cholinergic system: A relationship to aging. *Arch. Neurol.* 30: 113-121, 1974.
6. Davis, K.L., Hollister, L.E., Overall, J., Johnson, A. und Train, K., Physostigmine: Effects on cognition and affect in normal subjects. *Psychophasrmacology* 51:23-27, 1976.
7. Schmidt, L.F., *The Cerebral Circulation in Health and Disease,* Thomas, Springfield, Ill., 1950.
8. Ingvar, D.H. und Gustafson, L., Regional cerebral blood flow in organic dementia with early onset. *Acta Neurol. Scand.* 43: 42-73, 1970.
9. Obrist, W.D., Chivian, E., Cronquist, S. und Ingvar, D.H., Regional cerebral blood flow in senile and presenile dementia. *Neurology* (Minneapolis) 20: 315-322, 1970.
10. Ingvar, D.H., Brun, A., Hagberg, B. und Gustafson, L., Regional cerebral blood flow in the dominant hemisphere in confirmed cases of Alzheimer's disease, Pick's disease, and multi-infarct dementia: Relationship to clinical symptomatology and neuropathological findings. In R. Katzman, R.D. Terry und K.L. Bick (Hrsg.), *Alzheimer's Disease: Senile Dementia and Related Disorders (Aging,* Vol. 7), Raven Press, New York, 1978.
11. Obrist, W.D., Thompson, H.K., Jr., Wang, H.S. und Wilkinson, W.E., Regional cerebral blood flow estimated by $xenon^{133}$ inhalation. *Stroke* 6: 245-256, 1975.

12. Gustafson, L., Hagberg, B. und Ingvar, D.H., Speech disturbances in presenile dementia related to local cerebral blood flow abnormalities in the dominant hemisphere, *Brain Language* 5: 103-118, 1978.
13. Blass, J.P., Metabolic dementias. International Society for Neurochemistry Satellite Meeting on Aging of the Brain and Dementia, Florence, 27.-29. Aug. 1979, Abstract, S. 66.
14. Bartus, R., Dean, R. und Goas, J., Anoxia-induced amnesia as a neuropsychopharmacologic model of aging. Vortrag anläßlich des 9. jährlichen Treffens der American Aging Association, Washington, D.C., 20.-22. Sept. 1979.
15. Nielson, J., Chromosomes in senile dementia. *Brit. J. Psychiat.* 115: 303-309, 1968.
16. Jarvik, L.F. und Kato, T., Chromosomes and mental changes in octogenarians: Preliminary findings. *Brit. J. Psychiat.* 115: 1193-1194, 1969.
17. Jarvik, L.F., Altshuler, K.Z., Kato, T. und Blumner, B., Organic brain syndrome and chromosome loss in aged twins. *Diseases of the Nervous System* 32: 159-170, 1971.
18. Jarvik, L.F., Memory loss and its possible relationship to chromosome changes. In *Advances in Behavioral Biology,* Vol. 6., hrsg. von C. Eisdorfer und W.E. Fann, Plenum Press, New York-London, 1973, S. 145-150.
19. Fischman, H.K., Albu, P. Reisberg, B., Ferris, S. und Rainer, J.D., Elevation of sister chromatid exchanges in female Alzheimer's disease. Vortrag vor der American Society of Human Genetics, New York, September 1980.
20. Crapper, D.R. und De Boni, U., Etiological factors in dementia. Vortrag vor der International Society for Neurochemistry Satellite Meeting on Aging of the Brain and Dementia, Florence, 27.-29. Aug. 1979.
21. Iqbal, K., Neurofibrous proteins in aging and dementia. Vortrag vor der International Society for Neurochemistry Satellite Meeting on Aging of the Brain and Dementia, Florence, 27.-29. Aug. 1979.
22. Nandy, K., Immune reactions in aging brain and senile dementia. In *The Aging Brain and Senile Dementia,* Vol. 23 in *Advances in Behavioral Biology,* hrsg. von K. Nandy und I. Sherwin, 1977, S. 181-196.
23. Nandy, K., Brain-reactive antibodies in aging and senile dementia. In *Alzheimer's Disease: Senile Dementia and Related Disorders (Aging,* Vol. 7), hrsg. von R. Katzman, R.D. Terry und K.L. Bick, Raven Press, New York, 1978.
24. Jacobs, P.A., Court Brown, W.M. und Doll, R., Distribution of human

chromosome counts in relation to age. *Natur* (London) 197: 1178-1180, 1961.
25. Prusiner, S.B., Hadlow, W.J., Groth, D.C., Race, R.E. und Cochran, S.P., Free flow electrophoresis and gradient centrifugation of the scrapie agent. International Society for Neurochemistry Satellite Meeting on Aging of the Brain and Dementia, Florence, 27.-29. Aug. 1979, Abstracts, S. 50.
26. Larsson, T., Sjogren, T. und Jacobsen, G., Senile dementia. *Acta Psychiat. Scand.* 39: Suppl. 167, 1963.
27. Wheelan, Lorna, Familial Alzheimer's disease. *Ann. Hum. Genet.* 23: 300-310, 1957.
28. Hestons, L.L. und Mastri, A.R., The genetics of Alzheimer's disease. *Arch. Gen. Psychiat.* 34: 976-981, 1977.
29. Wisniewski, K., Howe, J., Williams, G.D. und Wisniewski, H.M., Precocious aging and dementia in parents with Down's syndrome. *Biol. Psychiat.,* Vol. 18, No. 5, 619-627, 1978.
30. Struwe, F., Histopathological Untersuch ugen uber Einstehrungen und Wesen stech der senile Plaques. *Z. Ges. Neurol. Psychiat.* 122: 291, 1929.
31. Jervis, G.A., Early senile dementia in mongoloid idiocy. *Amer. J. Psychiat.* 105: 102, 1948.
32. Olson, M.I. und Shaw, C.M., Pesenile dementia and Alzheimer's disease in mongolism. *Brain* 92: 147-156, 1969.
33. Crapper, D.R., Dalton, A.L., Skopitz, M., Eng, P., Scott, J.H. und Hachinsksi, V., Alzheimer's degeneration in Down's syndrome. *Arch. Neurol.* 32: 618, 1975.
34. Holland, W.W., Doll, R. und Carter, C.O., The mortality from leukemia and other cancers among patients with Down's syndrome (mongols) and among their parents. *Brit. J. Cancer* 16: 177-186, 1962.
35. Hecht, F., Bryant, J.S., Gruber, D., et al., The nonrandomness of chromosomal abnormalities. Assiciation of trisomy 18 and Down's syndrome. *New England J. Med.* 271: 1081 -1086, 1964.
36. Miller, R.W., Down's syndrome (mongolism), other congenital malformations and cancers among the sibs of leukemic children. *New England J. Med.* 268: 393-401, 1963.
37. Klatzo, I., Wisniewski, H. und Streicher, E., Experimental production of neurofibrillary degeneration. *J. Neuropath. Exp. Neurol.* 24: 187-199, 1965.
38. Arieff, A.I., Cooper, J.D., Armstrong, D. und Lazarowitz, V.C., Dementia, renal failure, and brain aluminium. *Ann. Intern. Med.* 90: 741, 1979.

39. Crapper, D.R., Functional consequences of neurofibrillary degeneration. In *Neurobiology of Aging,* hrsg. von R.D. Terry und S. Gershon, Raven Press, New York, 1976, S. 405-432.
40. Crapper, D.R., Karlik, S. und De Boni, U., Aluminium and other metals in senile (Alzheimer) dementia. In *Alzheimer's Disease: Senile Dementia and Related Disorders (Aging,* Vol. 7), hrsg. von R. Katzman, R.D. Terry und K.L. Bick, Raven Press, New York, 1978, S. 471-485.
41. De Boni, U., Seger, M. und Crapper, D., Interaction of aluminium and chromatin in human cells in vitro as assessed by DNR-repair. Vortrag anläßlich des 9. jährlichen Treffens der American Aging Association, Washington, D.C., 20.-22. Sept., 1979.
42. De Boni, U., Dalton, A.J., Schlotterer, G. und Crapper, D.R., Senile dementia: Recent concepts of pathophysiology. In *Research in Dementia: Proceedings of a Colloquium on the Ontario Psycho-Geriatric Association,* Research Bulletin, Vol. 3, No. 1, Juni 1977.

Kapitel 4

Die anderen Ursachen der Senilität

Die Mehrzahl der Demenzformen des hohen Alters scheinen auf die Alzheimersche Krankheit zurückzuführen zu sein. Aber was ist mit dem Rest? Welches sind die anderen Urspünge der senilen Hirnleistungsstörungen?

Wieder einmal sind es die klassischen Autopsiestudien der englischen Wissenschaftler Tomlinson, Blessed und Roth, die die ersten Befunde lieferten, denen viel unseres Verständnisses über die Ursachen der Demenz entspringt. Es sei daran erinnert, daß dieses Team 50 demente Leute von ihrer Krankheitsperiode bis zu ihrem Ableben beobachtete. Dann untersuchten sie die Gehirne dieser Leute und verglichen sie mit denen von Kontrollpersonen entsprechenden Alters.[1,2] Wie bereits gesagt, zeigte sich in der Mehrzahl der Fälle das pathologische Bild einer Alzheimerschen Krankheit. In 9 der 50 Fälle fand man jedoch keine bedeutsamen Plaques oder Verklumpungen. Statt dessen wiesen diese 9 Fälle von Demenz mehrere Bereiche mit dem auf, was die Pathologen „cerebrale Erweichung" nannten. Damit meinten sie degeneriertes und hämorrhagisches Hirngewebe, welches sie als das Ergebnis der Blockierung cerebraler Blutgefäße erkannten. Bei dementen Leuten ohne jeglichen Nachweis einer Alzheimerschen Krankheit stand das Volumen des Hirngewebes mit der sogenannten „cerebralen Erweichung" in positivem Zusammenhang mit dem Auftreten einer Demenz.

Tomlinson, Blessed und Roth unterschieden auch eine dritte Gruppe von dementen Patienten, bei der unter der Autopsie eine „gemischte" Pathologie entdeckt wurde und die annähernd ein Viertel der gesamten Stichprobe umfaßte. Diese „gemischte" Gruppe wies eine Kombination von Alzheimerscher Pathologie *und* Bereichen cerebraler Erweichung auf.

Somit scheint diese zweite bedeutende Quelle der Senilität, die durch das charakterisiert ist, was Pathologen deskriptiv cerebrale Erweichung nennen, die Hauptursache von ungefähr 15 Prozent aller Demenzen des hohen Alters zu sein und zusammen mit der Alzheimerschen Krankheit zu weiteren 25 Prozent der senilen Demenzen beizutragen. Aufgrund der Annahme, daß die cerebrale Erweichung das Ergebnis mehrerer cerebraler Infarkte ist, die sich über die Zeit anhäufen, wurde für diese zweite Hauptgruppe der Begriff „Multi-Infarkt-Demenz“ (MID) vorgeschlagen.[3]

Gegenwärtig deutet alles darauf hin, daß die cerebralen Infarkte, die sich so häufen, daß eine MID entsteht,im allgemeinen auf atherosklerotische Prozesse *außerhalb* des Gehirns zurückzuführen sind. Es existierte also bezüglich der Patienten mit dieser zweiten Hauptursache der Demenz, der MID, und bezüglich der Patienten mit einer „gemischten“ Demenz, bei der die MID ein mitwirkender Faktor ist, ein Fünkchen Wahrheit für die früheren Vorstellungen der arteriosklerotischen Verursachung. Jedoch ist unser gegenwärtiges Verständnis der MID im Detail ganz verschieden von den früheren Theorien. Die pathologischen Befunde von Corsellis und seinen Nachfolgern, auf die in früheren Kapiteln hingewiesen wurde, haben uns gezeigt, das die *cerebrale* Arteriosklerose nicht die Ursache für irgendeine der gewöhnlich auftretenden Demenzen, einschließlich der MID, ist; jedoch prädisponiert die *periphere* Arteriosklerose im Herz, in den Extremitäten und dem Rest des cardiovaskulären Systems für eine MID. Es sind auch nicht sich zunehmend verengende arteriosklerotische cerebrale Gefäße, die zur Demenz führen; es ist eher die zunehmende Häufung großer und kleiner cerebraler Infarkte sowie die resultierende diffuse Zerstörung von Hirngewebe.

All die Bedingungen, die für eine cardiovaskuläre Arteriosklerose prädisponieren, stehen mit einer zunehmenden Häufigkeit und Schwere der MID in Zusammenhang. Die Risikofaktoren umfassen (1) Myokardinfarkte (Herzinfarkte), Angina Pectoris (schwere Brustschmerzen) und andere kardiale Erkrankungen, bei denen die Arteriosklerose ein mitwirkender Faktor ist, (2) Hypertonie (Bluthochdruck), (3) periphäre vaskuläre Erkrankungen mit „Kältegefühl“, „Prickeln“, „Taubheitsgefühl“, „Schmerz“ und anderen abnormen Empfindungen in den Armen und Beinen (und insbesondere den

Fingern und Zehen), (4) Diabetes Mellitus („Zuckerkrankheit"), (5) sogenannte „transiente ischämische Attacken"*, (6) Übergewicht und, in geringerem Ausmaß, (7) Zigarettenrauchen. Diese Faktoren weisen auf klare Folgerungen für die Behandlung dieser Form der Demenz hin, die in einem späteren Kapitel dargestellt wird.

Wie ist nun der Verlauf der MID? Kann sie von der Alzheimerschen Krankheit unterschieden werden oder führen diese sehr verschiedenen Ursachen zu genau demselben Zustand?

Offensichtlich sind diese zwei Formen der Demenz ganz unterschiedlich. Die Alzheimersche Krankheit ist ein langsamer, progredienter pathologischer Zustand. Die MID scheint abrupt im Beginn und episodisch im Verlauf zu sein, mit zahlreichen Remissionen und Exazerbationen. Man kann diese Unterschiede darstellen wie in Abbildung 4.1, wobei wir berücksichtigen müssen, daß sich die Kurven auf gemittelte, typische Fälle beziehen und nicht viele demente und verwirrte Individuen adäquat beschreiben würden.

Die Zustände unterscheiden sich in ihrem Erscheinungsbild wie auch im Verlauf. Weil sich die Alzheimersche Krankheit gewöhnlich auf ungefähr dieselben Bereiche des Gehirns auswirkt und zur Symmetrie neigt, daß heißt, in annähernd gleichem Ausmaß auf beiden Seiten des Gehirns auftritt, ist sie in Verlauf und Erscheinung ziemlich gleichförmig. Dies wird in folgenden Kapiteln detailliert diskutiert werden. Die MID ist in ihrem klinischen Erscheinungsbild ebenso wie in ihrem Verlauf viel variabler. Das ist ganz logisch, wenn wir bedenken, daß die MID das Resultat großer und kleiner Embolien ist, die zu verschiedenen Zeiten auftreten und die sehr verschiedene Bereiche des Gehirns betreffen können. Die MID führt also häufig zu dem, was Neurologen als „Herdsymptome" bezeichnen, das heißt zu einer Pathologie, die in bestimmten Bereichen des Gehirns lokalisiert werden kann. Man nimmt an, daß eine echte

---

* Das sind kurz andauernde Episoden lokaler cerebraler Dysfunktionen, die meist auf eine cerebrale Embolie oder einen Hirninfarkt zurückzuführen sind. Die häufigsten Symptome bestehen aus vorübergehenden sensorischen Störungen oder einem Schwächegefühl in den Armen oder Beinen, zusammen mit verminderter Sprechfähigkeit oder Sehstörungen in einem Auge. Diese Symptome gehen manchmal einher mit Ohnmacht, Verwirrtheit, Benommenheit oder Schwindelgefühl. Oft dauern diese Episoden nur 5 bis 10 Minuten lang an, und drei Viertel aller vorübergehender ischämischer Anfälle sind innerhalb einer Stunde vorüber.[4]

Demenz nicht auftritt, bevor die Zerstörung nicht beide Hälften des Gehirns erfaßt hat. Es ist wahrscheinlich auch so, daß die Infarkte bei der MID sich auf die Hippocampi auf beiden Seiten des Gehirns auswirken müssen, damit die charakteristischen Alzheimer-ähnlichen Defizite im Gedächtnis für kurzzeitig zurückliegende Ereignisse auftreten.

Die MID unterscheidet sich noch in vielerlei Hinsicht von der Alzheimerschen Krankheit. Zum Beispiel scheint das Auftreten der Alzheimerschen Krankheit vom mittleren bis zum hohen Alter stetig zuzunehmen, und vielleicht auch während des ganzen Lebens. Im Gegensatz dazu sagt man, daß die Auftretenshäufigkeit der MID der des Schlaganfalls entspricht und im Alter von 40 bis 60 Jahren ihren Höhepunkt erreicht. Es gibt zahlreiche epidemiologische Unterschiede. Im Falle der MID ist das Auftreten eng verbunden mit dem Vorkommen cardiovaskulärer Arteriosklerose. Die „Risikofaktoren“ für cardiovaskuläre Arteriosklerose sind auch Risikofaktoren für die MID. Ein Risikofaktor, der noch nicht erwähnt worden ist, ist das Geschlecht. Männer werden mit größerer Wahrscheinlichkeit

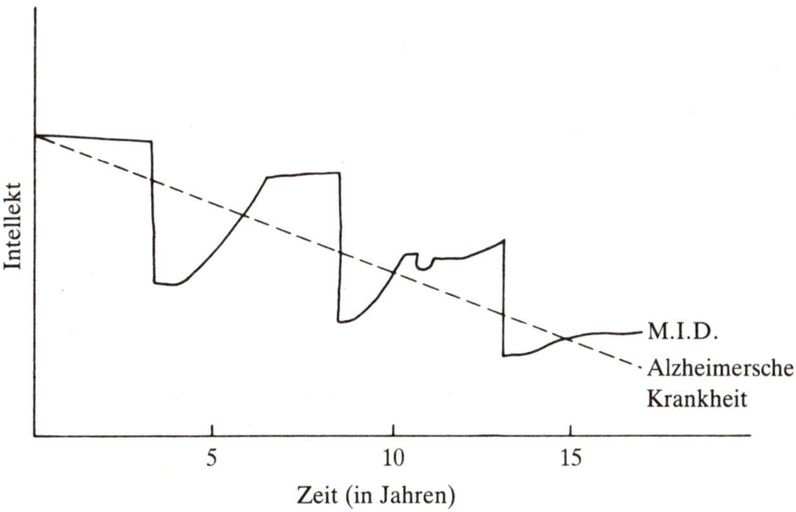

Abbildung 4.1:
Der Verlauf der Alzheimerschen Krankheit im Vergleich zum Verlauf der Multi-Infarkt-Demenz.

von einer MID befallen. Bei der Alzheimerschen Krankheit scheint das Geschlechterverhältnis gleich zu sein.[5]

Pathologisch sind die Zustände ganz unterschiedlich. Die MID äußert sich in asymmetrischen, diffusen und unregelmäßigen Bereichen cerebraler Erweichung. Gelegentlich lassen sich cerebrale Infarkte und Embolien nachweisen. Außerhalb des Gehirns läßt sich praktisch immer eine Arteriosklerose finden. Wie bereits gesagt, besteht die Pathologie bei der Alzheimerschen Krankheit in den symmetrisch im Cortex auftretenden charakteristischen neurofibrillären Verklumpungen, in senilen Plaques und in granulovacuolärer Degeneration. Auch fehlen bei der MID die subtileren Alzheimerschen pathologischen Veränderungen wie der typischerweise auftretende Verlust von cholinergen Neuronen in bestimmten Hirnregionen.

Die beiden Zustände lassen sich auch immunologisch, biochemisch und genetisch unterscheiden. MID-Patienten zeigen nicht den Anstieg an hirn-reaktiven Antikörpern, den Abfall an CAT-Aktivität oder die zunehmenden Chromosomenbrüche, die bei der Alzheimerschen Krankheit beschrieben werden. Mit speziellen diagnostischen Mitteln wie der Computertomographie oder durch Radioisotop-Untersuchungen der cerebralen Durchblutung können auch Unterschiede zwischen den beiden Zuständen aufgezeigt werden (Zur Zusammenfassung der Unterscheidungen zwischen diesen beiden häufigen Formen der Demenz im Alter siehe Tabelle 4-1).

Wir haben erwähnt, daß mehr als die Hälfte der Demenzformen des hohen Alters anscheinend das Ergebnis der Alzheimerschen Krankheit alleine ist, annähernd 15 Prozent scheinen das Resultat der MID zu sein und vielleicht 25 Prozent einer Kombination von MID und Alzheimerscher Krankheit zu entstammen. Dabei bleiben ungefähr 10 Prozent der Altersdemenzen übrig, deren Ursache man früher nicht kannte. Heute wissen wir jedoch, daß ein großer Teil dieser restlichen Demenzformen auf eine Art der Depression zurückzuführen ist, die manchmal als „Pseudodemenz"* bezeichnet wird.[6]

---

* „Pseudodemenz" bezieht sich genau genommen auf ein „hirnorganisches Psychosyndrom" oder eine intellektuelle Störung, die das Resultat einer primären „funktionellen" Störung ist. „Funktionelle" Störungen beinhalten Psychosen und bestimmte andere Arten psychopathologischer Störungen ebenso wie die Depression. Die Depression wird jedoch für die häufigste Ursache der Pseudodemenz gehalten[6] und die beiden Begriffe werden manchmal austauschbar benutzt.

Tab. 4-1:
Unterschiede zwischen der Multi-Infarkt-Demenz (M.I.D.) und der Alzheimerschen Krankheit, den beiden häufigsten Ursachen der Demenz und der intellektuellen Beeinträchtigung bei älteren Menschen

	M.I.D.	Alzheimersche Krankheit
1. Beginn	Kann abrupt sein	Schleichend
2. Verlauf	Schrittweise und anfallsartig	Allmählich und progredient
3. Geschlechterverteilung	Häufiger bei Männern	Gleich verteilt
4. Neurologische Herdsymptome	Häufig	Im allgemeinen keine
5. Pathologische Merkmale bei der Autopsie	Cerebrale Erweichung mit multiplen Infarktgebieten; kardiovaskuläre Arteriosklerose	Neurofibrilläre Verklumpungen, senile Plaques, granulovakuoläre Degeneration, vermehrter Dentritenverlust
6. Damit verbundene medizinische Pathologie	Infarkte und andere cerebrale vaskuläre Vorfälle; Myokardinfarkte, Angina pectoris und andere kardiale Erkrankungen; Hypertonie; TIAs; periphäre vaskuläre Erkrankungen, Diabetes mellitus; Adipositas	Familiär gehäuftes Auftreten von Down-Syndrom und Leukämie
7. Autoimmungeschehen	Normale Hirn-reaktive Antikörper	Vermehrte Hirn-reaktive Antikörper
8. Genetische Faktoren	Keine vermehrten Chromosomenbrüche	Entsprechend der Schwere der Demenz vermehrte Chromosomenbrüche
9. Biochemische Faktoren	Keine Veränderungen in der CAT-Aktivität des Gehirns	CAT-Aktivität ist umgekehrt proportional zur Schwere der Gedächtnisbeeinträchtigung
10. Diagnostische Mittel		
a. Computertomographie	Fokale und asymmetrische Pathologie	Symmetrische Atrophie und ventrikuläre Erweiterung entsprechend der Schwere der Demenz
b. $Xenon^{133}$-Radioisotop-Studien der cerebralen Durchblutung; CO_2-Anreicherung	Unveränderte oder verminderte Durchblutung	Im Vergleich zu Kontrollgruppen gleichen Alters vermehrte Durchblutung
11. Behandlung	Aspirin und Agenzien, die die Trombozytenaggregation und die Gerinnung vermindern; Antihypertonika; Evtl. Antikoagulanzien	Cerebrale Vasodilatatoren und Mittel zur Steigerung des cerebralen Stoffwechsels; Neurotransmitter; Neuropeptide, etc.

Eine umfassende Erörterung der Depression würde über den Rahmen dieses Buchs hinausgehen. Wie auch immer, die Depression ist eine häufige Krankheit bei Älteren. Bei einer Untersuchung von Personen, die einen Informations- und Beratungsdienst für ältere Leute in Anspruch nahmen, zeigten fast 40 Prozent der Älteren irgendeine Form depressiver Erkrankung.[7] In einer anderen Untersuchung von Teilnehmern eines ambulanten Behandlungsprogramms für Ältere waren mehr als die Hälfte der Patienten depressiv erkrankt.[8] Untersuchungen über Ältere in privaten psychiatrischen Einrichtungen zeigen als ähnliches Ergebnis, daß ein Drittel bis die Hälfte der Patienten an einer Depression leidet.[9,10]

Eine Depression ist gekennzeichnet durch Symptome wie geringe Selbsteinschätzung, Angst, Erregung, sozialer Rückzug, Schuldgefühle, Schlafschwierigkeiten, Appetitverlust, Gewichtsverlust, Ausbrüche von Traurigkeit, Energieverlust, Müdigkeit, Pessimismus, Kopfschmerzen, Schwindel und hypochondrische Symptome. Viele dieser Symptome stehen einzeln oder kombiniert mit einem Nachlassen des Gedächtnisses und des Intellekts in Zusammenhang. Als Beispiel werden wir in einem späteren Kapitel die Ähnlichkeit zwischen der Beeinträchtigung des Gedächtnisses und des Intellekts durch Angst und der, die man in den frühen Stadien der Alzheimerschen Krankheit beobachtet, diskutieren. Weiterhin neigen depressive Leute dazu, ihre Defizite zu übertreiben und Schwächen in ihren Fähigkeiten im allgemeinen zu betonen, selbst in Bereichen, in denen eine solche Schwäche nicht existiert. Depressive Leute zeigen eine Verlangsamung in der Bewegung und der Sprache. Dies wird begleitet von einer Verlangsamung des Denkens. Angst, geringe Selbsteinschätzung, Unterschätzung seiner wahren Fähigkeiten und allgemeine Verlangsamung führen zur „Pseudodemenz“ der Depression.

Einige Forscher fanden bei depressiven Personen ein Defizit im Kurzzeitgedächtnis ohne Beeinträchtigung des Langzeitgedächtnisses.[11] Andere Autoren jedoch betonen die Variabilität und Inkonsistenz der kognitiven Beeinträchtigung bei Depressiven[12], und diese letztere Beschreibung stimmt mit der klinischen Erfahrung mehr überein.

Depressive Patienten übertreiben häufig das Ausmaß ihres intellektuellen Defizits. Im Unterschied dazu zeigen Alzheimer-Patienten während der ganz frühen Stadien ihrer Krankheit eine realistische

Besorgnis in Hinblick auf den Abfall ihres Erinnerungsvermögens. Wenn ihr Defizit für andere erkennbar wird, tendieren die Alzheimer-Patienten dazu, ihren Zustand zu verleugnen. Die Verleugnung der Alzheimer-Patienten kann leicht von der Übertreibung depressiver Patienten unterschieden werden. Die Gedächtnis- und intellektuelle Beeinträchtigung, die mit einer primären depressiven Erkrankung verbunden ist, kann also vom erfahrenen Kliniker im allgemeinen erkannt werden. Das Vorhandensein anderer Elemente im depressiven Syndrom, die Übertreibung und Inkonsistenzen der Defizite sind diagnostische Hinweise. Wenn die Gedächtnis- und intellektuelle Beeinträchtigung auf eine depressive Erkrankung zurückzuführen ist, führt die Behandlung der letzteren auch zu einer Verbesserung im kognitiven Bereich.[11]

Bei älteren Leuten kann eine Depression auch zusammen mit der Alzheimerschen Krankheit vorkommen. Angst und Depression sind besonders häufig in den späteren Stadien der Alzheimerschen Krankheit, wenn das Ausmaß des Defizits so groß wird, daß psychologische Abwehrmechanismen den Patienten nicht länger befähigen, seinen Zustand gänzlich zu verleugnen. Chemische und Neurotransmitterveränderungen in den späten Stadien der Alzheimerschen Krankheit können auch für die Depression prädisponieren.

Wenn eine Depression in Verbindung mit der Alzheimerschen Krankheit vorkommt, spricht die Depression auf die üblichen antidepressiven Behandlungen an. Die Gedächtnis- und intellektuellen Defizite jedoch, die auf die Alzheimersche Krankheit zurückzuführen sind, bleiben bestehen, wenn die Depression zurückgegangen ist.[13]

Eine andere Ursache der Demenz bei Älteren, die in ihrem beträchtlichen Umfang und Ausmaß erst kürzlich erkannt wurde, ist die Parkinsonsche Krankheit. Da der primäre Parkinsonismus der sowohl bei Lebenden wie auch in der Autopsie am häufigsten diagnostizierte Zustand ist, spiegelt sich das Auftreten dieser Demenz nicht in den Statistiken wider, die wir oben erwähnt haben.

Der Parkinsonismus wurde bereits mehr als einmal in unserer Beschreibung der Ursprünge der Alzheimerschen Krankheit erwähnt. Wir haben das Vorkommen von neurofibrillären Verklumpungen in den Gehirnen von Leuten mit bestimmten Formen des Parkinson-Syndroms besprochen, die identisch mit denen sind, die man bei der Alzheimerschen Krankheit findet. Wir haben ausdrücklich erwähnt, daß beim postencephalitischen Parkinsonismus viraler Verursachung und beim hereditären Parkinson-Syndrom, das unter dem Stamm der Chamorro auf der Insel Guam auftritt, PHFs vorkommen. PHFs kommen auch bei der Dementia pugilistica vor, einem Zustand, der von wiederholten Kopfverletzungen herrührt und bei dem ein Parkinson-Syndrom häufig beobachtet wird.

Bei all diesen Parkinson-Zuständen sind die PHFs wie gesagt vor allem in der Substantia nigra lokalisiert, dem Bereich des Hirns, der am ehesten mit der Parkinsonschen Pathologie assoziiert wird, eher als im Hippocampus, wie es die PHFs der Alzheimerschen Krankheit sind.

Wie oben erwähnt, ist der Parkinsonismus ein Syndrom oder ein Cluster von Symptomen, die dazu tendieren, gemeinsam aufzutreten und die einen „letztendlich gemeinsamen Pfad" darstellen, der das Ergebnis einer Vielzahl von ursächlichen Bedingungen sein kann. Der häufigste Zustand, der zum Parkinson-Syndrom führt, ist zur Zeit noch unbekannten Ursprungs. Diese häufige Form des Parkinsonismus ist als „primärer" oder „idiopathischer" Parkinsonismus bekannt.

Lange Zeit wurde die Demenz oder der „allgemeine geistige Abbau" nicht als eine wichtige Komponente des primären Parkinsonismus erkannt. Selbst nachdem ihr Vorkommen erkannt worden war, dachte man noch, daß sie nur selten auftritt und die Beziehung zwischen den beiden Zuständen wurde vernachlässigt.[14,15] In Studien, die in den letzten Jahren durchgeführt wurden, fand man jedoch heraus, daß 20 bis 80 Prozent der Patienten mit primärem Parkinsonismus deutliche Anzeichen geistigen Abbaus aufweisen.[16,17,18,19,20,21] Da schätzungsweise 375000 Amerikaner an klinisch bedeutsamen Parkinsonismus leiden und man schätzt, daß einer von 40 Leuten während seines Lebens einen solchen Zustand entwickeln wird,[15] ist die Anzahl der Leute mit einer Demenz in Verbindung mit diesem Zustand sicherlich nicht unbeträchtlich.

Bei einer Studie an mehr als 500 Patienten, die am New York University Medical Center durchgeführt wurde, stellte es sich heraus, daß annähernd ein Drittel eine mäßig bis stark ausgeprägte Demenz hatte. Damit war die Häufigkeit der Demenz zehn Mal so groß wie bei den Ehegatten der Parkinson-Patienten. Weiterhin fand man heraus, daß sich die Parkinson-Patienten mit einer Demenz in bestimmten wichtigen Merkmalen von den Parkinson-Patienten ohne Demenz unterschieden. Die Parkinson-Patienten mit einer Demenz waren älter und entwickelten das Parkinson-Syndrom in einem höheren Alter als die nicht-dementen Parkinson-Patienten. Auch scheint das Parkinson-Syndrom bei Personen mit einer gleichzeitigen intellektuellen Beeinträchtigung schneller fortzuschreiten als bei Parkinson-Patienten mit normalem Intellekt. Schließlich scheint die klassische Parkinson-Therapie, Levodopa (L-Dopa), bei Parkinson-Patienten mit gleichzeitiger Demenz weniger effektiv zu sein als bei solchen ohne kognitive Beeinträchtigung. Auf der Basis dieser Befunde wurde kürzlich vorgeschlagen, daß der primäre Parkinsonismus mit Demenz eine andere Störung darstellen könnte als der primäre Parkinsonismus ohne Demenz.[22]

Wir wissen, daß Parkinson-Syndrome verschiedenen Ursprungs alle durch gemeinsame pathologische Befunde gekennzeichnet sind, die in der Autopsie im Gehirn nachgewiesen werden können. Diese gemeinsamen Befunde beinhalten einen Pigmentverlust mit gleichzeitigen degenerativen Veränderungen in dem Teil des Gehirns, der als Substantia nigra bekannt ist. Wir haben gesehen, daß bestimmte der weniger häufigen Ursachen des Parkinson-Syndroms auch mit anderen Formen von pathologischen Veränderungen im Gehirn einschließlich neurofibrillärer Verklumpungen vom Alzheimer-Typ einhergehen. Welche Formen der Hirnpathologie kann man nun beobachten, wenn man Autopsien bei Leuten durchführt, die an primärem Parkinsonismus und Demenz gelitten haben?

Bis vor kurzem waren die Antworten auf diese logische Frage entweder unbefriedigend oder nicht verfügbar. Als sie eine Autopsie bei einem Patienten mit Parkinsonscher Krankheit und progredienter Demenz durchführten, fanden Hakim und Mathieson am Montreal Neurological Institute jedoch Veränderungen im Gehirn, die sowohl für die Parkinsonsche Krankheit als auch für die Alzheimersche Krankheit charakteristisch waren. Dies veranlasste sie, eine retrospektive Prüfung der Hirnbefunde bei Parkinson-Patienten im Vergleich zu Kontrollpersonen durchzuführen. Ihre Befunde sind ein wenig erstaunlich. Sechsundfünfzig Prozent der 34 Patienten mit einer Parkinsonschen Krankheit, die sie retrospektiv untersuchten, wiesen die Symptomatologie einer Demenz auf. Bei 29 von den 34

Parkinson-Fällen wurden senile Plaques im Hippocampus festgestellt. Im Vergleich dazu fanden sich bei der gleichaltrigen Kontrollgruppe von Patienten, die an einem Cerebralinfarkt oder einer Verletzung gestorben waren, nur in 5 von 34 Fällen senile Plaques im Hippocampus. Analog dazu wurden neurofibrilläre Verklumpungen im Hippocampus bei 29 der Parkinson-Fälle und nur bei 7 der Kontrollpersonen gefunden. Granulovakuoläre Degeneration in den Neuronen des Hippocampus wurden bei 30 der Parkinson-Fälle im Vergleich zu 7 der Kontrollgruppe beobachtet. Bei siebenundzwanzig der Parkinson-Fälle ließ sich ein deutlicher Zellverlust im Neokortex vermuten. Das gleiche Ausmaß an Verlust vermutete man bei 15 der Kontrollpersonen. Nur ein einziger Parkinson-Fall schien frei von allen neuropathologischen Veränderungen zu sein, die üblicherweise mit der Alzheimerschen Krankheit verbunden sind.[23,24]

Die Demenz, die in Verbindung mit der Parkinsonschen Krankheit vorkommt und früher unbekannt war, wird jetzt als eine Einheit betrachtet, die wahrscheinlich mäßige bis starke Behinderungen bei mehr als 100000 Amerikanern verursacht. Darüber hinaus scheint diese Demenz neuropathologisch mit der Alzheimerschen Krankheit identisch zu sein. In einer bis jetzt unbekannten Weise muß der idiopathische Parkinsonismus für die Entwicklung der Alzheimerschen neuropathologischen Veränderungen prädisponieren. Ob die mit der Parkinsonschen Krankheit vebundene Demenz mit der senilen Demenz vom Alzheimer-Typ auf andere Weise als im Verlauf und in der Behandlung identisch ist, ist bis jetzt nicht bekannt. Wir müssen jetzt jedoch den primären Parkinsonismus gemeinsam mit dem Down-Syndrom (Mongolismus) als Entität ansehen; beide sind eng verbunden mit der Demenz und solchen neuropathologischen Befunden, wie man sie auch bei der SDAT beobachtet. Wie im Fall des Down-Syndroms und bei der SDAT scheint die Demenz beim primären Parkinsonismus mit steigendem Alter häufiger aufzutreten.

Wenn die Parkinsonsche Krankheit mit den klinischen und neuropathologischen Befunden der Alzheimerschen Krankheit in Zusammenhang steht, ist es dann umgekehrt auch so? Mit anderen Worten, werden bei Leuten mit einer Alzheimerschen Krankheit die klinischen und neuropathologischen Befunde des Parkinsonismus auch häufiger beobachtet? „Ein wenig häufiger“, scheint die vorläufige Antwort zu sein. Bei alternden Patienten mit einer leichten bis mäßigen Beeinträchtigung des Gedächtnisses fanden wir bei zunehmender kognitiver Beeinträchtigung eine leichte Zunahme von mit Parkinsonismus verbundenen Symptomen.[25] Jedoch zeigte die Mehrzahl unserer Patienten keine der „extrapyramidalen Symptome“, die man beim Parkinsonismus findet und die symptomatischen Patienten zeigten nur eine leichte Parkinsonsche Symptomatik. Bei Patienten mit einer schweren Alzheimerschen Krankheit werden hinsichtlich ihrer Pathologie einige sehr interessante Befunde berichtet. Das Vorkommen einer großen Anzahl von hyalinen Einschlußkörpern in den Zellen der Substantia nigra und an anderen primären Orten der Parkinsonschen Pathologie ist eine der charakteristischten Merkmale des primären oder idiopathischen Parkinsonismus.[15,26] Die hyalinen Einschlußkörper werden am häufigsten als „Lewy-Körperchen“ bezeichnet. Eine große Anzahl von Lewy-Körperchen wird so eng mit der Parkinsonschen Krankheit in Verbindung gebracht, daß einige Wissenschaftler davon ausgehen, daß das Vorkommen dieser Pathologie bei „Nicht-Parkinsonschen“ Individuen wahrscheinlich doch eine „präklinische“ Form der Parkinsonschen Krankheit darstellt.[26,27] Lewy-Körperchen wurden bei 10 Prozent von 96 Gehirnen mit einer Alzheimerschen Krankheit gefunden. In einer Kontrollgruppe von 77 Personen vergleichbaren Alters ohne Demenz oder Parkinsonsche Symptome wurden Lewy-Körperchen bei keinem Individuum identifiziert.[28] Diese vorläufigen Befunde müssen sicherlich noch ausgeweitet werden. Sie legen jedoch bereits nahe, daß eine Verbindung bestehen könnte zwischen der Alzheimerschen Gehirnpathologie und bestimmten pathologischen Formen, die normalerweise mit dem idiopathischen Parkinsonismus in Verbindung gebracht werden; ebenso wie man einen Zusammenhang zwischen der Parkinsonschen Gehirnpathologie und den pathognomonischen Merkmalen der Alzheimerschen Krankheit fand.

Eine andere Ursache der Demenz bei Erwachsenen ist ein kürzlich im Zusammenhang mit der Demenz beschriebener Zustand, der als normotoner oder Normaldruck-Hydrocephalus (NH) bekannt ist. Der normotone Hydrocephalus wurde zuerst von Hakim und Adams im Jahre 1965 entdeckt.[29] Es handelt sich um ein klinisches Syndrom, das durch Gangstörungen und Harninkontinenz zusätzlich zu einer langsam progredienten Demenz charakterisiert ist. Die Diagnose läßt sich durch Techniken stellen, welche die Oberfläche des Gehirns einschließlich der flüssigkeitgefüllten Hohlräume im Gehirn sichtbar machen. Diese flüssigkeitsgefüllten Hohlräume enthalten die Cerebrospinalflüssigkeit oder CSF, die flüssige Mixtur, in die das Gehirn eingelagert ist. Die inneren Hirnhöhlen sind als Hirnventrikel bekannt. Eine Reihe moderner Techniken, von denen viele die Verwendung von Radioisotopen beinhalten, haben die Kliniker in die Lage versetzt, Bilder dieser Hohlräume im Gehirn zu rekonstruieren und ihre Größe abzuschätzen. Beim NH sind die Hirnventrikel vergrößert.

Die Flüssigkeit, die das Hirn umgibt, ist in einem dynamischen Zustand; das heißt, die Flüssigkeit verändert sich ständig. Fortwährend wird neue Flüssigkeit vom Hirn abgesondert und die Flüssigkeit, die bereits vorhanden ist, wird fortlaufend in die allgemeine Zirkulation abgeleitet. Jeder Zustand, der den Abfluß der Cerebralflüssigkeit beeinträchtigt, wie ein Tumor, Blutungen oder eine Verletzung der Hirnsubstanz, führt normalerweise zu einem Druckanstieg in der CSF. Wenn der Abfluß der CSF für lange Zeit blockiert ist, verursacht dieser Druckanstieg, daß die Hirnsubstanz komprimiert wird und die Hirnventrikel erweitert werden. Beim normotonen Hydrocephalus sind die Hirnventrikel erweitert, der Druck der Cerebrospinalflüssigkeit jedoch ist normal. Die meisten Ärzte, die mit NH-Patienten gearbeitet haben, gehen davon aus, daß der Grund, warum der CSF-Druck bei diesem Zustand normal ist, darin liegt, daß die kompensatorische Komprimierung des Gehirns, die Erweiterung der Hirnventrikel und vielleicht eine verminderte Produktion von CSF gemeinsam dazu beitragen, daß sich der CSF-Druck für einen längeren Zeitraum wieder normalisiert.

Häufig kann die Ursache eines NH identifiziert werden. In diesen Fällen stellt das Vorhandensein eines hämorrhagischen Zustandes, eines Tumors oder einer anderen Behinderung (Blockierung) eine ausreichende Erklärung für diesen Zustand dar. In anderen Fällen kann jedoch keine offensichtliche Ursache für den Zustand identifiziert werden und in diesen Fällen wird er als idiopathischer NH bezeichnet. Es ist dieser idiopathische NH, der von der Alzheimerschen Krankheit und anderen Ursachen der im mittleren und hohen Alter auftretenden Demenz unterschieden werden muß.

Die Unterscheidung zwischen dem idiopathischen NH mit erweiterten Hirnventrikeln sowie einer progredienten Demenz und der

Alzheimerschen Krankheit kann dadurch besonders erschwert werden, daß vergrößerte cerebrale Ventrikel in Verbindung mit einer progredienten Demenz auch in der letzteren vorkommen. Wie wir gesehen haben, bilden sich bei der Alzheimerschen Krankheit Teile des Kortex oder der äußeren Schichten des Gehirns zurück. Dieser Prozeß wird begleitet von einer Vergrößerung der Hirnventrikel und einer Vertiefung der Sulci, der Furchen in den äußeren Schichten des Gehirns. Das effektivste diagnostische Mittel, das gegenwärtig verfügbar ist, um Veränderungen in der Hirnsubstanz bei Lebenden sichtbar zu machen, ist die Computertomograpie oder CT, auf die bereits hingewiesen wurde. Anfängliche Versuche, eine Beziehung herzustellen zwischen der ventrikulären Vergrößerung und der kortikalen Atrophie, wie sie auf CT-Aufnahmen sichtbar wird, sowie der klinischen Beurteilung der Schwere der kognitiven Beeinträchtigung bei der Alzheimerschen Krankheit, waren zum größten Teil erfolglos.[30,31,32] Mängel der ersten Generationen der tomographischen Apparaturen, Schwierigkeiten beim Vergleich der ventrikulären Erweiterung und der kortikalen Atrophie bei verschiedenen Individuen mit verschiedenen Kopfgrößen und Hirnkonturen sowie die Unbeständigkeit bei der Lokalisierung von Gehirn„schichten" mit der CT trugen alle zu dem anfänglichen Mißlingen bei, die erwarteten Zusammenhänge zu bestätigen. Indem wir vergleichende Techniken verwendeten, fanden meine Kollegen und ich am New York University Medical Center erst kürzlich eine enge Beziehung zwischen dem Ausmaß der Vergrößerung der cerebralen Ventrikel und dem Ausmaß der kognitiven Beeinträchtigung bei Leuten mit einer leichten bis mäßig schweren Alzheimerschen Krankheit.[33,34,35] Ist dann der idiopathische NH, der wie die Alzheimersche Krankheit durch erweiterte Hirnventrikel, normalen CSF-Druck und eine progrediente Demenz charakterisiert ist und der anders als die Alzheimersche Krankheit die zusätzlichen klinischen Merkmale der Gangstörungen und der Harninkontinenz aufweist, einfach eine atypische Variante der Alzheimerschen Krankheit? Da bei Leuten mit idiopatischem NH gelegentlich Biopsien wie auch Autopsien durchgeführt worden sind, verfügen wir über eine ziemlich befriedigende Antwort auf diese Frage. Für eine sinnvolle Antwort müssen wir jedoch das Syndrom des NH noch detaillierter beschreiben.

Das Syndrom des idiopathischen NH, das zuerst von Adams und

seinen Mitarbeitern beschrieben wurde,[36] kommt nicht häufig vor. Obwohl man feststellte, daß der Zustand am häufigsten im Präsenium auftritt, scheint er nur ungefähr ein Zwanzigstel aller Fälle von juveniler Demenz zu umfassen, selbst wenn man speziell danach sucht.[37,38,39] Die Behandlung des idiopathischen NH, die seit der ersten Beschreibung der Störung konsequent empfohlen wird, ist ein neurochirurgischer Eingriff, der als „shunting“ bekannt ist. Er besteht aus der Plazierung einer Kanüle in den Hirnventrikeln, welche den Abfluß der Cerebrospinalflüssigkeit erlaubt. Etwa 40 Prozent aller Patienten mit idiopathischem NH, die operiert wurden, haben auf diesen Eingriff positiv reagiert.[40] Die Hirnchirurgie ist aber nicht ohne Risiko, und es wird berichtet, daß 6 bis 9 Prozent der Patienten, bei denen der Eingriff vorgenommen wurde, gestorben sind.[41,42] Von Komplikationen, die gelegentlich einen wiederholten chirurgischen Eingriff erfordern, wird bei annähernd 40 Prozent der operierten Patienten berichtet. Obwohl der idiopathische NH ein seltener Zustand ist, ist die richtige Diagnose und Behandlung der Störung also sicherlich von mehr als von akademischem Interesse.

Nach dem, was wir über die Demenz bei Erwachsenen schon gesagt haben, gibt es eine andere Gruppe von Demenzen, die für die Variabilität verantwortlich sein könnte, die man im klinischen Verlauf und in der Reaktion auf die Therapie beim idiopathischen NH findet. Diese andere Art der Demenz könnte auch der Grund für einige der speziellen klinischen Symptome und die erweiterten Hirnventrikel bei normalem CSF-Druck sein. Diese andere Demenzgruppe scheint auch häufiger im Präsenium aufzutreten als bei älteren Altersgruppen — die anderen Demenzen, die ich meine, sind die vaskulären Demenzen wie zum Beispiel die MID. In der Tat brachte eine Biopsie von drei Patienten mit einem idiopathischen NH, die positiv auf den chirurgischen Eingriff reagiert hatten, bei zweien hypertone vaskuläre Veränderungen zum Vorschein. Die Autoren dieser Studien berichten von Biopsien bei 12 Patienten, die auf die Therapie nicht ansprachen. Sechs dieser Therapieversager wiesen Alzheimersche Gehirnveränderungen auf, drei zeigten eine unspezifische cortikale Atrophie und bei dreien fielen die Biopsien normal aus.[43]

Der augenblickliche Kenntnisstand über den idiopatischen NH ist der, daß es sich um ein klinisches Syndrom handelt, welches das

Ergebnis von häufiger auftretenden und besser bekannten Ursachen der Demenz, einschließlich der Alzheimerschen Krankheit und der MID, sein könnte. Die unterschiedlichen Reaktionen auf den neurochirurgischen Eingriff, dem auch häufig eine Verschlechterung folgt, könnten auch zurückgeführt werden auf „... eine spontane Remission zum Zeitpunkt der Operation, wie sie oft bei Patienten mit vaskulären Erkrankungen vorkommt.“[39]

Die anderen in diesem Kapitel diskutierten Ursachen der senilen Demenz — die Multi-Infarkt-Demenz, die Depression, der idiopathische Parkinsonismus und der idiopathische NH — sind auf ihre Weise alle mit der Geschichte der Alzheimerschen Krankheit untrennbar verbunden. Andere Ursachen der Demenz, die weiter oben angedeutet wurden, sind von unserer Beschreibung der Ursprünge der Alzheimerschen Krankheit ebenfalls betroffen. Beispielsweise hat es sich gezeigt, daß bestimmte virale Infektionen, die eine Entzündung des Gehirns (Encephalitis) und eine daraus resultierende Demenz hervorrufen, pathologisch und vielleicht auch auf andere Weise mit der Alzheimerschen Krankheit zusammenhängen. Die Encephalitiden, die auf die „Slow“-Virusinfektionen zurückzuführen sind, vor allem Kuru und die Creutzfeldt-Jakobsche Krankheit, scheinen in Hinblick auf die Art der Veränderungen, die sie im Gehirn bewirken, mit der Alzheimerschen Krankheit besonders eng zusammenzuhängen. Auch spezielle toxische Ursachen der Demenz, wie eine Aluminiumvergiftung, rufen bestimmte Arten von Veränderungen im Gehirn hervor, die bestimmten Veränderungen bei der Alzheimerschen Krankheit entsprechen. Es gibt noch zahlreiche andere mögliche Ursachen der Demenz, die noch nicht mit der Alzheimerschen Krankheit in Verbindung gebracht wurden; abgesehen davon, daß es für Diagnostiker offensichtlich notwendig ist, zwischen den verschiedenen Ursachen zu unterscheiden, so daß richtige therapeutische Maßnahmen eingeleitet werden können und eine angemessene Prognose gestellt werden kann.

Es ist durchaus möglich, daß man in der nahen Zukunft herausfindet, daß einige dieser anderen Ursachen der Demenz auf andere bedeutende Weise doch enger mit der Alzheimerschen Krankheit zusammenhängen. Beispielsweise ist die Huntingtonsche Krankheit eine vererbliche Demenz des mittleren Alters, die durch abnorme „zuckende Bewegungen“ charakterisiert ist, die normalerweise vor dem Beginn der geistigen Veränderungen auftreten. Bei der Huntingtonschen Krankheit werden Veränderungen im Neurotransmittersystem des Gehirns, einschließlich einer Verminderung der CAT-Aktivität in betroffenen Bereichen des Gehirns, berichtet.[44] Vielleicht findet man schließlich bei dieser Störung andere Formen pathologischer Veränderungen, die mit der Alzheimerschen Krankheit enger verbunden sind.

Die möglichen Ursachen der Demenz oder einer allgemeinen cerebralen Dysfunktion umfassen die gesamte Spannweite der medizinischen Ätiologien. Demenzen können auf traumatische Ursachen, auf Tumore, auf vaskuläre Erkrankungen, auf metabolische Störungen, auf externe Toxine, auf hereditäre Bedingungen, auf Ernährungsmängel, auf Infektionen, auf endokrine Störungen und auf „unbekannte Ursachen" zurückgeführt werden. Eine detaillierte Beschreibung der häufigeren unter den zahllosen möglichen Ursachen der Demenz findet man in medizinischen Standardwerken. Doch wie kann ein Arzt bei dieser enormen Vielfalt mit ziemlicher Sicherheit zu einer Diagnose der Alzheimerschen Krankheit gelangen?

In Hinblick auf die Pathologie können wir feststellen, daß die Alzheimersche Krankheit die *einzige* Krankheit bei Erwachsenen ist, bei der man zahlreiche PHFs und neuritische Plaques bei gleichzeitigem Fehlen von pathologischen Veränderungen in den Basalganglien und anderen tieferliegenden Hirnstrukturen findet.

Klinisch gesehen bleibt die Alzheimersche Krankheit eine „Ausschlußdiagnose" während des Lebens eines Individuums. Ein Arzt sollte sich verpflichtet fühlen, die Diagnose der Alzheimerschen Krankheit bei jedem Patienten mit einer im mittleren oder hohen Alter auftretenden, langsam fortschreitenden intellektuellen Beeinträchtigung in Betracht zu ziehen. Jedoch muß er auch alle anderen möglichen Ursachen einer langsamen progredienten Demenz berücksichtigen und systematisch jene ausschließen, die er zuvor als am wahrscheinlichsten angesehen hat.

Anmerkungen

1. Tomlinson, B.E., Blessed, G. und Roth, M., Observations on the brains of non-demented old people. *J. Neurol. Sci.* 7: 331-356, 1968.
2. Tomlinson, B.E., Blessed, G. und Roth, M., Observations on the brains of non-demented old people. *J. Neurol. Sci.* 11: 205-242, 1970.
3. Hachinski, V.C., Lassen, N.A. und Marshall, J., Multi-infarct-dementia: A cause of mental deterioration in the elderly. *Lancet* II: 207-209, 1974.
4. Heyman, A., Therapeutic decisions in transient cerebral ischemia. *Drug Therapy,* 1979, S. 69-75.
5. Matsuyama, H. und Nakamura, S., Senile changes in the brain in the Japanese: Incidence of Alzheimer's neurofibrillary change and senile plaques. In *Alzheimer's Disease: Senile Dementia and Related Disorders (Aging,* Vol. 7), hrsg. von R. Katzman, R.D. Terry und K.L. Bick, Raven Press, New York, 1978.
6. Kiloh, L.G., Pseudodementia. *Acta. Psychiat. Scand.* 37: 336-351, 1961.
7. Zung, W.W.K., A self-rating depression scale, *Arch. Gen. Psychiat.* 12: 63-70, 1965.
8. Zung, W.W.K., A rating instrument for anxiety disorders. *Psychosom.* 12: 371-379, 1971.
9. Gurland, B.J., The assessment of the mental health status of older adults. In J.E. Birren und R. Sloane (Hrsg.), *Handbook of Mental Health and Aging,* 1979.
10. Hamilton, M., A rating scale for depression. *Neurol. Neurosurg. Psychiat.* 23: 56-62, 1960.
11. Sternberg, D.E. und Jarvik, M.E., Memory functions in depression: Improvement with antidepressant medication. *Arch. Gen. Psychiat.* 33: 219-224, 1976.
12. Wells, C.E., Psydodementia. *Amer. J. Psychiat.*136: 895-900, 1979.
13. Ashford, W. und Ford, C.V., Use of MAO inhibitors in elderly patients. *Am. J. Psychiat.* 136: 11, 1466-1467, 1979.
14. Hoehn, M.M. und Yahr, M.D., Parkinsonism: Onset, progression and mortality. *Neurology* (Minneapolis) 17: 427-442, 1967.
15. Merritt, H.H., *A Textbook of Neurology*, 5. Ausg., Lea & Febinger, Philadelphia, 1973, S. 462-471.
16. Pollack, M. und Hornabrook, R.W., The prevalence natural history, and dementia of Parkinson's disease. *Brain* 89: 429-448, 1966.
17. Selby, G., Parkinson's disease. In P.J. Winken und G.W. Bruyn (Hrsg.), *Handbook of Clinical Neurology,* Vol. 6, North-Holland, Amsterdam, 1968, S. 173-211.

18. Loranger, A.W., Goodell, H. und McDowell, F., Intellectual impairment in Parkinson's syndrome. *Brain* 95: 402-412, 1972.
19. Martin, W.E., Loewenson, R.B. und Resch, J.A., Parkinson's disease: Clinical analysis of 100 patients. *Neurology* (Minneapolis) 23: 783-790, 1973.
20. Sweet, R.D., McDowell, H. und Fergenson, J.S., Mental symptoms in Parkinson's disease during treatment with levodopa. *Neurology* (Minneapolis) 26: 305-310, 1976.
21. Diamond, S.G., Markham, C.H. und Treciokas, L.J., Long term experience with L-dopa: Efficacy, progression and mortality. In W. Birkmayer und O. Hornykiewicz (Hrsg.), *Advances in Parkinsonism*, Roche, Basel, 1976, S. 444-455.
22. Lieberman, A., Dziatolowski, M., Kupersmith, M., Serby, M. und Goldstein, M., Dementia in Parkinson disease, *Ann. Neurol.* 6: 355-359, 1979.
23. Hakim, A.M. und Mathieson, G., Basis of dementia in Parkinson's disease. *Lancet* II: 729, 1978.
24. Hakim, A.M. und Mathieson, G., Dementia in Parkinson disease: A neuropathologic study. *Neurology* 29: 1209-1214, 1979.
25. Pomara, N., Reisberg, B., Albers, S., Ferris, S. und Gershon, S., Incidence of extrapyramidal symptoms in patients with mild to moderate age-related cognitive impairment. Unveröffentlichtes Manuskript.
26. Forno, L.S. und Alvord, E.C., Jr., The pathology of parkinsonism. In F.H. McDowell und C.H. Marham (Hrsg.), *Recent Advaces in Parkinson's Disease,* F.A. Davis Company, Philadelphia, 1971, Kap. 5.
27. Rosenblum, W.I. und Ghatak, N.R., Lewy bodies in the presence of Alzheimer's disease. *Arch. Neurol* 36: 170-171, 1979.
28. Woodard, J.C., Concentric hyaline inclusion body formation in mental disease: Analysis of 27 cases. *J. Neuropath. Exp. Neurol.* 21: 442-449, 1962.
29. Hakim, S. und Adams, R.D., The special clinical problem of symptomatic hydrocephalus with normal cerebrospinal fluid pressure: Observations on cerebrospinal fluid hydrodynamics. *J. Neurol. Sci.* 2: 307-327, 1965.
30. Roberts, M.A. und Caird, F.I., Computerized tomography and intellectual impairment in the elderly. *J. Neurol. Neurosurg. Psychiat.* 39: 986-989, 1976.
31. Fox, J.H., Kaszniak, A.W. und Huckman, M., Computerized tomographic scanning not very helpful in dementia — nor in craniopharyngiomia. *New England J. Med.* 300: 437, 1979.
32. Claveria, L.E., Moseley, J.F. und Stevenson, J.F., The clinical signifi-

cance of „cerebral atrophy“ as shown by CAT. In G.H. du Boulay und I.F. Moseley (Hrsg.), *First European Seminar on Computerized Tomography in Clinical Practice,* Springer-Verlag, Berlin, 1977, S. 213-217.

33. deLeon, M.J., Ferris, S.H., Blau, I., George, A.E., Reisberg, B., Kricheff, I.I. und Gershon, S., Correlations between computerized tomographic changes and behavioral deficits in senile dementia. *Lancet* II: 859, 1979.
34. deLeon, M.J., Ferris, S.H., George, A.E., Reisberg, B., Kricheff, I.I. und Gershon, S., Computed tomography evaluations of brain-behavior relationship in senile dementia of the Alzheimer's type. *Neurobiology of Aging, Experimental and Clinical Research,* Vol. 1, No. 1., 69-79, 1980.
35. Reisberg, B., de Leon, M.J., Ferris, S.H., George, A.E., Reiser, M. und Gershon, S., Psychiatric assessments of cognitive impairment and brain changes in senile dementia. Vortrag vor der American Geriatric Society, 16.-18. April, 1980, Chicago.
36. Adams, R.D., Fisher, G.M., Hakim, S., Ojeman, R.G. und Sweet, W.H., Symptomatic occult hydrocephalus with „normal“ cerebrospinal-fluid pressure, *New England J. Med.* 273: 117-126, 1965.
37. Marsden, C.D. und Harrison, M.J.G., Correspondence: Presenile dementia. *Brit. Med. J.* 3: 50-51, 1972.
38. Jellinger, K., Neuropathological aspects of dementias resulting from abnormal blood and cerebrospinal fluid dynamics. *Acta Neurol. Belg.* 76: 83-102, 1976.
39. Katzman, R., Normal pressure hydrocephalus. In *Alzheimer's Disease: Senile Dementia and Related Disorders (Aging,* Vol 7.), hrsg. von R. Katzman, R.D. Terry und K.L. Bick, Raven Press, New York, 1978, S. 115-124.
40. Katzman, R., Normal pressure hydrocephalus. In *Dementia*, hrsg. von C.E. Wells, Davis, Philadelphia, 1977, S. 69-92.
41. Illingworth, R.D., Logue, V., Symon, L. und Uemura, K., The ventriculocaval shunt in the treatment of adult hydrocephalus: Results and complications in 101 patients. *J. Neurosurg.* 35: 681-685, 1971.
42. Wood, J.H., Bartlet, D., James, A.E., Jr. und Udvarhelyi, G.B., Normal pressure hydrocephalus: Diagnosis and patient selection for shunt surgery. *Neurology* (Minneapolis) 24: 517-526, 1974.
43. Stein, S.C. und Langfitt, T.W. Normal-pressure hydrocephalus: Predicting the results of cerebrospinal fluid shunting. *J. Neurosurg.* 41: 463-470, 1974.
44. Fann, W.E. und Wheless, J.C., Therapeutic principles in the management of movement disorders in elderly patients. *Interdisciplinary Topics in Gerontology,* S. 194-210.

Kapitel 5
Die Entwicklung der Senilität

Die Senilität ist ein sehr stetiger Prozeß. Nach der medizinischen Terminologie nimmt sie einen „schleichenden“ Verlauf. Das bedeutet, daß sich aus anscheinend harmlosen Anfängen nach und nach und fast unmerklich ein außerordentlich ernster und sogar lebensbedrohlicher Zustand entwickeln kann.

Es lassen sich drei unterschiedliche Phasen erkennen. Die früheste Phase könnte man „Vergeßlichkeit“ nennen. Während dieses Stadiums entwickeln sich Defizite, die für das Opfer und häufig auch für den Ehegatten auffällig sind. Für eher zufällige Beobachter ist das Defizit nicht besonders auffällig und für einen Fremden ist es gänzlich unsichtbar. Selbst mit ausgeklügelten psychometrischen Tests gelingt es in diesem frühen Stadium nicht immer, einen definitiven Nachweis zu erbingen. In ähnlicher Weise kann ein erfahrener Psychiater mit fundiertem geriatrischen Wissen in diesem frühen Stadium oft nur „subjektive“ Defizite feststellen. Das heißt, der Psychiater kann nur Defizite erfassen, die das Opfer bereit ist zuzugeben. Ohne die aufrichtige Kooperation desjenigen, dessen Gedächtnis „nicht ganz das ist, was es sein sollte“, kann zu diesem Zeitpunkt nicht einmal ein erfahrener klinischer Interviewer die Defizite mit Sicherheit feststellen.

Für die meisten Leute beginnt der Prozeß der Vergeßlichkeit in sehr ähnlicher Weise. Die frühesten Defizite bestehen fast immer darin, daß man nicht mehr in der Lage ist, sich an Namen zu erinnern und daß man vergißt, wo man Gegenstände hingelegt hat. Das Defizit der Namensfindung beginnt im allgemeinen damit, daß eine Person merkt, daß sie zunehmend Schwierigkeiten hat, sich an den Namen eines Individuums oder eines Ortes zu erinnern, der einem vorher ganz vertraut war. Zum Beispiel könnte ein Versicherungsvertreter, dem früher sehr schnell die Namen von buchstäblich hunderten seiner Kunden und Kollegen einfielen, feststellen, daß er jetzt nur noch fähig ist, sich an die Namen seiner besten Kunden und seiner vertrauteren Kollegen zu erinnern. Für den Vertreter ist ein deutliches Nachlassen seiner früher beeindruckenden Merkfähigkeiten ganz offensichtlich. Nichtsdestoweniger bleibt er für seine Kollegen ganz der Alte. Er kann seine Arbeit so erfolgreich wie vorher ausführen, obwohl er vielleicht vermeiden muß, im Verlauf eines Verkaufsgesprächs den Namen des Kunden zu benutzen. Aber was wichtiger ist, er ist nach wie vor derselbe, daß heißt, seine Persönlichkeit bleibt im wesentlichen so, wie sie immer gewesen ist.

Interessanterweise ist man ganz zu Anfang, wenn die vergeßliche Phase noch besonders leicht ausgeprägt ist, fähig, sich an die Namen von neuen Personen, denen man vorgestellt wird, genauso gut (oder schlecht) zu erinnern wie früher. Es sind speziell die Namen von Personen oder Dingen, die einmal irgendwo im Gehirn abgespeichert worden sind, an die man sich nicht mehr erinnern kann. Zu einem etwas späteren Zeitpunkt in der Entwicklung der vergeßlichen Phase bekommen die Leute jedoch genauso Schwierigkeiten, sich an die Namen von Dingen zu erinnern, die neu für sie sind.

Wie wir erwähnt haben, besteht das andere Problem, auf das man in der vergeßlichen Phase häufig stößt, darin, daß man vergißt, wo man Dinge hingelegt hat. Das ist normalerweise nur ein unbedeutendes Ärgernis. Die Leute können vergessen, wo sie ihre Schlüssel hingelegt haben oder sie müssen nach einer Karte suchen, von der sie glaubten, sie in eine Schublade gelegt zu haben.

Diese frühen Beeinträchtigungen der Erinnerung an Namen und daran, wo Dinge hingelegt worden sind, sind den Formen von Erinnerungsdefiziten auffallend ähnlich, die man bei bestimmten anderen psychischen Zuständen beobachtet. Die Ähnlichkeit mit der Art von Gedächtnisstörungen, die man bei Angstzuständen beobachtet, ist dabei die auffälligste. Angst ist ein weitverbreitetes menschliches Phänomen; jeder von uns hat schon Angst erfahren. Während ein bestimmtes Ausmaß von Angst stimulierend wirkt und sich förderlich auf unser Denken und Handeln auswirken kann, wirkt sich ein hohes Ausmaß an Angst störend auf unsere Denk-(kognitiven) Prozesse aus. Jeder von uns hat schon einmal die Erfahrung gemacht, Angst und dabei gleichzeitig Schwierigkeiten zu haben, sich an Personen, Orte und andere abgespeicherte Informationen zu erinnern, die wir normalerweise aus unserem Gedächtnis abrufen können. In ähnlicher Weise ist es oft schwierig, Gegenstände ausfindig zu machen, wenn wir Angst haben. Erhöhte Angst geht mit Konzentrationsschwierigkeiten einher. Wenn man Angst hat, kann es passieren, daß man einen Absatz wieder und wieder lesen muß, bevor man ihn „kapiert" hat; mit anderen Worten, es treten Lernschwierigkeiten auf. Es kann auch passieren, daß wir beginnen, etwas zu sagen und dabei „den Faden verlieren", ein Zeichen von schwacher Konzentration. Diese Defizite beim Erwerb neuen Materials und bei der Konzentration sind den Arten von Problemen sehr ähnlich, die im letzten Abschnitt des vergeßlichen Stadiums auftreten.

Doch trotz der Ähnlichkeit zwischen den kognitiven Defiziten, die bei der Angst beobachtet werden und jenen, die man während der Phase der Vergeßlichkeit findet, ist die Angst selbst im allgemeinen keine bedeutende Komponente dieser Phase. Die übliche Reaktion auf die Gedächtnisprobleme in der vergeßlichen Phase besteht aus einer angemessenen Besorgnis und aus produktiven Gegenmaßnahmen, um die Auswirkungen der neu erfahrenen Beeinträchtigung der intellektuellen Fähigkeit zu minimieren. Wenn aber keine Angst auftritt, so lassen sich mit der Angst selbst auch nicht die Defizite erklären, die man bei der Vergeßlichkeit findet.

Wie können wir dann die erstaunliche Ähnlichkeit zwischen den Erinnerungsdefiziten bei der Angst und jenen der frühen Senilität erklären? Gibt es einen gemeinsamen Prozeß, dem man bei vielen verschiedenen Arten der Gedächtnisbeeinträchtigung begegnet? Die Antwort auf diese Frage ist ein klares „Nein". Die kognitiven Defizite, die man bei der Angst und der Vergeßlichkeit beobachten kann, unterscheiden sich beträchtlich von denen, die man bei vielen anderen Zuständen findet, die mit einem Erinnerungsverlust zusammenhängen. Beispielsweise kennt man in der Psychiatrie die Gedächtnisprobleme, die kurz nach einer Elektrokrampfbehandlung auftreten. Diese Art der Behandlung ist bei bestimmten ernsten Formen depressiver Erkrankungen sinnvoll. Die Behandlung besteht darin, daß man einen elektrischen Strom durch das Gehirn leitet, um einen Anfall hervorzurufen, der mit der Art von Anfällen identisch ist, die bei bestimmten Formen der Epilepsie auftreten. Das Erinnerungsdefizit, daß man nach solchen Elektrokrampfbehandlungen beobachten kann, unterscheidet sich ein wenig von dem Zustand, der nach unserer Beschreibung die Angst und die Vergeßlichkeit begleitet. Nach einer Elektrokrampfbehandlung besteht das größte Defizit eines Patienten darin, sich an Ereignisse aus der Vergangenheit erinnern zu können. Ereignisse, die nach der Krampftherapie eingetreten sind, können leichter erinnert werden. So fragte mich beispielsweise ein älterer Patient, den ich wegen einer schweren Depression behandelte: „Was tue ich hier, Herr Doktor? Wie bin ich hierher gekommen?“ Als ich ihn nach den Ereignisses des Tages fragte und seine Konzentrationsfähigkeit überprüfte, indem ich ihn der Reihe nach laut Subtraktionen ausführen ließ, war sein Erinnerungsvermögen relativ gut.

Andere Zustände, bei denen man eine Form der Amnesie antrifft, die von den kognitiven Defiziten bei der Angst und der Vergeßlichkeit unterschieden werden kann, sind Psychosen, Epilepsie und Hirntraumen. Nach einer akuten psychotischen Episode, während der eine Person Visionen hat, die die Leute um sie herum nicht sehen können, während der sie für andere unhörbare Stimmen hört oder feste, offenkundig falsche Glaubensvorstellungen hat, die man in der psychiatrischen Terminologie „Wahnvorstellungen“ nennt, tritt beispielsweise häufig eine Amnesie für den gesamten Zeitraum der Episode auf. Wenn man anschließend den Patienten fragt, was passiert ist, was er erfahren und gedacht hat, entdeckt man oftmals, daß die psychotische Episode vergessen worden ist.

In ähnlicher Weise tritt eine Amnesie normalerweise nach einem großen epileptischen Anfall (Grand Mal) auf. Dabei besteht ein vollständiger Erinnerungsverlust für Ereignisse vor und während des Anfalls. Nach dem Anfall fällt das Opfer gewöhnlich in Schlaf. Wenn es aufwacht, hat es überhaupt keine Erinnerung an die Krämpfe oder an unmittelbar davor aufgetretene Ereignisse; in anderer Hinsicht jedoch hat sich das Gedächtnis wieder normalisiert.

Ein Epileptiker erinnert sich niemals an Ereignisse während des sogenannten „iktalen“ oder „traumähnlichen“ Zustands, der einem Anfall vorausgeht oder während des Anfalls selbst besteht. Von dem, was während der Anfälle passiert ist, können also selbst Leute, die Dutzende von Anfällen durchgemacht haben, nur das erzählen, was andere ihnen gesagt haben; sie haben keine eigenständige Erinnerung an die Ereignisse. Andere Aspekte der Gedächtnis- und Denkprozesse bleiben bei den meisten Epileptikern intakt.

Man kennt auch eine „anterograde“ und eine „retrograde“ Amnesie für Ereignisse, die vor beziehungsweise nach einer Gehirnerschütterung auftreten. Wieder einmal weist das Syndrom charakteristische Aspekte auf. Die retrograde Amnesie nach einem Schlag auf den Kopf dauert normalerweise nicht länger als eine Woche an. Die anterograde Amnesie verschwindet nur langsam. Häufig wird die Erinnerung an die postcontusionale amnestische Periode nie mehr vollständig hergestellt.[1]

Auf Grund von Experimenten werden in letzter Zeit langsam die chemischen Mechanismen offengelegt, die die Grundlage für viele Formen des Gedächtnisverlusts bilden. So könnten zum Beispiel die Amnesien, die als Folge eines Elektroschocks oder von Konvulsiva auftreten, die Konsequenz der Anfälle sein, die diese hervorrufen. Es hat sich jedoch gezeigt, daß dies nicht der Fall ist, da eine direkte elektrische Stimulation von bestimmten Hirnregionen — unter dem Niveau, das notwendig ist, um Anfälle auszulösen — in einigen Fällen auch zur Amnesie führt.[2,3] In anderen Experimenten konnte gezeigt werden, daß adrenerge Hormone* eine Amnesie für vergangene Erfahrungen und Ereignisse (eine retrograde Amnesie) auslösen können.[4] Wenn man vor der Adrenalingabe eine bestimmte, PB2** genannte Chemikalie verabreicht, kann man die Auslösung der Amnesie verhindern. Das ist eigentlich nicht so überraschend, da PB2 bekanntermaßen eine adrenalin-blockierende Droge ist. Das eigentlich Überraschende ist jedoch der Befund, daß PB2 viele durch andere Ursachen hervorgerufene retrograde Amnesien vermindert. Beispielsweise konnte man durch die Injektion von PB2 einer Amnesie vorbeugen, die durch Chemikalien verursacht wird, welche die Proteinsynthese blockieren. Durch PB2 konnte man auch einer durch elektrische Stimulation des Gehirns ausgelösten Amnesie vorbeugen. Weiterhin gelang es, mit PB2 eine Amnesie zu verhindern, die normalerweise nach der Verabreichung von chemischen Konvulsiva auftreten würde. Diese Befunde zeigen, daß ein einziger

---

* Insbesondere Adrenalin (Epinephrin) oder das adrenocorticotrope Hormon (ACTH).

** PB2 ist Phenoxybenzamin, ein adrenerger α-Rezeptorenblocker.

chemischer Mechanismus die auf viele verschiedene Weise verursachte retrograde Amnesie verhindern kann.[5] Sie deuten nachhaltig darauf hin, daß der Entwicklung vieler verschiedener Formen des Gedächtnisverlusts ähnliche chemische Prozesse zugrunde liegen.

Wir können jetzt zu der früher gestellten Frage zurückkommen — wie sich nämlich die Ähnlichkeit zwischen den Erinnerungsdefiziten von Leuten mit Angst und denen, die man in der frühen Senilität beobachten kann, erklären läßt.

Wir wissen, daß Angst Veränderungen im chemischen Haushalt des Körpers und des Gehirns verursacht. Wir haben auch gesehen, daß bestimmte Arten von chemischen Veränderungen im Gehirn bei der Senilität durchweg vorkommen. So haben wir zum Beispiel beschrieben, daß man in bestimmten Bereichen des Hirns im Vergleich zu anderen chemischen Neurotransmittern immer eine Verminderung an Acetylcholin findet. Wir können also folgerichtig die Hypothese aufstellen, daß die chemische Basis für den Gedächtnisverlust bei der Angst und dem der frühen Senilität ähnlich, wenn nicht gar identisch sein könnte.

Eine der populärsten modernen Mythen im Umfeld der Entwicklung der Senilität ist der Mythos, „Memoria minuitur, nisi eam exerceas" („Das Gedächtnis nimmt ab, wenn man es nicht übt"). Diese populäre Vorstellung beinhaltet, daß sich die Senilität oft zu entwickeln beginnt oder daß Leute vergeßlich werden, wenn sie aufhören, ihren Geist durch stimulierende Gedanken und Ideen zu trainieren. Das ist eine im wesentlichen optimistische Vorstellung. „Wenn jemand seinen Körper und seinen Geist nur aktiv hält, wird schon alles in Ordnung bleiben."

Diese populäre Vorstellung erhielt kürzlich in medizinischen Kreisen einige Unterstützung. Dr. James Folsom, ein Psychiater, der gegenwärtig der Direktor des bekannten ICD Rehabilitation and Research Center in New York City ist, hat eine humanistische Therapieform entwickelt, die auf dieser Vorstellung basiert und die er Realitätsorientierungstherapie nennt. Dr. Folsom soll gesagt haben: „Ich glaube nicht an die ‚Senilität' — was häufig als ‚Senilität' bezeichnet wird, ist in Wirklichkeit eine Entmenschlichung und Depersonalisation, die den Leuten auferlegt wird, indem man sie ihr ganzes Leben lang glauben läßt, daß die Alten ‚senil' werden — und so werden sie zu bereitwilligen Opfern, wenn sie mit solchen Problemen wie Verlust des Ehegatten oder der Arbeitsstelle, Pensionierung, verminderter Arbeitsfähigkeit, einem Schlag- oder Herzanfall konfrontiert werden."[6]

Das sind starke und optimistische Worte, aber beruhen sie auch auf irgendeiner wissenschaftlichen Grundlage? In vielerlei Hinsicht ist dies eine Version des „Henne und Ei-Problems". Ziehen sich die Leute aus dem aktiven Leben zurück, weil sie eine Hirnleistungsschwäche entwickeln oder entwickeln sie eine Hirnleistungsschwäche, weil sie sich aus dem aktiven Leben zurückziehen? Glücklicherweise gibt es darauf eine empirisch* fundierte Antwort, auf die man leicht kommt, wenn man das vergeßliche Stadium untersucht. Wir haben bereits gesagt, daß das Unvermögen während dieses frühen Stadiums nicht so ausgeprägt ist, daß es die Leute davon abhält, mit ihren früheren Aktivitäten fortzufahren, obwohl sie in ihrem Verhalten ein wenig beeinträchtigt sein können. Wir können also Leute, die aktiv geblieben sind und ihrer Arbeit wie auch ihren Freizeitbeschäftigungen nachgehen, im vergeßlichen Stadium untersuchen und schauen, ob ihre Aktivitäten sie vor der Entwicklung der Senilität bewahren. Betrachtet man einige unserer Patienten des Geriatric Study and Treatment Program am N.Y.U. Medical Center, so lassen sich die Behauptung von Dr. Folsom und dieser populäre Mythos in bemerkenswerter Weise widerlegen.

Das Beispiel eines unserer Patienten, eines Arztes, den wir Werner L. nennen wollen, zeigt die Unrichtigkeit der „gesunder Körper, gesunder Geist"-Theorie.

Dr. Werner L. ist gegenwärtig der Leiter einer großen medizinischen Abteilung. Er wurde uns durch einen Arzt überwiesen, der mit ihm befreundet und mit seinen momentanen Schwierigkeiten sowie mit unserer Arbeit vertraut war. Unsere Untersuchung bestätigte, was ihm bereits schmerzlich bewußt war: sein Gedächtnis ließ nach. Mit seinen 64 Jahren ist er immer noch so aktiv wie zuvor. Er leitet nicht nur eine große medizinische Abteilung an einer medizinischen Fakultät, sondern er fährt auch fort, zu unterrichten und wissen-

---

* „Empirisch" ist der wissenschaftliche Begriff für „abgeleitet aus ... der Erfahrung oder dem Experiment" oder „aufbauend auf der Erfahrung oder der Beobachtung alleine, ohne Zuhilfenahme ... einer Theorie." C. L. Burnhart und Stein (Hrsg.), *The American College Dictionary,* New York, 1961, S. 394.

schaftliche Arbeiten zu veröffentlichen. Meine Interviews mit ihm zeigten, daß er in sehr produktiver Weise liest. Er verfolgt die medizinische Literatur, er liest Populärliteratur und hält sich auch über die neuesten Ereignisse auf dem laufenden. Seine Kenntnisse und Gelehrsamkeit sind nach wie vor beeindruckend. Einmal diskutierten wir über einen Artikel, den wir einige Monate zuvor zufällig beide in der Zeitschrift einer medizinischen Gesellschaft gelesen hatten. Der Artikel befasste sich mit dem Leben der ersten indianischen weiblichen Ärztin in Amerika. Er wie auch ich waren gleichermaßen von der Kraft und Leistung der Frau beeindruckt. Seine Erinnerung an den Artikel schien besser als die meine zu sein.

Trotz seiner fortgesetzten Aktivitäten zeigt Dr. L. unverkennbare Anzeichen der vergeßlichen Phase. Sein Erinnerungsvermögen für Namen war früher genauso eindrucksvoll gewesen wie sein Gedächtnis in anderen Bereichen. Momentan hat Dr. L. fünf Sekretärinnen. Es sind dieselben, die er auch schon letztes Jahr hatte, aber er kann sich nicht mehr an ihre Namen erinnern. Wenn er anläßlich einer Fachkonferenz einen Vortrag hält, muß er jetzt um die Krankheitsbezeichnungen und Phänomene herumreden, die er schon seit Jahrzehnten gekannt und besprochen hat. Seine sich entwickelnden Probleme sind ihm und seiner Frau schmerzlich bewußt. Die Fähigkeit, seine Tätigkeit, die er von ganzem Herzen liebt, weiterhin auszuüben, hängt ganz von seiner Fähigkeit ab, sein Defizit vor seiner Umwelt zu verbergen. Dies ist ihm bis jetzt erfolgreich gelungen.

Werner L. wurde in Deutschland geboren. Er war im protestantischen Glauben erzogen worden, zu dem seine jüdische Mutter einige Jahre vor seiner Geburt konvertiert war. Er hatte einen älteren Bruder, der Arzt wurde. Werner trat in seines Bruders Fußstapfen und nahm sich auch vor, Arzt zu werden.

Werners Interessen in der Kindheit richteten sich auf die Medizin und die Wissenschaft, und in der Zeit, in der die Nazis in Deutschland die Macht ergriffen, blieb er an politischen Dingen unbeteiligt. Es gelang ihm, Zugang zu einer deutschen Universität zu erlangen. Er schrieb sich für Medizin ein und führte sein Studium eifrig durch. Jedoch traten mit der Zeit Ereignisse auf, die seine politische Selbstgefälligkeit störten. Zwei seiner Professoren, ein Mann und seine Frau, die beide jüdische Ärzte waren, begingen Selbstmord.

Ihre Leichen wurden in den Aufnahmeraum gebracht, als ein Freund dort als Assistent tätig war. Es kamen zahlreiche Gerüchte auf.

Werner studierte zu der Zeit Medizin, als es zu der berüchtigten „Reichskristallnacht“ kam, jener Nacht, in der die Nazis, Deutschland bereits unter ihrer festen Kontrolle, durch die Straßen wüteten und die Schaufenster jüdischer Geschäftsleute und jüdisches Eigentum zerstörten. Als den Nazis die teilweise jüdische Abstammung seiner Familie zu Ohren kam, wurde er von der Universität verwiesen und sein Bruder wurde gezwungen, seinen Beruf aufzugeben. Eines Tages gaben die Nazis eine Proklamation heraus, die zur Ergreifung all jener Personen zwischen 16 und 60 führte, die sie als Juden einstuften. Er und sein Bruder wurden nach Auschwitz geschickt. Seinem Vater, 61 Jahre alt, wurde es erlaubt, zuhause zu bleiben.

Werners Bruder war einige Jahre zuvor zu Forschungsarbeiten an der medizinischen Fakultät einer Schweizer Universität gewesen. Während dieser Zeit hatte er sich mit Helga angefreundet, einer Frau, die in der bakteriologischen Abteilung arbeitete. Sie blieben Freunde über Jahre hinweg. Werners Vater, der von dieser Feundschaft wußte, teilte Helga die Misere seiner Kinder mit und sie sagte ihre Hilfe zu. Der Vater schickte Helga die deutschen Pässe von Werner und seinem Bruder und sie begab sich mit den Pässen auf die kanadische Botschaft und suchte um Visa nach. Sie wurde jedoch zurückgewiesen. Helga kam eine Woche lang täglich zur Botschaft, bat für ihre Freunde und brach schließlich in Tränen aus. Endlich ließen sich die Beamten erweichen und sie stempelten die Visa in die Pässe. Helga schickte die Pässe an Werners Vater zurück, der mit den Dokumenten unverzüglich zur Gestapo ging.

Währenddessen waren Werner und sein Bruder in Auschwitz kaserniert. Sie waren nur mit leichter Sommerkleidung des Konzentrationslagers ausgestattet, und sonst mit nichts. Als der Winter hereinbrach, starben viele der Insassen daran, daß sie dem kalten Wetter ausgesetzt waren. Die Nazis hielten sehr viel von Reglementierungen. Sie gaben fortwährend Befehle aus und ließen die Insassen hin und her marschieren. Diejenigen, die diese Anstrengungen nicht durchhielten oder krank wurden, wurden exekutiert oder starben. Alle Insassen magerten auf Grund der kärglichen Rationen, die ihnen zugestanden wurden, stark ab.

Als die Pässe von Werner und seinem Bruder angekommem

waren, wurden sie zur Lagerverwaltung gerufen. Die Nazis ließen niemanden aus den Konzentrationslagern, der Narben oder Anzeichen eventueller Mißhandlungen aufwies. Werner und sein Bruder wurden gezwungen, sich auszuziehen und sich einer Inspektion zu unterziehen, bevor sie das Lager verlassen durften. Sein Bruder hatte eine Entzündung um den Nagel seines Zeigefingers, die er erfolgreich verbergen konnte, indem er seine Finger unter der Handfläche verbarg. Sie kamen durch und wurden entlassen.

Werner und sein Bruder kehrten nach Deutschland zurück und gingen von dort aus mit Hilfe ihrer Pässe in die Schweiz. Werner war stark abgemagert und sein Haar war ergraut. Seine geistige Brillianz hatte er sich aber offensichtlich bewahrt. Er immatrikulierte sich für Medizin und setzte sein Studium in der Schweiz fort. Jahre später emigrierte er in die Vereinigten Staaten, wo er Englisch lernte, die für seine Zulassung notwendigen medizinischen Qualifikationen erwarb, seine Fachausbildung vervollständigte um die amerikanischen Anforderungen zu erfüllen und zum Leiter einer medizinischen Abteilung aufstieg. Sein Gedächtnis war nach wie vor außergewöhnlich gut, seine intellektuellen Fähigkeiten beachtlich.

In Werners Worten: „Ich fürchte das hohe Alter nicht, da ich das Elend bereits früh im Leben kennengelernt habe." Die „Entmenschlichung und Depersonalisation", die Werner und seinem Bruder von den Nazis zugefügt wurde, haben ihre intellektuellen Fähigkeiten anscheinend intakt gelassen. Der physische Raubbau, der Aufruhr der Gefühle und die persönliche Erniedrigung, auch wenn sie zusammen ein schwer zu beschreibendes Schreckensbild ergeben, haben eindeutig nicht zu einem unwiderruflichen geistigen Alterungsprozeß geführt. Werner wurde nicht vergeßlich infolge seiner Erfahrungen in Europa. Er bewahrte seine kognitive Kapazität und erlangte eine beneidenswerte berufliche Position in einem fremden Land, mit einer ihm nicht vertrauten Sprache, auf einem intellektuell anspruchsvollen Gebiet.

Wie kann man dann seine jetzige Vergeßlichkeit erklären? Sicherlich nicht durch „eine Entmenschlichung und Depersonalisation, die alten Menschen auferlegt wird, indem man sie ihr ganzes Leben lang glauben läßt, daß die Alten ‚senil' werden . . ." Die Senilität hat nichts mit Glauben zu tun. Nur deswegen, weil man sein ganzes Leben lang glaubt, daß die Alten senil werden, kommt es nicht dazu. Die

Senilität hat auch nichts mit einer Wunscherfüllung zu tun. Noch ist sie das Gegenteil einer Wunscherfüllung. Sie mag ein Zustand sein, den wir fürchten, aber sie ist nicht die Folge unserer Furcht. Auch wäre ein Mangel an „geistiger Übung“ kein plausibler kausaler Faktor bei diesem fähigen, gebildeten Mann, der nach wie vor sehr produktiv liest und als Organisator, Kliniker, Lehrer und Wissenschaftler weiterhin seinen Mann steht.

In den vorausgegangenen Kapiteln haben wir ausführlich die physikalischen und chemischen Veränderungen im Gehirn beschrieben, die den senilen Prozeß begleiten. Diese echten Veränderungen in der Hirnsubstanz finden sicherlich ihren Ausdruck in beobachtbaren Veränderungen der Emotionen und des Verhaltens. Umgekehrt sind die emotionalen Reaktionen eines Individuums auf die objektiven Hirnveränderungen sicherlich hilfreich bei der Bestimmung des Ausmaßes der Behinderung. Obwohl jedoch emotionale und behaviorale Veränderungen unweigerlich mit jedem Zustand *einhergehen*, der sich wie die Senilität schwerwiegend auf das Gehirn auswirkt, sind diese emotionalen und behavioralen Änderungen sicher nicht die *Ursache* des Zustandes.

Virale oder bakterielle infektiöse Agenzien führen oft zu fieberhaften Erkrankungen, die sich auf vielerlei Weise auf das Gehirn auswirken können. In ihrer mildesten Form werden die Effekte auf der Verhaltensebene als Müdigkeit und Reizbarkeit manifest. Ernstere verhaltensmäßige Manifestationen fieberhafter Erkrankungen beinhalten delirante Zustände mit Desorientierung und Verwirrtheit. Jedoch erkennen Ärzte und auch Laien heutzutage, daß diese emotionalen Zustände (mit wenigen Ausnahmen) nicht die *Ursache* des Fiebers sind, sondern eher die *Resultate* eines Zustandes, der durch eine infektiöse Agenz hervorgerufen wird. Analog dazu wird ein Hirntumor zu kognitiven und Persönlichkeitsveränderungen mit Angst und letztendlich einer „Entmenschlichung“ führen. Aber natürlich heißt das nicht, daß die Persönlichkeitsfaktoren, die Furcht oder die Entmenschlichung Hirntumore verursacht.

Die Senilität ist einer Fieberkrankheit oder einem cerebralen Neoplasma (Hirntumor) insofern ähnlich, als sie sich in schwerwiegender Weise auf das Gehirn auswirkt und die Konsequenzen ihrer Effekte in Veränderungen der Emotionen und der Denkprozesse bestehen. Vor den großen Entdeckungen der Neuzeit auf dem

Gebiet der Infektionskrankheiten glaubte man tatsächlich, daß viele Fieberkrankheiten und delirante Zustände durch eine „Heraufbeschwörung“ oder ähnliche „psychologische“ Mechanismen verursacht würden. Auch Hirnkarzinome wurden häufig behavioralen Prozessen zugeschrieben, bevor vieles über diese verheerenden Zustände bekannt wurde. Obwohl die Ursachen der Senilität gegenwärtig nicht so eindeutig identifiziert sind wie die vieler Fieberkrankheiten und Tumore, sind die der Senilität unterliegenden Ursachen zweifellos auch weitgehend unabhängig von emotionalen Prozessen.

Das zweite identifizierbare Stadium bei der Entwicklung der Senilität könnte man als die „verwirrte Phase“ bezeichnen. In dieser Phase wird das Defizit im Denken offensichtlicher, besonders für diejenigen, die das Opfer vorher gekannt haben. Im Gegensatz zur „vergeßlichen“ Person, die ein einsetzendes Defizit erkennt und in den meisten Fällen angemessen darüber besorgt ist, sind das Ausmaß und die Implikationen des Defizits für die „verwirrte“ Person zu schmerzlich, um es bewußt zu erkennen. Wie bei allen schwerwiegenden Krankheiten und Verlusten ist die vorwiegende Reaktion eine Verleugnung. Wenn das verwirrte Individuum mit einer herausfordernden Situation konfrontiert wird, die nicht vermieden oder verleugnet werden kann, entwickelt sich offene Angst. Viele verwirrte Personen weichen der Angst erfolgreich dadurch aus, daß sie sich gleichzeitig vor stressproduzierenden Aktivitäten zurückziehen, ihr Defizit verleugnen und ein wesentlich niedrigeres Funktionsniveau akzeptieren.

Die Defizite in der verwirrten Phase sind zahlreich, besonders wenn man sich der früheren Fähigkeiten der verwirrten Person bewußt ist. Anfänglich bestehen die schwerwiegenden neuen Beeinträchtigungen in der Konzentration und der Erinnerung an kurzzeitig zurückliegende Ereignisse. Eine häufige Manifestation ist die, daß Leute sich im Verlauf eines Gesprächs selbst wiederholen. Wenn das auffällig wird, sprechen Psychiater von „Gedankenflucht“ oder „Perseverationen“ oder einer anderen Art dessen, was als „Assoziationslockerung“ bekannt ist.

Subjektiv können sich diese Probleme mit der Konzentration und der Erinnerung an kurzzeitig zurückliegende Ereignisse manifestieren, noch bevor sie Beobachtern auffällig werden. Häufig merken Leute mit diesen Defiziten, daß sie, noch bevor sie einen Artikel zu

Ende gelesen, bereits alles vergessen haben, was sie gerade zuvor lasen. Einige beklagen sich über Konzentrationsschwierigkeiten und darüber, daß sie eine Passage immer wieder lesen müssen. Viele Patienten erzählen, daß sie ein Buch von Anfang bis Ende gelesen und dann vollständig vergessen haben, wovon es handelte.

Ein anderes Defizit, daß in der frühen verwirrten Phase häufig vorkommt, bezieht sich auf die Erinnerung an Verabredungen. Anfänglich läßt sich dieses Problem beheben, indem man sich einfach ein Notizbuch zulegt und alle zukünftigen Verpflichtungen notiert. Später merken Leute der verwirrten Phase dann, daß sie sie sich andauernd an ihrem Notizbuch orientieren müssen und oftmals noch zusätzliche Unterstützung benötigen — zum Beispiel kann es sein, daß ihre Ehegatten sie trotzdem noch an ihren Zeitplan erinnern müssen.

Adressen und Telefonnummern, die einem einmal sehr vertraut waren, werden von Individuen der verwirrten Phase oft nur mit Schwierigkeiten erinnert. Sie können beispielsweise die Adressen ihrer Kinder vergessen, obwohl ihre Sprößlinge seit Jahren nicht umgezogen sind und sie ihre Adressen vorher gut gekannt haben.

Probleme mit den Namen nehmen ein peinliches Ausmaß an. Verwirrte Leute können sich häufig nur noch an die Namen von einigen ihrer Enkel erinnern. Später beginnen sie, die Namen ihrer Kinder und die ihrer Enkel durcheinander zu bringen.

Zu Anfang der verwirrten Phase beklagen sich die Leute fast immer darüber, daß ihr Gedächtnis für kurzzeitig zurückliegende Dinge nach ihrer subjektiven Empfindung mehr gelitten hat als ihre Erinnerung an die Vergangenheit. Es ist schwierig, zu einer objektiven Einschätzung dieser zwei Formen der Gedächtnisbeeinträchtigung zu gelangen. Zum Beispiel kann ein Kliniker beobachten, daß eine verwirrte Person sich nicht an den Titel oder den Inhalt eines Films erinnert, den er oder sie am vergangenen Abend gesehen hat. Es kann aber auch sein, daß sie sich nicht mehr an den Namen eines Freundes aus der Kindheit erinnert, den sie viele Jahre lang gekannt hat.

In diesem Stadium werden auch Schwierigkeiten beim Reisen und mit der Orientierung manifest. Häufig versäumen unsere verwirrten Patienten, die nach wie vor alleine in unsere Klinik kommen, ihre Termine, weil sie vergessen, rechtzeitig aus dem Bus auszusteigen oder weil sie in die falsche Richtung gehen, wenn sie aus dem Bahnhof kommen. Genau diese Leute haben oft Schwierigkeiten, sich an das Datum oder den Wochentag zu erinnern. Manchmal wissen sie den Tag und den Monat, irren sich aber, wenn man sie nach dem Jahr fragt.

Frau Adams ist eine Patientin aus unserem Studienprogramm, die sich in der verwirrten Phase befindet. Gelegentlich kommt sie alleine in die Millhauser Laboratories, manchmal begleitet sie ihr Mann. Frau Adams ist Rechtsanwältin. Sie erklärt, daß sie sich halb aus dem Arbeitsleben zurückgezogen hat, aber immer noch aktiv einen Teilzeitjob in der Gemeinschaftspraxis mit ihrem Mann, auch einem Rechtsanwalt, ausübt. Sie leugnet, mehr als unbedeutende Gedächtnisprobleme zu haben. „Anders könnte ich nicht als Anwalt arbeiten. Ich könnte keine Gerichtstermine wahrnehmen. Ich könnte keinen Fall vorbereiten."

Ihre Erklärung scheint völlig logisch, bis ein Kliniker ihr Erinnerungsvermögen und ihre intellektuellen Fähigkeiten „testet". Obwohl Frau Adams Anwältin ist, hat sie Schwierigkeiten, sich an den Namen des Gouverneurs zu erinnern. In ähnlicher Weise kennt sie zwar den Präsidenten und den Vizepräsidenten, der vorige Präsident fiel ihr aber nicht ein. „Ich bin an den laufenden Ereignissen nicht interessiert und ich habe ein schreckliches Namensgedächtnis", erklärt sie. Wieder einmal scheint ihre Erklärung plausibel, aber ein wenig unglaubwürdig.

„Welche Konfession haben Sie?"
„Katholisch."
„Gehen Sie in die Kirche?"
„Manchmal."
„Wie heißt der Papst?"
„Papst Johannes."
„Welche Nationalität hat er?"
„Italiener."
„Welche Nationalität haben Sie?"
„Polnisch."
„Wir haben jetzt einen polnischen Papst. Wissen Sie, wer es ist?"
„Richtig."
„Wer ist es?"

„Mir fällt sein Name nicht ein."
„Was passiert so in der Welt?"
„Nichts besonderes. Die üblichen Dinge und Kriege."
„Oh ja. Wo wird denn gekämpft?"
„An keinem bestimmten Ort."
„Sie sind Rechtsanwältin. Worauf haben Sie sich denn spezialisiert?"
„Auf nichts besonderes."
„Mit was für Fällen haben Sie zu tun?"
„Scheidungen und solche Sachen."
„Wo haben Sie Jura studiert?"
„An der Columbia-Universität."
„Und wo waren Sie Referendar?"
„Es gab damals kein Referendariat."
„Oh. Was war dann Ihre erste Stelle?"
„Ich weiß nicht. Es ist schon lange Zeit her, aber bald danach habe ich geheiratet und mit meinem Mann eine Praxis aufgemacht."

Wie bei vielen verwirrten Leuten schien bei Frau Adams das vorzuliegen, was die Psychiater „Affektverflachung" nennen. Damit ist gemeint, daß es anscheinend zu einem Nachlassen ihrer emotionalen Reaktionen gekommen war. Sicherlich beinhaltet das ein Fehlen von Lebhaftigkeit und Lebensfreude. Laien würden Frau Adams als „nicht sehr lebendig" beschreiben.

Häufig halten Verwandte oder unerfahrene Fachleute diesen Mangel an Emotionen für eine Depression. Aber es ist keine Depression. Wenn man die Patienten fragt, ob sie sich unglücklich fühlen, ist die Antwort „Nein", „Nicht richtig" oder „Ich glaube nicht". Ebenso findet man keine Hoffnungslosigkeit oder Verzweiflung. Auch fühlen diese Leute nicht, daß das Leben nicht lohnend sei. Sie wollen trotz ihrer Probleme entschieden weiterleben.

Für einen früheren Absolventen der Columbia-Universität scheint das Gedächtnis von Frau Adams nicht sehr gut zu sein. Aber wie schlecht ist es wirklich? Genauer, wie sehr haben sich ihr Erinnerungsvermögen und ihre Denkfähigkeiten verschlechtert? Es ist schwierig, eine befriedigende Antwort auf diese wichtige Frage zu bekommen, indem man Frau Adams lediglich interviewt. Psychologische Tests können da ein wenig helfen. Man weiß, daß der

Wortschatz eines Menschen im Vergleich zu anderen Aspekten der Denkfähigkeit und des Wissens eher relativ gut erhalten bleibt. Also könnte der Testwert von Frau Adams in einem Wortschatztest nach wie vor sehr hoch sein, während ihre Werte in anderen Bereichen weit unter dem liegen können, was man von einer Frau ihrer Intelligenz erwarten könnte.

Der beste Weg, um Frau Adams momentane Defizite klinisch einzuschätzen, ist ein Interview im Beisein ihres Mannes. Die Antworten von Herrn Adams geben der Geschichte einen ganz anderen Beigeschmack.

„In Wirklichkeit hat sie keine Klienten mehr", erklärt er. „Ich lasse sie ins Büro kommen, aber sie hat seit Jahren keinen Fall mehr bearbeitet. Sie ist vollkommen durcheinander. Dauernd verlegt oder verliert sie Dokumente. Aber ich habe sie lieber im Büro, sie fühlt sich dabei besser. Sie hat immer gearbeitet und würde nicht wissen, was sie zu Hause tun soll."

„Sie war immer sehr an Politik und an den laufenden Ereignissen interessiert. Sie hat regelmäßig *Newsweek* gelesen und die *Times* fast täglich. Wir haben uns früher einmal mit Politik beschäftigt. Und tatsächlich haben wir erst gestern über den Gouverneur geredet."

„Frau Adams, wer ist der Papst?"

„Papst Johannes."

„Welche Nationalität hat er?"

„Italiener."

„Jean, du weißt, daß er kein Italiener ist. Wir haben ihn gestern abend im Fernsehen gesehen. Du weißt, von wo er ist. Aus Polen."

„Oh ja, richtig."

Und so weiter. Ein Interview mit einem mäßig beeinträchtigten Individuum in der verwirrten oder auch zweiten Phase ist niemals richtig vollständig, solange nicht ein Verwandter oder ein Freund, der den Patienten gut kennt, mit dabei ist.

Wie Frau Adams fahren viele Phase-II-Leute fort zu arbeiten und die Entfaltungsmöglichkeiten und den Reichtum ihres Lebens sogar noch auszuweiten. Unglücklicherweise scheint dieser gesunde Prozeß nicht gegen die Entwicklung der Senilität zu schützen, ihn nicht einmal zu verzögern. Auch dafür gibt es in unserer Klinik einige spektakuläre und tragische Beispiele.

Thomas war 78 Jahre, als er zu uns kam. Nach einer bemerkenswert bewegten Karriere, die sich durch fortwährende Entfaltung und Wachstum auszeichnete, begann er Mitte fünfzig mit einem zweiten Studium. Er war 66, als er Doktor der Musikwissenschaft wurde. Im folgenden übernahm er seine erste Stellung als Lehrer und nach ein paar Jahren brachte ihm seine Gelehrsamkeit den Titel eines Professors der Musikwissenschaft ein.

Nie habe ich einen Patienten so sehr bewundert und geschätzt wie Thomas. Sein Gesicht und seine Haltung ließen einen Mann erkennen, dessen Leben außerordentlich erfüllt war. Gelegentlich ließ ich mich durch die Schilderung seiner Erinnerungen mitreißen. Aber es war seine Gegenwart, die wirklich eindrucksvoll war. Einmal saß er in unserem Büro und las in einem arabischen Musikbuch der Antike, in der ursprünglichen, klassischen arabischen Sprache.

„Die Musikwissenschaft," erklärte er, „besteht im vergleichenden Studium der musikalischen Formen verschiedener Kulturen. Ich lehre über die Entwicklung der musikalischen Formen des Mittleren Ostens."

Ich nehme an, das erklärt, warum er in der folgenden Woche mit einer Zeitschrift über die hebräische Musik des Altertums auftauchte.

Es waren nicht nur Thomas berufliche Interessen, die äußerst kultiviert erschienen und scheinbar nach wie vor im Wachsen begriffen waren und Früchte trugen. Er hatte Freunde überall im ganzen Land, enge persönliche Beziehungen, zu denen er oft aufbrach, um sie zu besuchen. Sein Leben und seine Arbeit schienen sich gegenseitig zu ergänzen und ihren Rhythmus in sein kraftvolles, altertümliches, aufgewecktes und ausdrucksvolles Gesicht eingeprägt zu haben. Sein Gesicht war das eines heiligen Mannes, mit einem prächtigen, vollen weißen Bart, der in dickes, lockiges, gleichermaßen weißes Haar überging. Der Wust von Haaren umrahmte seine dazu passenden zerfurchten Gesichtszüge, die wie gemeißelt waren.

Die Tragödie war, daß dieser brilliante und wundervolle Mensch langsam und unaufhaltsam zerstört wurde. Im Verlauf der Interviews wurde er weitschweifig und begann, sich selbst zu wiederholen. Gelegentlich erschien er zur falschen Zeit zu einem Termin. Trotzdem er mit seiner Lehrtätigkeit fortfuhr und weiterhin Vorträge hielt, erkannte er doch, daß es ihnen an Klarheit und Ordnung mangelte, obwohl sein Wissen nach wie vor eindrucksvoll war. Es war herzzerreißend, diesen Prozeß mitanzusehen. Nachdem er eines unserer Programme durchlaufen hatte, erklärte Thomas, daß er zu viele Dinge zu tun hatte und deshalb nicht in der Lage sei, mit der Behandlung weiterzumachen. Wenn Aktivität und intellektuelle Anregungen irgendeine Bedeutung für die Entwicklung der Senilität hätten, wäre Thomas sicherlich immun gegen einen weiteren Abfall gewesen. Unglücklicherweise führten seine Aktivitäten lediglich dazu, die fortschreitenden Defizite und das unerbittliche Nachlassen seiner Fähigkeiten hervorzuheben.

Obwohl das Leugnen in dem verwirrten Zustand der Phase-II nahezu universell ist, kommt es zuweilen vor, daß es nicht ausreicht, die zugrundeliegenden Ängste zu kontrollieren und daß das Opfer offenkundig nervös erscheint. Dies war der Fall bei Herrn Currin, einem leitenden Angestellten, der auf die Empfehlung seiner Familie in unsere Klinik kam. Herr Currin arbeitete noch und hatte seine Stellung behalten, aber unter unerträglichen Umständen. Er sah sich täglich und fortwährend Anforderungen gegenübergestellt, die er nicht bewältigen konnte. Seine Reaktion war Angst und innerer Schmerz. Seine Arbeitgeber entzogen Herrn Currin alle seine Klienten und teilten sie anderen Kollegen zu. Eines Tages rief einer von Herrn Currins früheren Klienten an und fragte direkt nach ihm, und er nahm das Gespräch an. Danach ließ sein Chef das Telefon aus seinem Büro entfernen!

Meine Interviews mit Herrn Currin während dieser Zeit förderten eine deutliche Nervosität zutage. Diese kam zu seiner Behinderung nur noch hinzu. Schließlich wurden die Demütigungen unerträglich und Herr Currin zog sich aus dem Arbeitsleben zurück.

Was für eine Veränderung! Es war, als ob sich alle seine Probleme in Luft aufgelöst hätten. Er wurde ruhig, zeigte sogar einen übermäßigen Mangel an Gemütsbewegungen. Einige Wochen später leugnete er jegliche Erinnerungsschwierigkeiten. Und in einem gewissen Sinne hatte er recht. Seine Erwartungen an sich selbst und die Anforderungen des täglichen Lebens hatten sich auf einem viel niedrigeren Niveau eingepegelt.

Die dritte und letzte Phase der Senilität ist die der „Demenz". In der dementen Phase ist das Ausmaß des Defizits derart auffällig, daß es nicht mehr in Abrede gestellt werden kann, nicht einmal bei einer rein zufälligen Beobachtung. Man kann sagen, daß die demente Phase zu dem Zeitpunkt beginnt, wenn ein Individuum nicht mehr länger auf sich allein gestellt überleben kann. Wenn man nicht auf sie aufpaßt, marschieren diese Leute häufig los und verirren sich hoffnungslos. Es ist sogar so, daß viele der Dementen zugrunde gehen, wenn sie sich verirren und nicht mehr über die geistigen Ressourcen verfügen, um sich selbst zu retten. Manchmal erfrieren sie im Winter oder verhungern in den Wäldern.

Eine unserer Patientinnen verließ auf „Spaziergängen" immer wieder ihr Sommerhaus. Einmal war sie für mehrere Stunden verschwunden. Ihre Familie verständigte die Polizei, die sie sieben Meilen von ihrem Haus entfernt ziellos herumirrend fand. Als man sie entdeckte, leugnete sie, daß irgendetwas nicht in Ordnung sei und bestand darauf, daß sie lediglich ihren Geschäften nachginge. Sie hatte jedoch keine Ahnung, wo sie sich befand; sie hatte kein Geld, nichts gegessen und wußte nicht einmal ihre Adresse.

Aufgrund der ernsten Probleme mit dem Herumwandern und dem Verirren empfehlen wir ganz eindringlich, daß man für eine ausreichende Möglichkeit zu ihrer Identifikation sorgt. Für viele Individuen der Phase III bietet es sich an, ihren Ausweis oder ein Namensschild so zu befestigen, daß sie ihn nicht abreißen oder nur mit Schwierigkeiten entfernen können.

Da demente Personen praktisch gänzlich die Fähigkeit verloren haben, neue Informationen zu behalten, beginnen viele von ihnen notgedrungen, in der Vergangenheit zu leben. Eine unserer Patientinnen war von ihrem Sohn und ihrer Schwiegertochter aufgenommen worden, als sie nicht mehr länger auf sich allein gestellt leben konnte. Obwohl sie bereits seit fast einem Jahr mit ihren Kindern zusammenlebte, gab sie mir jedesmal ihre vorherige Adresse an, wenn ich sie fragte, wo sie wohnte. Noch eindrucksvoller war, daß sie mit „Ja" antwortete, wenn ich danach fragte, ob sie allein lebte. Kam sie alleine zurecht? Auch darauf antwortete sie zustimmend. Außerdem lag das Appartement ihres Sohnes in der Nachbarschaft ihrer früheren Wohnung, und wenn sie allein spazieren ging, kehrte sie jedesmal zu ihrem früheren Heim zurück, dem einzigen, das sie „kannte".

Dieser Mangel an Wissen über die Gegenwart manifestiert sich noch in anderer ungewöhnlicher Weise. Einige demente Leute brechen jeden Tag zur Arbeit auf, obwohl sie schon seit Jahren im Ruhestand sind. Eine unserer Patientinnen hatte einmal einen Film gemacht, der einige Jahre zuvor im Museum of Modern Art gezeigt worden war. Für sie war es immer der Film, an dem sie „letzten Sommer“ gearbeitet hatte.

Auch im Leben der dementen Patienten spielt das Verleugnen eine bedeutende Rolle. Es wird ergänzt durch andere Abwehrmechanismen gegen die Angst und Depression, die entstehen würden, wenn sie sich ihres Zustandes zu sehr bewußt würden. Die Angst kann jedoch bei diesen Leuten offen zum Ausbruch kommen. Gelegentlich drückt sich die Angst auch in Aggressionen und Feindseligkeit aus.

Die Aggressionen und die Feindseligkeit, die man manchmal bei dementen Personen beobachtet, sind ein erklärbares Nebenprodukt ihrer gegenwärtigen Lebensumstände und scheinen unabhängig von ihrem Verhalten vor dem Beginn ihrer Krankheit zu sein. Eine Frau, die von einem Verwandten begleitet in unsere Klinik kam, war mehr als eine Stunde unterwegs gewesen, um zu uns zu kommen. Bei ihrer Ankunft weigerte sie sich, interviewt zu werden oder „Fragen zu beantworten“, wie sie es auffasste. Ich überzeugte sie davon, mich mit ihr sprechen zu lassen und es gelang uns, über ihre „Gefühle“ zu reden. Sobald wir jedoch zu irgendeinem konkreten Thema kamen, wie zum Beispiel meine Frage nach dem Datum oder dem Jahr, wurde sie verbal wie auch körperlich ausweichend, bis sie schließlich aufstand und aus dem Büro hinausging. Offensichtlich vermied sie bewußt jede Situation, die sie dazu zwang, ihren Grenzen zu direkt ins Auge zu sehen.

Eine schmerzliche und schreckliche Erfahrung ist es, wenn man nicht in der Lage ist, seine persönlichen Besitztümer im Auge zu behalten. Viele demente Leute reagieren damit, daß sie die Dinge verstecken, die sie für wertvoll erachten. Paradoxer- und irrationalerweise passiert es, daß Leute der Phase-III ihre Besitztümer gerade vor den Personen verstecken, die für sie verantwortlich sind und die sie darin unterstützen, ihr Leben zu meistern. Wenn sie später diese geschätzten Dinge benötigen, haben sie natürlich vergessen, wo sie sie hingelegt haben.

Viele demente Personen der Phase-III erleben das, was Verwandte manchmal eine „Sinnestäuschung“ nennen. Diese Erlebnisse können vielerlei Form annehmen, aber im allgemeinen entsprechen sie dem, was Psychiater als „formale Denkstörung“ bezeichnen. Diese „Sinnestäuschungen“ sind anfänglich öfters wahnhafter* Natur, eher als die eigentlichen Halluzinationen.** Manchmal besteht eine demente Person darauf, daß ein verstorbener Verwandter sich im Raum befindet. Oft „sieht“ sie die verstorbene Person nicht wirklich, sie *glaubt* jedoch fest daran, daß die Person da ist. Dies führt häufig zu Träumereien, in denen die demente Person monologartige Gespräche mit Verwandten oder Freunden führt, die bereits verstorben oder weit entfernt sind.

Die Überschrift dieses Kapitels ist „Die Entwicklung der Senilität“. Wie entwickelt sich nun die Senilität im Laufe der Zeit? Führt die Vergeßlichkeit immer zur Demenz, wenn man nur lange genug lebt?

Wir haben bereits gesagt, daß die Senilität ein sehr stetiger Prozeß ist. Weiterhin hat sich, wie wir wissen, das zunehmende wissenschaftliche Interesse an diesem Zustand erst in den vergangenen Jahren langsam entwickelt. Deshalb sind die Antworten auf viele der äußerst wichtigen Fragen zu diesem Gebiet bis jetzt noch unbekannt. Sie wären vermutlich leicht erhältlich aufgrund von richtig angelegten Untersuchungen, die sich über einen ausreichenden Zeitraum erstrecken; jedoch sind Ergebnisse aus solchen Studien gegenwärtig nicht verfügbar.

Im Geriatric Study and Treatment Program der Universität von New York und in einigen wenigen anderen bedeutenden Forschungszentren befaßt man sich mit den vorläufigen Informationen, die es uns erlauben, „begründbare Vermutungen“ hinsichtlich einiger Aspekte des Verlaufs und der Prognose der Senilität anzustellen.

Die Vergeßlichkeit führt anscheinend nicht immer zur Demenz. Die „vergeßliche Phase“ kann eine frühe Manifestation einer sich entwickelnden Alzheimerschen Demenz sein oder aber auch Bestandteil eines anderen Zustands, der häufig mit dem normalen

---

* Ein Wahn ist eine feste, falsche Überzeugung, die im Gegensatz zur Logik und der Realität beibehalten wird.

** Eine Halluzination ist eine subjektive sensorische Wahrnehmung, die andere Leute in der gleichen Umgebung nicht wahrnehmen können. Zum Beispiel: Eine Person hat eine „Vision“, die andere Leute nicht sehen können, oder sie hört eine Stimme, die andere Leute nicht hören können.

Altern in Zusammenhang gebracht wird und für den der Begriff der „gutartigen Altersvergeßlichkeit“ vorgeschlagen wurde. Pathologisch — das heißt in Begriffen der sichtbaren und mikroskopisch erfaßbaren Veränderungen im Gehirn — könnte die gutartige Altersvergeßlichkeit dem zunehmenden Verlust an neuronaler Substanz entsprechen, von dem man weiß, daß er mit dem Alter auftritt. Eine andere mögliche Hypothese ist die, daß dieser Zustand mit den geringen Konzentrationen von neurofibrillären Verklumpungen zusammenhängt, von denen man weiß, daß sie im Gehirn von vielen sogenannten „normalen älteren“ Individuen vorkommen. Jeder dieser Zustände kann sich sehr langsam entwickeln oder sogar unverändert bleiben und sich für einen beträchtlichen Zeitraum nicht verschlechtern.

Das Gehirn ist ein flexibles Organ. Wenn es in bestimmten Bereichen geschädigt ist, übernehmen andere Areale des Hirns nach und nach die Funktionen, die ursprünglich gänzlich zerstört gewesen sein können. Schlaganfälle sind ein sehr drastisches Beispiel für die Widerstandsfähigkeit des Gehirns. Nach einem Schlaganfall oder einem „Hirninfarkt“ sind Teile des Gehirns vollständig zerstört und andere Bereiche schwer verletzt. Das Ergebnis ist häufig ein Verlust der Sprache und eine Lähmung. Wenn es jedoch zu keinem weiteren Anfall kommt, erholen sich die Leute allmählich von diesen verheerenden Zuständen. Es ist sogar so, daß sich einige Leute Jahre später drastisch erholen und wieder in der Lage sind, zu laufen und zu sprechen.

In ähnlicher Weise kann sich das Gehirn allmählich den altersbezogenen Veränderungen anpassen, die der Entwicklung einer gutartigen Altersvergeßlichkeit unterliegen. Das bedeutet, daß sich manche vergeßliche Leute mit der Zeit nicht notwendigerweise verschlechtern müssen und daß sich ihr Zustand in der Tat bessern kann! Vorläufige Ergebnisse, zu denen wir in unserem Zentrum gekommen sind, weisen tatsächlich darauf hin, daß sich die Denkfähigkeit einiger vergeßlicher Leute im Verlauf von einem oder zwei Jahren scheinbar verbessert, anstatt sich zu verschlechtern, wie man erwarten könnte.

In den Anfangskapiteln haben wir die Hirnveränderungen beschrieben, die bei der Alzheimerschen Krankheit, der Hauptursache der senilen Demenz, auftreten. Es sei daran erinnert, daß die

Alzheimersche Krankheit normalerweise bei keinem anderen Lebewesen vorkommt als beim Menschen. Von anderen Arten altersbezogener Veränderungen in den Lern- und Denkfähigkeiten zeigte es sich jedoch, daß sie auch bei alternden Tieren auftreten. Insbesondere neigen alternde Tiere dazu, neu gelerntes Material schneller zu vergessen als junge Tiere. Auch lernen alternde Tiere etwas langsamer als junge. Diese Formen des Defizits sind denen sehr ähnlich, die man während der vergesslichen Phase bei älteren Personen erlebt, die vergessen, wo sie Dinge hingelegt haben oder denen Namen, die sie vorher gekannt haben, nicht mehr einfallen.

Tierstudien unterstützen also letztendlich unsere Vorstellung, daß die Phase-I oftmals ein relativ gutartiger, altersbezogener Zustand ist, der mit bestimmten Arten von Gehirnveränderungen zusammenhängt, aber nicht notwendigerweise zu einer Alzheimerschen Krankheit und der resultierenden schweren Demenz führen muß. Es scheint sogar, daß sich der Zustand mancher Individuen der Phase-I mit der Zeit tatsächlich verbessert.

Individuen, die die zweite, verwirrte Phase erreicht haben, werden wahrscheinlich erste Anzeichen einer ernsthafteren Erkrankung zeigen. In den meisten Fällen haben richtig diagnostizierte Personen der Phase-II auch eine frühe Alzheimersche Krankheit. Bei diesen Leuten, ebenso wie bei den Dementen der schwereren Phase-III, variiert das Fortschreiten, obwohl unaufhaltsam, doch beträchtlich. Einige Leute können im Lauf eines Jahres von der Phase-I in die Phase-III übergegangen sein; bei anderen kann es zu vergleichbaren Veränderungen erst im Verlauf eines Jahrzehnts kommen. Die Personen der Phase-III haben aufgrund ihrer nachlassenden Fähigkeit, für sich selbst zu sorgen, eine deutlich verminderte Lebenserwartung. Trotzdem können auch demente Personen der Phase-III noch viele Jahre leben, wenn sie angemessen unterstützt und versorgt werden.

Wenn der Zustand so wechselhaft ist, wenn die Alzheimersche Krankheit so schnell oder auch so langsam voranschreiten kann, dann könnte es für die Wissenschaftler doch möglich sein, den Mechanismus in Erfahrung zu bringen, der die Geschwindigkeit der Alzheimerschen Veränderungen bestimmt. Wenn sie dieses Geheimnis entdecken, dann können die Wissenschaftler diesen Mechanismus vielleicht zu ihren eigenen Zwecken verwenden und das Fortschreiten der Alzheimerschen Krankheit verlangsamen oder möglicherweise sogar aufhalten. Diese Hoffnungen und Spekulationen führen uns zur Behandlung der Senilität, den momentanen und zukünftigen Möglichkeiten.

Bevor wir jedoch zur Behandlung kommen, benötigen wir ein klareres Bild von dem gesamten Prozeß. Wir müssen verstehen können, was passiert, wenn ein normal intelligenter Mensch zunehmend vergeßlich, anschließend verwirrt und letztendlich dement wird. Wir müssen genauer verstehen können, wie diese Prozesse sich auf das Leben der Opfer und auf das derjeniger auswirkt, die sie lieben. Ein besseres Verständnis dieser Veränderungen sollte uns befähigen, uns direkter auf die möglichen Interventionsstrategien zu konzentrieren.

Anmerkungen

1. Nemiah, J.C., Hysterical Neurosis, dissociative type. In *Comprehensive Textbook of Psychiatry/II,* hrsg. von A.M. Freedman, H.I. Kaplan und B.J. Sadock, Williams & Wilkins Company, Baltimore, 1975, S. 1220-1231.
2. Gold, P.E., Zornetzer, S.F. und McGaugh, J.L., In G. Newton und A. Riesen (Hrsg.), *Advances in Psychobiology*, Vol. 2, WileyInterscience, New York, 1974, S. 64-75.
3. McGaugh, J.L. und Gold, P.E., In M.R. Rosenzweig und E.L. Bennett (Hrsg.), *Neural Mechanisms of Learning and Memory,* M.I.T. Press, Cambridge, Mass., 1976, S. 549-560.
4. Gold, P.E., van Buskirk, R. und Haycock, J.W., Effects of posttraining epinephrine injections on retention of avoidance training in mice, *Behav. Biol.* 20: 197, 1977.
5. Paul, E., Gold, P.E. und Sternberg, D.B., Retrograde amnesia produced by several treatments: Evidence for a common neurobiological mechanism. *Science* 201: 367-369, 1978.
6. Zitiert nach Arthur S. Freese, *The End of Senility*, Arbor House, New York, 1978, S. 151.

Kapitel 6
Joe: Ein Fall von Senilität

Zu einem wirklichen Verständnis der Senilität kann man nur gelangen, wenn man auch versteht, wie dieser Prozeß langsam und unwiderruflich das Leben derer verändert, die von ihm heimgesucht werden. Der Prozeß gestaltet sich bei verschiedenen Leuten natürlich etwas unterschiedlich. Eine zusammenfassende Aufarbeitung verschiedener Entwicklungsprozesse führt aber nicht zu einem echten Verständnis der Senilität. Wir sollten deshalb dem angemesseneren „empirischen" Ansatz folgen und uns die Geschichte von einem Mann betrachten, von Joe, wie sie von seiner liebenden und aufopferungsvollen Frau Ilia beobachtet wurde.

Joe S. war ein erfolgreicher Journalist. Er war für seine Fähigkeit bekannt, Untersuchungen über vielschichtige und sozial bedeutsame Vorkommnisse anzustellen und die Informationen so zusammenzufügen, daß die breite Leserschaft ihre Bedeutung leicht erfassen konnte. Vom medizinischen Standpunkt war einer seiner bemerkenswertesten Beiträge ein Artikel über die Risiken des Zigarettenrauchens, der in den 50-er Jahren in einer überregionalen Zeitschrift erschien. Der Artikel faßte die medizinischen Befunde über die Gefahren des Zigarettenrauchens für die menschliche Gesundheit zusammen und schuf in der Öffentlichkeit eine Stimmung, in der das im folgenden veröffentlichte denkwürdige Gutachten des Gesundheitsministeriums glaubhafter erschien und es für die Leute vielleicht auch schmackhafter gemacht hat.

Joe verbrachte die letzten 20 Jahre seiner 43-jährigen Karriere als Berichterstatter bei den Vereinten Nationen. Er verfügte über ein beneidenswertes Erinnerungsvermögen. Er konnte sich eine Rede anhören, kehrte dann in sein Büro zurück und diktierte einen Artikel. Er brauchte sich praktisch keine Notizen zu machen.

Notizen benutzte er nur, um sich eines Termins oder der Schreibweise eines Namens zu versichern. Als die Zeitung, für die er gearbeitet hatte, ihre Publikation einstellte, war Joe schließlich gezwungen, in den Ruhestand zu treten. Er blieb jedoch weiterhin aktiv, indem er freiberuflich Artikel für Zeitschriften schrieb.

Zum Zeitpunkt seiner unfreiwilligen Pensionierung war Joe 68 Jahre alt. Seine Frau und er waren seit mehr als 40 Jahren zusammen. Sie blieb für ihn Geliebte, Freund und Assistentin. Ilia schrieb weiterhin die Artikel nieder, die Joe diktiert hatte. Sie kannte seine Fähigkeiten und seinen Stil besser als jeder andere. Kurz nach Joes Pensionierung, zu der Zeit, als er freiberuflich Artikel für Zeitschriften schrieb, wurde sich Ilia einer Veränderung in Joes zuvor so beneidenswerten Leistungen bewußt. Seine Diktate verloren allmählich ihre gewohnte Flüssigkeit. Joe zögerte und unterbrach öfter, um eine Tatsache oder einen Namen nachzuschauen. Er schien auf einige Schwierigkeiten zu stoßen, exakt das richtige Wort für das zu finden, was er sagen wollte. Er schien auch zu vergessen, was er gerade zu sagen begonnen hatte und war gezwungen, seine Aufzeichnungen zu Hilfe zu nehmen, um seine Gedanken wieder aufgreifen zu können.

Die Qualität von Joes Arbeiten war jedoch nach wie vor hervorragend. Ungefähr zu dieser Zeit schrieb er einen Artikel über Sozialleistungen für Arbeiter. Der Artikel wurde so gut aufgenommen, daß Joe eine Prämie bekam, die über die vertraglich vereinbarte Summe weit hinausging. Aber die frühere Gewandtheit, mit der er den Artikel hätte schreiben können, war auffallend vermindert, wenn auch nur für ihn und Ilia ersichtlich.

Joe war über diesen „Gedächtnisverlust“ verständlicherweise beunruhigt. Er war es, der die Zeitungsanzeige für unser Gedächtnisprogramm an den Millhauser Laboratories des New York University Medical Centers sah. Zu dieser Zeit untersuchten wir gerade den Wert der hyperbaren oder Hochdruckkammer bei der Behandlung der frühen Senilität. Joe nahm pflichtbewußt nicht nur an diesem Programm, sondern auch an allen unserer folgenden Untersuchungen im Laufe der nächsten drei Jahre teil. Seine Schriften hatten zu dem populären Verständnis von Gesundheit, Gesundheitspolitik und medizinischer Wissenschaft beigetragen. Vielleicht könnte die medizinische Wissenschaft ihm begleichen, was sie ihm schuldete.

Zur Zeit seines ersten Besuchs bei unserem Programm schien Joe sich in dem Stadium des Gedächtnisabfalls zu befinden, das wir als „vergeßliche Phase“ bezeichnet haben. Seine Verzweiflung über den Verlust an kognitiver Gewandtheit und sein Wunsch, „etwas dagegen zu tun“, sind übliche Reaktionen in diesem Stadium. Auch die Art der Defizite, die Joe erlitt — den verbindenden Faden seiner Gedanken zu verlieren und die Schwierigkeiten bei der Wortfindung —, sind bedauerlicherweise häufige Symptome, besonders unter den Älteren. Epidemiologische Studien sind noch nicht durchgeführt worden, so daß wir nicht wissen und nicht einmal abschätzen können, wie häufig diese Symptome sind. Wir wissen jedoch, daß die Häufigkeit mit dem Lebensalter zunimmt.

In Hinblick auf die pathologischen Hirnveränderungen, die in den Anfangskapiteln beschrieben wurden, begannen wahrscheinlich frühe Veränderungen vom Alzheimer-Typ aufzutreten. Doch auch hier sind die notwendigen Untersuchungen noch nicht durchgeführt worden, die zu dem wissenschaftlichen Nachweis der wahren Natur derjenigen pathologischen Veränderungen führen würden, die das vergeßliche Stadium begleiten. Es läßt sich jedoch auf Grund dessen, was wir über schwere Hirnschädigungen im Bereich des Hippocampus und über die schwereren Formen der kognitiven Beeinträchtigungen wissen, folgerichtig annehmen, daß in Joes Gehirn wahrscheinlich beidseitig neurofibrilläre Verklumpungen und senile Plaques in erhöhter Konzentration entstanden. Diese Veränderungen waren wahrscheinlich im Hippocampus am deutlichsten ausgeprägt, in einem geringeren Ausmaß wahrscheinlich aber auch in anderen Hirnregionen lokalisiert, insbesondere im frontalen und temporalen Cortex. Die Plaques und Verklumpungen hätte man in diesem Stadium theoretisch beobachten können, wenn eine Technik verfügbar gewesen wäre, um Joes Gehirn ohne Risiko zu untersuchen.

Die Plaques und Verklumpungen waren wahrscheinlich nicht die Ursache seines Problems, sondern eher eine Manifestation davon; ähnlich wie Narbengewebe nicht die Ursache einer Verletzung ist, sondern eher ein visueller Indikator dafür, daß eine Verletzung stattgefunden hat.

Warum diese Denkprobleme bei Joe gerade zu dieser Zeit beginnen sollten, wissen wir nicht. Die Vererbung spielte wahrscheinlich eine gewisse Rolle. Joes Mutter war Mitte Achtzig, als ihre Familie zu der Überzeugung kam, daß sie senil war. Joes Vater jedoch lebte bis Ende Achtzig ohne die geringsten Anzeichen eines Gedächtnisabbaus. Zweifellos haben auch Umweltfaktoren eine gewisse Rolle bei der Entwicklung von Joes Zustand gespielt, obwohl es gänzlich unbekannt ist, in welcher Art und Weise Ernährung und andere Umweltfaktoren interagieren, um die Wahrscheinlichkeit eines kognitiven Alterungsprozesses zu erhöhen.

Viele ältere Leute, die Symptome der „Vergeßlichkeit", fast identisch mit denen, die Joe und seine Frau beobachteten, zu bemerken beginnen, scheinen mit diesen Symptomen offensichtlich noch viele Jahre leben zu können, ohne daß es zu einem weiteren Abbau kommt. Wie wir noch sehen werden, hatte Joe nicht dieses Glück.

In diesem Sommer verwendeten Ilia und Joe das Geld, das sie für den Artikel über die Sozialleistungen bekommen hatten, dafür, eine Reise nach Japan zu finanzieren. Joe war 69 Jahre alt geworden. Er und Ilia waren praktisch bei guter Gesundheit geblieben und es schien eine ideale Zeit für eine Auslandsreise zu sein.

Die persönliche Nähe und die Anforderungen der Reise ließen neue Defizite hervortreten, die vorher nicht erkennbar gewesen waren. Es war ungefähr zu dieser Zeit, als sich bei Joe derartige Symptome manifestierten, wie wir sie bei der „verwirrten Phase" beschrieben haben. Ilia stellte fest, daß sich Joe mehrere Male nach dem geplanten Tagesablauf erkundigen mußte. Er konnte sich scheinbar nicht merken, zu welcher Zeit der Bus abfuhr. Auf ihren Ausflügen stellte Joe dem Führer Fragen über Themen, die gerade einige Minuten zuvor besprochen worden waren. Wenn die Reisegruppe ein Restaurant besuchte, hatte Joe oft Schwierigkeiten, nach einem Abstecher auf die Toilette seinen Weg zurück zu ihrem Tisch zu finden. Wachsam winkte Ilia ihm immer zu, um ihm zu signalisieren, wo sich ihr Tisch befand. In Kyoto wurde es einmal besonders auffällig, daß Joe seinen Weg nicht mehr finden konnte, als er aus einer öffentlichen Toilette herauskam und weg von seiner Gruppe in die entgegengesetzte Richtung loslief. Seine Frau mußte hinter ihm herrennen. Offensichtlich hatte Joe vollständig vergessen, wo seine Gruppe auf ihn wartete.

In jenem Herbst nahm Joe die Behandlung in unserem Geriatrischen Studien-Programm wieder auf. Um zu uns zu kommen, mußte er 40 Meilen einfachen Weg mit öffentlichen Verkehrsmitteln zurücklegen. Es gab nur wenige Schwierigkeiten, obwohl er fast ständig alleine kam. Er machte auch mit seiner freiberuflichen Arbeit weiter.

Im November entschloß sich Joe, einen alten Freund zu besuchen, der kürzlich umgezogen war. Ilia half ihm, indem sie ihm genaue Anweisungen schrieb. Mit diesen Anweisungen gewappnet, begab sich Joe zu seinem Auto und fuhr los. Einige Stunden später kam er wieder zurück, es war ihm nicht gelungen, den Weg zu finden. Zu diesem Zeitpunkt erkannte Ilia, daß Joe an einem ernsten Problem litt. Bis dahin hatten sie und Joe die Ereignisse und Vorkommnisse lediglich auf „Vergeßlichkeit" zurückgeführt. Jetzt war es offensichtlich, daß sich da wesentlich mehr abspielte.

Als Folge dieser Vorfälle wurde Ilia „übervorsichtig". Sie hielt Joe von seinen Plänen ab, Fahrten und Besorgungen zu unternehmen, von denen sie glaubte, daß er nicht mehr länger in der Lage war, sie durchzuführen. Die Veränderungen gingen allmählich und sehr subtil von statten. Ilia übernahm einen größeren Teil der täglichen Aktivitäten und Haushaltsarbeiten. Joe fuhr fort, Besorgungen zu erledigen, wenn auch nicht auf größeren Touren. Das Paar hielt seine sozialen Kontakte und Aktivitäten aufrecht. Sie gingen weiterhin gemeinsam ins Theater, ins Kino und in die Oper, wie sie es schon immer getan hatten.

Im Laufe der nächsten Jahre gab es keine drastischen Veränderungen. Joe hatte sich seine frühere Freundlichkeit und Toleranz bewahrt. Es kam zu keinen bedeutenden Persönlichkeitsveränderungen. Seine Teilzeitarbeit setzte er dem Anschein nach fort. Er befand sich in dem Glauben, daß er seine freiberufliche Tätigkeit nach wie vor ausübte, obwohl er in Wirklichkeit keine weiteren Aufträge mehr ausführte. Bei der Verleugnung des Ausmaßes seiner Beeinträchtigung in diesem Stadium scheint Joe genauso erfolgreich gewesen zu sein wie Frau Adams, die Rechtsanwältin in der verwirrten Phase, von der wir im vorigen Kapitel erzählt haben. Die angebliche „freiberufliche Tätigkeit" war für Joe das, was die täglichen Besuche in der Anwaltspraxis für Frau Adams waren, nämlich eine emotional wertvolle, aber nur scheinbare „Bestätigung" ihrer andauernden Fähigkeiten und sozialen Wertigkeit. Da Joe weiterhin von angenehmem Äußeren war und nicht mehr länger berufliche Anforderungen an ihn gestellt wurden, gestaltete sich das Leben für ihn und Ilia ganz erträglich. Jedoch wurde Joe zunehmend vergesslicher. Er begann zu vergessen, was und wann er gegessen hatte. Er konnte ein Dessert essen und danach seine Frau fragen: „Liebling, kann ich etwas zum Nachtisch haben?". Wenn man ihm sagte, daß er gerade einen Eisbecher gegessen hatte, versuchte er, über seine Gedächtnisschwäche hinwegzutäuschen: „Oh ja, natürlich habe ich eben ein Eis gegessen."

Joe war immer sehr ordentlich gewesen. Mit 71 Jahren begann er dann, seine Kleidung in eigentümlicher Weise aufzuhängen. Er hängte seine Sportjacke mit einem Ärmel auf den Kleiderbügel und ließ den anderen herunterbaumeln. Seine Hosen hängte er auf, ohne zuvor die Taschen zu leeren, mit dem Resultat, daß sein Kleingeld und die anderen Dinge auf den Boden fielen. Am folgenden Morgen hatte er dann immer Schwierigkeiten, diese Dinge wiederzufinden. Mit den Worten seiner Frau: „Es war eigenartig für ihn. Wenn er schlampig gewesen wäre, hätte ich es verstanden, daß er seine Kleidung auf diese Art und Weise wegräumte, aber das war er nicht."

Diese Veränderungen signalisierten wahrscheinlich den Beginn der „dementen Phase" von Joes sich zunehmend vermindernden Denkkapazitäten.

Nicht lange danach verlor Joe die Fähigkeit, sich zu entscheiden, welche Kleidung er anziehen sollte. Er tauchte am Morgen nur teilweise bekleidet auf oder konnte endlos lang darüber nachdenken, welches Hemd er an diesem Tag tragen sollte.

„Ich glaube, er hat einfach vergessen, daß er sich seine Kleidung schon herausgesucht hatte." Ilia löste dieses neue Problem zufriedenstellend, indem sie ihm seine Kleidungsstücke am Abend herauslegte, damit er sie am nächsten Morgen anziehen konnte.

Mit 71 Jahren kam Joe wegen einer Prostataoperation ins Krankenhaus. Es gab keine Komplikationen und er wurde schon nach kurzer Zeit entlassen. Von da ab wurden die Lebensumstände zuhause besonders schwierig. Joe war anscheinend als Folge seiner Klinikerfahrungen einer Persönlichkeitsveränderung unterlegen. Er konnte sehr wütend werden, er schrie und griff Leute ohne sichtlichen Anlaß verbal an.

Die Klinikerfahrung könnte zu dieser Veränderung in seinem Verhalten beigetragen haben. Während seiner kurzen Hospitalisierung in einer hervorragenden privaten Einrichtung mußte Joe oft angebunden werden. Um zu verhindern, daß er auf und davon ging oder aus dem Bett herausfiel, band man ihn mit Lederriemen an seinem Handgelenken und Knöcheln fest. Auch wenn Ilia für eine spezielle Betreuung rund um die Uhr gesorgt hatte, so mußten ihn doch auch die privaten Krankenschwestern zu bestimmten Anlässen noch festbinden, wenn sie zum Beispiel für kurze Zeit zum Essen gingen. Das Ergebnis dieser Erfahrungen war, daß, sobald die Schwestern sich anschickten, sein Handgelenk zu fassen um ihm den Puls zu messen, Joe befürchtete, daß man ihn anbinden wolle und er sehr wütend wurde.

Als Joe aus dem Krankenhaus nach Hause kam, war es unerträglich, mit ihm zusammenzuleben. Er war nicht mehr fähig, ruhig zu sitzen. Immer wieder stand er von einem Stuhl auf und setzte sich dann wieder. Fortwährend ging er zur Türe, um seine Wohnung zu verlassen. Er schloß die Türen auf und ging ins Treppenhaus hinaus. Wenn Ilia nicht ständig aufgepaßt hätte, wäre er auf die Straße hinausmarschiert und hätte sich zweifelsohne hoffnungslos verirrt.

Diese Symptome einer fortwährenden sinnlosen Aktivität sind recht häufig bei Patienten in der dementen Phase. Weil gegenwärtig kein Begriff existiert, der die Ursprünge eines solchen Verhaltens adäquat beschreibt, haben wir einen neuen Terminus eingeführt, den der „kognitiven Abulie".[1] „Abulie" ist ein Wort griechischen Ursprungs und bedeutet „Verlust der Willenskraft". Zur kognitiven Abulie kommt es, wenn die Gedächtnisstörungen eines Patienten so schwer werden, daß er unfähig wird, einen Gedanken lange genug aufrecht zu erhalten, um eine sinnvolle Aktivität auszuführen. Die ungebrochene Energie dieser Patienten in der dementen Phase drückt sich dann in Ruhelosigkeit und schnell wechselnden, scheinbar zufälligen Aktivitäten aus. Zum Beispiel wollte Joe, als Ilia ihn einmal hinaus auf die Straße brachte, unverzüglich ins Haus zurück. Pflichtbewußt brachte Ilia ihn wieder nach Hause, wo Joe wiederum darauf bestand, hinauszugehen. Joe war wie ein „Besessener"; er wollte Dinge tun, ohne richtig zu wissen, was er eigentlich tun wollte.

Etwa zu dieser Zeit machte ich einen Hausbesuch, um mich über den Ernst der Lage zu informieren. Ilia hatte mich zu ihnen nach Hause zum Abendessen eingeladen. Selbst für einen Arzt, der den größten Teil seiner Zeit mit älteren Leuten verbringt, die Gedächtnisprobleme haben, war diese Erfahrung sehr einprägsam. Joe erinnerte sich nicht daran, wer ich war, obwohl wir uns mehr als ein Dutzend Male getroffen hatten und Ilia ihm wiederholt erklärt hatte, wer ich war und warum ich kam.

Ilia unternahm einen heldenhaften Versuch, ein anständiges Essen zuzubereiten. Sie ging sogar so weit, Blumen und ihre silbernen Kerzenleuchter auf den Tisch zu stellen. Jedes Mal, wenn Ilia in die Küche wollte, um etwas zuzubereiten, marschierte Joe zur Türe, entfernte die Kette, öffnete das Schloß und versuchte, hinaus zu gelangen. Jedes Mal mußten entweder Ilia oder ich Joe zu irgendeinem Zeitpunkt seines Rituals stören und ihn auffordern, sich wieder hinzusetzen. Das tat er auch, für eine Minute oder so, bevor er dann wieder aufstand. Es war sinnlos, Joe zu erklären, daß wir essen wollten und es keinen Grund für ihn gab, wegzugehen. Einige Augenblicke nach unserer Erklärung und seinem Versprechen, dazubleiben, vergaß er das Gesagte wieder und marschierte zurück zur Türe. Ich versuchte, durch eine Konversation seine Aufmerksamkeit zu erregen und seine Kooperation aufrecht zu erhalten. Wie er sich denn fühlte? „Fein." Was er so getan habe? „Nichts." Wie sein Name war? „Joe." Wie seine Frau hieß? „Wie ich." Ob er seine Kinder getroffen habe? „Ja." Wann? Keine Antwort. Wo seine Kinder waren? Keine Antwort. Wo sie wohnten? Keine Antwort.

Ich wurde dieses einseitigen Interviews unweigerlich leid und wandte mich der gesprächigeren Ilia zu. Sobald ich das tat, nahm Joe sein unruhiges Umherwandern wieder auf.

Trotz der Anforderungen, auf Joe aufzupassen und mich auch noch zu unterhalten, gelang es Ilia schließlich, das Abendessen auf den Tisch zu bringen. Der Salat und das Hühnchen waren in großen Schüsseln angerichtet und wir konnten uns selbst nehmen. Joe war dazu nicht in der Lage, so bedienten wir ihn. Er schien sich nicht mehr an den Zweck von Messer und Gabel zu erinnern. Ilia schnitt ihm das Hühnchen und versorgte ihn. Auf andere Weise hätten sich seine Gedanken wie auch sein Körper anderen Dingen zugewendet. Das wahre Problem blieb Joes Ruhelosigkeit. Er vergaß fortwährend das Essen und lief vom Tisch weg. Wir forderten ihn auf, sich wieder zu uns zu setzen, was er auch tat, um einen Augenblick später wieder los zu marschieren. Nach scheinbar endlosen Wiederholungen dieses Vorgangs wurde es sogar die lammfromme Ilia langsam leid.

„Wäre es Ihnen recht, wenn ich Joe eine Schlaftablette gebe?"

„Das ist Ihre Entscheidung. Ich kann aber gewiß einsehen, daß es ganz hilfreich sein könnte", antwortete ich neutral.

Die Tablette begann zu wirken und nach einer halben Stunde entschuldigte sie sich, um Joe auszuziehen und ins Bett zu bringen.

„So ist es jeden Tag", vertraute sie mir nach ihrer Rückkehr an. „Am Nachmittag kam eine Studentin für einige Stunden und nahm ihn zu einem Besuch im Museum mit, aber den Rest des Tages habe ich jede Sekunde damit verbracht, auf ihn aufzupassen. Heute hat die Pflegerin ihren freien Tag. Ich habe eine Krankenschwester für die Tage angestellt, an denen ich ins Büro gehe. Ich würde meinen Verstand verlieren, wenn ich nicht manchmal rauskönnte!"

„Ich verstehe Ihr Problem sehr gut. Es muß unmöglich sein, sich ständig um ihn zu kümmern. Haben Sie schon begonnen, sich nach einem Pflegeheim umzusehen?"

Sie begann zu weinen. „Ich würde mich so schuldig fühlen, ihn in ein Heim zu schicken ... aber was kann ich tun? Es war mit ihm nicht mehr anders, seit er aus dem Krankenhaus wieder nach Hause kam. Glauben Sie, daß es sich bessern könnte?"

„Das wäre sehr unwahrscheinlich. Ein Pflegeheim hat das Personal und die Möglichkeiten, auf Joe aufzupassen und sich um ihn zu kümmern. Selbst eine Heilige wie Sie könnte auf diese Art nicht weitermachen. Sie wären eher in der Lage, Joe die Liebe zu geben, die er benötigt, wenn Sie nicht alle Ihre Energien damit verschwenden müßten, auf ihn aufzupassen und ihn zu versorgen."

„Ich würde es nicht übers Herz bringen", schluchzte sie.

„Tja, es kann mehrere Monate dauern, bis man ein geeignetes Pflegeheim findet und sich auch tatsächlich eine Möglichkeit ergibt, ihn aufzunehmen. Mit Joe kann es noch schlechter werden. Sie sollten jetzt schon beginnen, sich nach Einrichtungen in Ihrer Gegend umzusehen, so daß Sie darauf vorbereitet sind, wenn Sie tatsächlich eine Entscheidung treffen."

„Könnten Sie mir für jetzt etwas geben, das ihn beruhigt und von dem er schlafen kann? Er steht mitten in der Nacht auf und wandert herum. Letzte Nacht wäre er fast hinaus gelaufen."

„Das wäre sehr schlimm. Das ist für Sie umso mehr ein Grund, ein Heim in Betracht zu ziehen. Gibt es eine Möglichkeit zur Feststellung seiner Identität?"

„Ich habe ihm eine Halskette mit seinem Namen umgehängt, aber er hat sie sich abgerissen. Sie hat ihn gestört."

„Sie sollten ihm ein Armband besorgen, das er nicht abmachen kann. Ich würde Ihnen empfehlen, den Verschluß beim Juwelier zulöten zu lassen.

Ich werde Ihnen einige Schlaftabletten geben und etwas, das ihn beruhigt, aber das ist nur eine vorübergehende Lösung. Schlafmittel und Sedativa werden nach einer kurzen Weile weniger effektiv und man muß die Dosis kontinuierlich steigern. Außerdem haben sie einige Nebenwirkungen, die selbst wiederum Probleme verursachen können. In der Zwischenzeit sollten Sie beginnen, sich nach einem Heim umzusehen."

„Vielleicht werde mich mich mal umschauen, es kann ja nichts schaden. Die Studentin ist wirklich eine große Hilfe."

„Wie denkt Joe über sie?"

„Als ich es zum ersten Mal mit ihm besprochen habe, sagte er, er würde niemanden brauchen, er käme gut alleine zurecht."

„Wie haben Sie dann seine Einwilligung bekommen?"

„Ich erklärte ihm, daß er dann Gesellschaft hätte und daß er dem Mädchen helfen würde, indem er ihr einen Job gibt. Ich habe auch bei der Hochschule für Journalistik angerufen und dann jemanden gefunden, der an Journalismus interessiert war. Sehen Sie, so habe ich seine Einwilligung bekommen. Das Mädchen ist wirklich am Journalismus interessiert; sie stellt Joe Fragen und er freut sich darüber."

„Kennen Sie außer Joe noch jemanden, der auch Gedächtnisprobleme hat?"

„Niemanden, bis nicht das mit Joe passiert ist. Ich hatte davon überhaupt keine Ahnung. An Ihrer Klinik habe ich dann Leute mit Gedächtnisproblemen getroffen und mich mit einem Mann unterhalten, dessen Frau auch Patient war. Jetzt kenne ich einen Mann, Morris. Ich habe ihn und seine Frau Florence kürzlich auf einer Hochzeit getroffen. Als wir erkannten, daß wir ein ähnliches Problem haben, haben wir uns gemeinsam zum Essen verabredet. Es schien, als ob er viel schlechter dran sei als Joe. Er hat seit vielen Jahren Probleme, die allmählich immer schlimmer werden. Er war in vielerlei Hinsicht verwirrt, hat aber auf der anderen Seite das Essen mit einer Kreditkarte bezahlt, die er aus seiner Brieftasche holte und unterschrieb.

Florence und ich haben uns unterhalten. Wir sind zusammen auf die Damentoilette gegangen und haben uns richtig ausgeweint. Sie hat dieselbe Art von Problemen wie ich. In Florida haben sie ein Ferienhaus für den Winter. Morris liebt es, Golf zu spielen, aber schon letzten Winter wollte niemand mehr mit ihm spielen, weil er unvernünftig und streitlustig war. Deshalb hat Florence einige Männer dafür bezahlt, mit Morris zu spielen, aber er hat es irgendwie herausgefunden. Morris war so wütend auf sie, daß er sie fast geschlagen hätte."

„Joe scheint tief und fest zu schlafen."

„Er schläft einige Stunden, aber dann steht er manchmal auf und wandert herum. Am Tag ist er dann oft müde. Gewöhnlich macht er für ein oder zwei Stunden ein Nickerchen.

Ich würde mich so schuldig fühlen, wenn ich Joe in ein Heim steckte." Sie begann zu schluchzen. „Er braucht viel Fürsorge. Wenn ich ins Bett gehe, lege ich meine Arme um ihn. Es ist nicht der Sex. Er ist schon seit Jahren nicht mehr an Sex interessiert."

„Leute mit Joes Zustand verlieren häufig das Interesse an Sexualität. Jedoch findet man gelegentlich auch genau das Gegenteil; in einem Stadium wie bei Joe werden sie manchmal hypersexuell. Das kann aus verschiedenen Gründen passieren. Ich vermute, daß es in einigen Fällen mit einem verstärkten Bedürfnis nach Bestätigung und Sicherheit durch die Ehefrau zusammenhängt. In anderen Fällen ist das zunehmende sexuelle Interesse mit an Sicherheit grenzender Wahrscheinlichkeit das direkte Resultat der auftretenden Gehirnveränderungen.* Hat Joe ein Stadium mit verstärkter Sexualität durchgemacht?"

---

* Es gibt beispielsweise das von einer schweren Demenz begleitete Syndrom der Hypersexualität, das bei Primaten bekanntermaßen als Folge einer vollständigen Zerstörung der Temporallappen auf beiden Seiten des Kopfes auftritt. Dieser Prozeß geht einher mit der totalen Zerstörung der Amygdalae, der Hippocampi und des temporalen Neokortex, und stellt so ein extremes Beispiel für die Pathologie dar, die aus einer Schädigung derselben Hirnareale resultiert, die auch von der Alzheimerschen Krankheit betroffen werden. Das resultierende pathologische Syndrom ist durch Hypersexualität, Demenz und andere Veränderungen gekennzeichnet und als das Klüver-Bucy-Syndrom bekannt.[2] Man kennt auch andere Zustände im Zusammenhang mit einer bedeutenden Gehirnpathologie, die zu sexuellen Veränderungen einschließlich Hypersexualität führen. Zu diesen pathologischen Zuständen gehören die Epilepsie und das Hirntrauma.[3]

„Nein, ... aber er braucht Liebe."

„Nichtsdestoweniger sind Sie es sich selbst und Joe jetzt schuldig, langsam ein Heim in Betracht zu ziehen. Ich werde jetzt besser gehen. Vielen Dank für die Einladung."

„Danke für die Medikamente ... und den Ratschlag."

Eine Woche später rief Ilia mich an. Sie schluchzte. „Joe ist mit einem Stuhl auf mich losgegangen. Ich mußte einen Tisch vor die Tür rücken um ihn davor abzuhalten, hinauszugehen. Er hat vorher nie etwas derartiges getan. Ich weiß nicht, ob er mich tatsächlich geschlagen hätte, aber ..."

Wir kamen darüber überein, daß Joe in ein Heim gehen mußte. Ilia fand eine gute Pflegeeinrichtung, die nahe genug in der Nähe von ihr und ihren Kindern gelegen war, um ihn oft besuchen zu können. Neun lange Wochen des Wartens vergingen, bis sich eine Möglichkeit eröffnete und Joe in das Heim einziehen konnte.

Ich besuchte Joe kurz nach seiner Ankunft im Heim. Es war ein helles, fröhliches und ziemlich modernes Gebäude. Ich wurde von einer aufmerksamen und freundlichen staatlich geprüften Krankenschwester empfangen, die die Umgebung vervollkommnete. Sie zeigte mir den Weg zu Joes Zimmer im vierten Stock. Im Aufzug bemerkte man einen vertrauten, unverkennbaren Geruch, der manchmal als ein „institutioneller" bezeichnet wird. Später stellten Ilia und ich die Vermutung an, daß dieser Geruch das Ergebnis einer Kombination von Elementen war, die sich an Orten häufen, an denen sich eine große Zahl von Leuten aufhalten, die nicht in der Lage sind, in hygienischer Hinsicht für sich selbst zu sorgen.

Für einen Nichteingeweihten mußte der Flur, auf den ich kam, einer Art Fegefeuer gleichen. Leute wanderten wie Schatten herum, mit abwesenden Gesichtsausdrücken, die sich kaum veränderten, wenn man sich ihnen näherte. Die Pflegestation war direkt gegenüber den Fahrstühlen. Da ich nicht gleich eine Schwester finden konnte, ging ich den Korridor hinunter, um Joes Zimmer zu suchen.

„Eeh! Eeh!" Es war eine schrille Frauenstimme. Ich drehte mich um und sah eine große, dünne Frau von etwa 80 Jahren, mit blondem Haar und in einem viel zu weiten Kleid. Sie wurde von einer philippinischen Schwester auf der einen und von einem schwarzen Pfleger auf der anderen Seite festgehalten.

„Catherine! Catherine!" rief die philippinische Schwester. „Ich habe Dir gesagt, Du sollst das nicht tun!" „Sie ist schon wieder weggelaufen", informierte sie einen anderen Pfleger, einen zierlichen Mann in weißem Hemd und weißen Hosen, der ihnen zu Hilfe kam.

Sie zogen Catherine vom Fahrstuhl weg hinüber zu ihrem Zimmer. Ich folgte ihnen den Gang hinunter. Catherine begann laut zu schreien.

„Jetzt müssen wir Dich festbinden, Catherine", erklärte die philippinische Schwester gelassen.

Catherine fuhr fort zu schreien, als einer der Pfleger den Vorhang um ihr Bett zuzog.

„Oh, Doktor", sagte die philippinische Schwester, als sie sich herumdrehte und mich sah, „ich bin in einer Minute bei Ihnen".

Da ich mich ein bißchen aufdringlich fühlte, ging ich wieder den Korridor hinunter und nahm meine Suche nach Joes Zimmer wieder auf. Ich hatte keine Schwierigkeiten, es zu finden. Joe saß in einem Stuhl und starrte ausdruckslos vor sich hin.

„Hallo, Herr S."

„Oh. Hallo."

„Wissen Sie, wer ich bin?"

„Kommen Sie mich besuchen?"

„Ja, ich bin Dr. Reisberg. Erinnern Sie sich an mich?"

„Nein."

„Ich kenne Sie sehr gut. Macht es Ihnen etwas aus, wenn ich Ihnen einige Fragen stelle?"

„Nein, ist in Ordnung."

„Okay. Würden Sie dann bitte Platz nehmen?"

„Okay." Er setzte sich langsam hin.

„Herr S., wissen Sie, welches Jahr wir haben?"

„Ja, wir haben ..." Es gab eine lange Pause. Dann stand Joe vom Stuhl auf. Er ging hinüber zur Badezimmertüre. Er öffnete die Tür, schloß sie dann wieder und schickte sich an, aus dem Zimmer hinauszugehen. Er schien meine Gegenwart vergessen zu haben.

„Herr S., würden Sie bitte wieder Platz nehmen?"

„Okay," und er schlenderte langsam zurück zu seinem Stuhl.

„Würden Sie sich bitte setzen?"

„In Ordnung." Er ließ sich langsam auf den Stuhl sinken.

„Herr S., ich möchte, daß Sie rückwärts von 20 bis 1 zählen. Würden Sie das tun — 20, 19, und so weiter?"

„20, 19, 18, 17, 16, 15, 14, 13, 10, 20, 21, 22, 23, 24."
„Um was habe ich Sie gerade gebeten?"
„Zu zählen."
„Von wo ab?"
„Von eins."
„Herr S., haben Sie Kinder?"
„Ich weiß nicht."
„Wie heißen Ihre Kinder?"
Er stand vom Stuhl auf und begann wieder, im Zimmer herumzuschlendern.
„Herr S., wie heißt Ihre Frau?"
„Ilia."
„Gut, das ist richtig. Wo ist sie denn?"
„Sie ist ... bei mir."
„Aha, ... und was für eine Art von Arbeit haben Sie früher ausgeübt?"
„Ich ..." Es gab keine weitere Antwort. Ich legte meine Hand auf seine Schulter. „Herr S., würden Sie sich bitte hinsetzen?"
Er willigte wieder ohne Schwierigkeiten ein.
„Herr S., wir haben jetzt das Jahr 1979. Könnten Sie das wiederholen?"
„1979."
„Gut."
„Erinnern Sie sich noch, wer ich bin?"
„Sie sind ... Sie selbst."
„Das ist richtig, ich bin Dr. Reisberg. Wissen Sie, wo Sie sich befinden?"
„Ich bin hier."
„Richtig. Und wo ist das? Wo ist hier?"
„Genau hier. Das ist alles."
„Okay. Wissen Sie, welches Jahr wir jetzt haben?"
Es kam keine Antwort. „Wissen Sie, in welchem Jahrhundert wir leben? Welches Jahr ist es ungefähr?"
Immer noch keine Antwort.
„Es ist 1979."
„Dr. Reisberg." Ich drehte mich um. Es war die Schwester mit seinem Krankenblatt.
Ich bedankte mich und begann es durchzusehen. Joe bekam

niedrige Dosen Haloperidol, ein starkes Neuroleptikum, und zusätzlich Schlafmittel.

Haloperidol gehört einer Klasse von Drogen an, die als „Antipsychotika" bekannt sind. Andere antipsychotische Medikamente, die älteren Personen häufig verschrieben werden, besonders jenen in der dementen Phase, sind Thioridazin, Chlorpromazin und Trifluoperazin. Ein anderer Name für diese Klasse von Pharmazeutika neben „Antipsychotika" ist „Major Tranquilizer".* Zum Teil wegen der Bedeutung des Namens „Tranquilizer" werden diese Drogen häufig von Ärzten verschrieben, um ältere Patienten ruhigzustellen und um sie fügsamer zu machen. Eine andere Art, die Effekte dieser Substanzen zu beschreiben, ist ihre Bezeichnung als „chemische Zwangsjacke".

Unglücklicherweise sind diese Verbindungen sehr stark und sie verursachen über die antipsychotische Wirkung hinaus eine ganze Reihe von Nebenwirkungen. Zum Beispiel verursachen Chlorpromazin und Thioridazin, die oft unkritisch Älteren wegen „Nervosität"** verschrieben werden, häufig Ohnmachts- und Schwindelanfälle nach dem Aufstehen. Thioridazin ist auch ein häufiger Grund für Impotenz und Ejakulationsstörungen bei älteren Männern.

Wenn Familienangehörige Begriffe wie „Depression" und „Angst" verwenden, gebrauchen sie diese Begriffe meist nicht im medizinischen Sinne und „antidepressive" oder „anxiolytische" Medikamente sind nicht unbedingt angezeigt. Gleichzeitig sind die Hausärzte und die Fachäzte für innere Medizin, die älteren Leuten häufig Psychopharmaka verschreiben, keine Experten für die Diagnose von Verhaltensauffälligkeiten und sich oft der genauen Indikation für diese Medikamente nicht bewußt. Es hat den Anschein, als ob sie eine solche Medikation als Reaktion auf die Klagen der

* Andere, eher technische Bezeichnungen für diese Klasse von Verbindungen sind „Neuroleptika" und „Ataraktika". Die Begriffe „Major Tranquillizer", „Neuroleptika" und „Ataraktika" beziehen sich gewöhnlich auf dieselbe Gruppe antipsychotischer Medikamente.

** Eine kürzlich unter Medicaid-Patienten im Staat Kalifornien durchgeführte Untersuchung zeigte, daß in Bezug auf die Gesamtausgaben für Medikamente unter der institutionalisierten älteren Bevölkerung eine Thioridazinverbindung an erster Stelle lag.[4] Allein auf diese Thioridazinverbindung gingen 7,8 Prozent der Medikamentenausgaben unter den institutionalisierten älteren Medicaid-Patienten Kaliforniens zurück.

Familienangehörigen oft einfach „ausprobierten". Das ist äußerst bedauerlich, denn wenn diese Verbindungen nicht richtig und sachverständig verwendet werden, verursachen sie zweifellos mehr Probleme als sie lösen.

Haloperidol, der Major Tranquilizer, den Joe bekam, verursacht oft ein Syndrom von Nebenwirkungen, die wegen ihrer Ähnlichkeit zu den Effekten der Parkinsonschen Krankheit als „Parkinsonoide Nebenwirkungen" bezeichnet werden. Zu diesen Nebenwirkungen gehören Tremor, Speichelfluß, Rigidität und ein schlurfender Gang. Man sagt oft, daß Leute, die an diesen Symptomen leiden, „wie im Tran" aussehen, eine Vorstellung, die sich auf Grund der weiten, starrenden Augen aufdrängt, die auch eine Begleiterscheinung des Syndroms sind. Diese Parkinsonoiden Nebenwirkungen haben zur Folge, daß der verwirrte oder demente Patient noch verwirrter und/oder dementer erscheint. Die Unterscheidung der therapeutischen Effekte von Haloperidol von den Nebenwirkungen der Medikation erfordert eine Sachkenntnis, über die nur wenige der Ärzte verfügen, die diese Medikamente verschreiben. Und in jedem Fall, wenn es das therapeutische Ziel gewesen wäre, Joe einfach zu sedieren und seine Angst zu vermindern, hätte das durch einen *Minor* Tranquilizer wie Diazepam oder Chlordiazepoxid mit wesentlich weniger Risiken erreicht werden können.

„Er scheint nicht agitiert zu sein. Braucht er das Haldol?"

„Sie sollten sehen, wie er zu anderen Zeiten ist, besonders am Morgen; und manchmal beginnt er, mit den Armen herumzufuchteln. Einmal hat er mich auf das Handgelenk geschlagen."

„Warum hat er das getan?"

„Wissen Sie, wir müssen ihn am Morgen duschen. Er kann solche Sachen nicht alleine machen. Aber er wird sehr wütend, wenn wir diese Dinge erledigen. Er fängt dann an, zu schimpfen und zu fluchen. Sie sollten einmal dabei sein."

„Warum glauben Sie, ist er am Morgen so wütend?"

„Er mag es nicht, wenn wir diese Dinge für ihn machen. Er will alleine gelassen werden."

„Ich verstehe. Wissen Sie, das Haldol kann zu dieser Ruhelosigkeit beitragen. Es verursacht das, was wir eine ‚Akathisie' nennen, eine Unfähigkeit, ruhig zu sitzen. Es kann Leute wirklich unruhig machen."

„Das sollten Sie mit Dr. Taylor besprechen."

„Das werde ich auch, aber ich möchte, daß Sie sich darüber im Klaren sind. Auch diese kleinen, schlurfenden Schritte, die er macht, können vom Haldol kommen; außerdem zeigt er eine gewisse parkinsonoide Rigidität bei passiver Bewegung, die wahrscheinlich von der Medikation herrührt, obwohl es auch das Resultat der zunehmenden Schädigung in bestimmten Hirnarealen sein kann."

„Sie können das alles mit seinem Arzt besprechen. In den Unterlagen steht, wann Sie ihn erreichen können."

„Wie ist sein Gewicht?"

„Seit er herkam, hat er ungefähr sieben Pfund verloren. Wir geben ihm zweimal täglich Sustacal. Wir müssen ihm immer sagen, daß er essen soll, und manchmal müssen wir ihn füttern."

„Klappt das?"

„Manchmal ... aber er kann dabei sehr wütend werden und manchmal stößt er das Essen weg oder schlägt denjenigen, der ihn füttert."

„Das ist ein Problem. Aber jedenfalls scheint er nicht zu verhungern. Seine Haut ist okay, er hat keinen Ausschlag. Sein Cholesterin ist normal und er hat kein Eiweiß im Urin ..., so denke ich, sein Ernährungszustand ist mehr oder weniger in Ordnung. Ich sehe, er bekommt täglich Multivitamine."

„Gibt es noch irgendetwas, was ich für Sie tun kann, Doktor?"

„Ich stimme mit Ihrer Einschätzung überein, daß er genügend ißt. Während seines Krankenhausaufenthalts wegen der Prostataoperation hat er etwa 15 Pfund verloren. Unglücklicherweise ist es sehr schwierig, jemanden zum Essen zu zwingen. Einmal abgesehen von seinen Wutausbrüchen und dem, daß er wenig ißt, wie hat er darauf reagiert, daß er jetzt hier ist?"

„Er vermißt seine Frau. Er fragt immer nach ihr, Tag und Nacht. Er marschiert von einem Raum zum anderen und fragt nach Ilia."

„Kommt sie oft?"

„Fast jeden Tag."

„Tut er irgendetwas während des Tages? Nimmt er an irgendwelchen Aktivitäten teil? Ich habe die Anmerkung über die physikalische Therapie gesehen, also ist er offensichtlich in der Lage, daran teilzunehmen."

„Nein, er macht nichts bestimmtes."

„Hat er irgendwelche Freunde? Unterhält er sich mit irgendjemandem?"

„Es gibt da einen Mann, Jake, zu dem er manchmal ‚Hallo' sagt."

„Ich nehme nicht an, daß er Fernsehen schauen kann."

„Nein, das kann er nicht."

„Okay, danke schön. Ich mache mit meiner Konsultation weiter und bringe das Krankenblatt auf die Pflegestation zurück, wenn ich fertig bin."

Damals gab es sehr wenig, was ich hätte empfehlen können, abgesehen von der Herabsetzung der Dosis an Neuroleptika, die Joe bekam und damit einer Reduzierung einiger der Nebenwirkungen, die auf diese Substanzen zurückzuführen sind.

Joe blieb in dem Pflegeheim. Ein Jahr später erhielt ich einen Anruf von Ilia.

„Ich denke daran, Joe zu einem Medium zu bringen, zu Madame Rosa. Haben Sie schon von ihr gehört?"

„Nein."

„Ich habe mit ihr telefoniert und ihr Joes Situation erklärt. Sie sagte, wenn sich seine Seele noch nicht zu weit entfernt hat, könnte sie in der Lage sein, ihn wieder zurückzurufen. Ich weiß nicht was ich tun soll. Meine Tochter hat vorgeschlagen, Sie anzurufen und nach Ihrer Meinung zu fragen, also ..."

„Joe würde überhaupt nichts davon verstehen, was vor sich geht und ein paar Minuten nach Beendigung des Rituals würde er gänzlich vergessen haben, daß es überhaupt jemals stattgefunden hat."

„Aber wenn es nur irgendeine Chance gäbe, ich würde alles tun."

„Ich weiß. Es gibt Leute, denen Spiritisten und ein Medium manchmal helfen können, Leute, deren Krankheit auf psychische Ursachen zurückzuführen ist. Gelegentlich erscheinen ihre Erfolge richtig dramatisch. Zum Beispiel haben sie angeblich auch Krebsopfer geheilt. Als Wissenschaftler die Resultate studierten, fand man heraus, daß die Opfer selbst glaubten, geheilt worden zu sein und daß sie nicht mehr über Symptome klagten. Der objektive Nachweis der Pathologie, zum Beispiel das Blut im Urin oder im Stuhl, blieb aber erhalten. Bei Krankheiten, die stärkere psychische Komponenten beinhalten und deren physische Grundlage etwas geringer ist als die beim Krebs, können spiritistische oder übersinnliche Heilverfahren gelegentlich aber doch eindrucksvoll sein.

Leider sind die meisten psychologischen Verfahren von der kognitiven Funktionsfähigkeit abhängig. Wenn der Geist nur noch minimal funktioniert, ist der potentielle Wert solcher Verfahren jedoch sehr gering. Wie geht es Joe?"

„Tja, er steht unter Medikation und er ist jetzt noch gedämpfter. Außer am Morgen — sie haben mir erzählt, daß er morgens immer noch streitsüchtig ist und er die Schwestern beschimpft. Ich glaube, das kommt daher, daß sie sehr penetrant auf dem bestehen, was sie tun wollen. Wenn sie ihn duschen und baden, dann wollen sie es auf ihre Art und Weise machen und zu Zeiten, in denen es ihnen angenehm ist. Das kommt von den Einschränkungen. Vielleicht ist er ja gerade in dem Augenblick, wenn sie es beschließen, noch nicht bereit zum Duschen oder Haarewaschen."

„Hat er früher schon geflucht?"

„Ja, aber nur, wenn es auch angebracht war. Ich meine, er hätte nicht jemanden beschimpft, der ihm hilft. Das hätte er nicht gemacht. Er hätte geflucht, wenn es mit einem Artikel schlecht vorangegangen wäre oder er irgendwo her falsche Informationen bekommen hätte.

Wenn er im Pflegeheim nicht ißt, weil er vergessen hat, daß er gerade am Essen ist und deshalb aufhört, bestehen sie entweder darauf, daß er ißt oder sie füttern ihn. Er will das nicht. So kann es schon passieren, daß er sagt ‚Nimm das weg, du Hurensohn' oder so was ähnliches."

„Hat er irgendwelche Krankheiten oder Infektionen gehabt, seit er im Pflegeheim ist?"

„Nein."

„Wie hat sich denn sein Verhalten während der Zeit im Pflegeheim geändert?"

„Als er zum ersten Mal ins Heim kam, wollte er nicht dort bleiben. Er hat es mir sehr schwer gemacht, nach Hause zu gehen."

„Was hat er denn gesagt?"

„Ja, er sagte: ‚Warum läßt Du mich hier alleine?' Ich ... ich ... weiß nicht, ob ich darüber reden kann." Sie bekam eine belegte Stimme.

„Sagen Sie nur, was Sie empfinden."

„Ja, er wußte, daß er dort war; er wußte, daß er in einem Heim war. Ich versuchte ihm zu erzählen, daß er nach Hause kommen könne, wenn es ihm wieder gut ... wenn es ihm besser ginge.

Einmal hat er zu mir gesagt: ‚Ich tu ja überhaupt nichts hier. Ich gehe nicht mehr in die Oper, ich gehe nicht mehr ins Theater‘. Was wir oft gemacht haben, bevor er in die Klinik kam, wenigstens zwei oder drei Mal in der Woche.“

„Hat er sich daran erinnert?“

„Ja, das hat er. Er sagte: ‚Ich gehe nicht in die Oper, ich gehe nicht ins Theater, es gibt hier nichts zu tun für mich und ich weiß nicht, warum ich nicht nach Hause kann‘. Dann habe ich ihm erklärt, daß er krank ist und daß er nach Hause kommen könne, wenn es ihm besser ginge. Unter der Medikation schien es dann langsam, als ob er ruhiger wäre, wenn ich kam. Manchmal komme ich und finde ihn vor, wie er nur vor sich hin starrt und überhaupt nichts tut. Er wird jetzt mehr und mehr so.“

„Da haben Sie Recht. Das kommt wahrscheinlich von den Medikamenten.“

„Er redet Dinge, die absolut keinen Sinn ergeben.“

„Was zum Beispiel?“

„Nun, die Wörter kommen nicht richtig heraus. Manchmal sagt er Dinge, die keine richtigen Wörter sind. Wie einmal, da sagte er ein sehr eigenartiges Wort und mein Sohn, der gerade da war, fragte ihn: ‚Was bedeutet das, Vater?‘ Joe sagte: ‚Ich buchstabiere es für Dich‘. Er hat es genau so buchstabiert, wie er es gesagt hat, aber es war kein richtiges Wort.

In seiner Vorstellung schreibt er immer noch Artikel. Er spricht noch davon, einen Artikel abzuschließen und ihn rechtzeitig abzuliefern. Er fragt auch, ob die Artikel in Ordnung sind und ob sie den Herausgebern gefallen. Ich mache dann immer mit und erzähle ihm, daß ich den Artikel in die Redaktion gebracht oder abgeschrieben habe; und er fragt dann: ‚Hast Du genug Papier, hast Du auch alles?‘ und ich versichere ihm immer, daß ich alles habe.

Sicher ist es jetzt schlechter mit ihm und die Wörter kommen nicht richtig heraus, aber ab und zu sagt er auch Dinge, die einen Sinn ergeben. Dieses Frühjahr sind wir draußen spazieren gegangen, und alles wurde langsam grün; und als ich darüber gesprochen habe, wie schön alles aussieht, da hat er gesagt: ‚Ja, ich weiß sehr gut, wie schön es früher war‘.

Er hat einen sehr guten Freund im Pflegeheim, seinen Zimmergenossen, der genauso verwirrt ist wie er. Sie sprechen miteinander über die unterschiedlichsten und verrücktesten Dinge. Aber sie sind sehr glücklich mit dieser Unterhaltung."

„Er ist sein Zimmergenosse, sagen Sie?"

„Ja, er wohnt seit mehreren Monaten mit ihm zusammen."

„Wie ist sein Name?"

„Jake, aber Joe liebt es, ihn Sam zu nennen. Aber er reagiert auch auf Sam. Jake antwortet auf diese Anrede, es macht ihm nichts aus."

„Das ist sehr interessant. Sein Name ist Jake, aber Joe nennt ihn gerne Sam?"

„Ja genau. Einer unserer liebsten Freunde hieß Sam, und er nennt ihn gerne Sam."

„Das ist erstaunlich."

„Und Jake macht es nichts aus ... Und Jake sitzt die ganze Zeit in einem Rollstuhl und Joe in einem geriatrischen Stuhl."

„Was ist ein geriatrischer Stuhl?"

„Ein geriatrischer Stuhl ist einer mit einer Halterung davor. Er hat Räder, und Joe muß ihn mit seinen Beinen fortbewegen. Wenn ich oder die Kinder kommen, nehmen wir ihn aus dem Stuhl heraus und laufen mit ihm."

„Wie lange muß er in dem Stuhl bleiben?"

„Die ganze Zeit, außer wenn er geduscht oder rasiert wird. Er kann nicht aus ihm raus. Sie haben Angst, daß er hinfällt und so lassen sie ihn im Stuhl."

„Fällt er denn hin?"

„Er ist zweimal gefallen. Einmal hat er sich seine Zehe verletzt und ist deshalb hingefallen, und einmal ist er einfach in sich zusammengesunken. Er hat sich nicht verletzt, er hat nur die Kontrolle verloren und sich auf den Fußboden gesetzt. Sie wurden sehr aufgeregt, weil sie so Angst haben, daß er sich verletzt, und deshalb haben sie ihn in den Stuhl verbannt. Aber ich denke, daß sein Gehirn einfach die motorische Kontrolle über seine Beine verloren hat; es ist, als ob er seine Beine nicht länger veranlassen könnte, zu gehen. Das dauert vielleicht eine halbe Minute an. Er verliert nicht das Bewußtsein oder so was, und danach geht er wieder weiter. Aber sie fürchten sich, sie haben Angst, daß er wirklich fallen könnte."

„Ich kann mir gut vorstellen, daß er sehr wütend darüber ist, wenn er andauernd im Stuhl sitzen muß."

„Ja natürlich. Am Morgen, wenn sie ihn geduscht und gebadet

haben, setzen sie ihn in den Stuhl. Ich glaube, das ist der Punkt, an dem er sehr zornig wird und anfängt zu fluchen."

„Hat er irgendwelche Schwierigkeiten beim Essen? Hat er noch mehr an Gewicht verloren, seit er ins Pflegeheim gekommen ist?"

„Seit Ihrem Besuch hat er noch einmal ungefähr fünf Pfund verloren. Aber seit kurzem hat er Schwierigkeiten, nach dem Essen zu greifen. Wenn ich ihm zum Beispiel eine Banane mitbringe, die er eigentlich gerne mag, nimmt er sie nicht immer. Das ist erst in den letzten paar Wochen passiert. Es scheint mir, als ob er die Dinge jetzt nicht immer am richtigen Platz sieht oder er seine Hand nicht veranlassen kann, sich zum richtigen Ort zu bewegen. In der letzten Zeit setzt er sich auch auf sehr eigentümliche Weise hin. Er muß seine Hand erst nach dem Sitz ausstrecken, und ich habe immer Angst, daß er ihn verfehlt, weil er die Entfernung zwischen seinem Körper und dem Stuhl nicht abschätzen kann."

„Erkennt er Sie denn immer?"

„Oh ja. Er küßt mich immer, jedes Mal. Und er spricht mit mir; und zu den Leuten, die vorbeikommen und fragen, wie es ihm geht, sagt er: ‚Mir geht's gut. Und Ihnen?' Es gibt Momente, in denen es gut geht, aber dann macht er weiter und sagt wieder irgendetwas, was überhaupt keinen Sinn ergibt.

Neulich fragte ich ihn spaßeshalber: ‚Liebst du mich denn nicht mehr?' Er antwortete mir: ‚Nein, nicht mehr'. Warum, fragte ich ihn. Er sagte dann: ‚Weil du mich hier alleine gelassen hast'. Das ist das erste Mal, daß er das gesagt hat. Sicher, wir halten immer noch Händchen und küssen uns zum Abschied. Er ist in seinem Verhalten sehr demonstrativ geworden. Er hat mich in der Öffentlichkeit nie geküßt, aber jetzt kümmert er sich nicht mehr darum, ob jemand dabei ist."

„Können Sie mir noch mehr über seine Beziehung zu Jake erzählen?"

„Gleich zu Anfang, als Joe in das Pflegeheim kam, hat er Jake getroffen, der in einem anderen Zimmer gewohnt hat. Immer wenn ich kam, fand ich Joe und Jake zusammen vor, entweder saßen sie in ihren Stühlen oder Joe lief vor Jake auf und ab und sprach mit ihm. Aus irgendeinem Grund gibt es eine Menge, über das sie reden. Jake ist sehr ruhig und sieht sehr elegant aus mit seinem grauen Haar und einem kleinen grauen Schnurrbart. Er hat in der Mantelherstellung gearbeitet. Jake ist immer mit einem Kunden beschäftigt. Ständig probiert er etwas an, verkauft etwas oder schickt es irgendwo hin. Und Joe, der immer nur Kopfarbeit geleistet hat und immer zwei linke Hände hatte, fand das irgendwie faszinierend.

Joe wiederum war immer damit beschäftigt, einen Artikel zu schreiben, ihn wegzuschicken und irgendeinen Termin einzuhalten. Ich glaube, Jake hat ihm zugehört, es war neu für ihn.

Die beiden sind einfach sehr glücklich miteinander. Jedesmal wenn sie sich treffen, begrüßen sie sich mit Händeschütteln. Jake sitzt immer im Rollstuhl. Wenn ich mit Joe an ihm vorbeigehe, legt er seine Hand auf Jakes Schulter und gibt ihm einen Klaps."

„Wie schafft es Joe denn, immer noch Artikel zu schreiben?"

„Am Anfang, als er eingeliefert wurde, trug er ständig Bleistifte und Papier in seiner Hemdentasche mit sich, um immer zum Schreiben bereit zu sein. Das ist etwas, was er immer so gemacht hat und weiterhin machte.

Manchmal ist er so versessen darauf gewesen, daß ich einen Artikel fertigstelle, so daß ich mit dem Papier das Zimmer verlassen und für ein oder zwei Minuten verschwinden mußte, bis ich dann zurückkam und sagte: ‚Erledigt'."

„Hat er irgendetwas auf das Papier geschrieben?"

„Nein, ich glaube nicht, daß er jetzt überhaupt noch seinen Namen schreiben könnte."

„Hat Joe außer zu Jake noch irgendwelche andere Beziehungen im Pflegeheim?"

„Nein."

„Ich nehme an, daß Jake ein ähnliches Problem hat."

„Ja, das hat er. Seine Frau hat ihn noch bei sich zu Hause behalten, als er schon zu verwirrt war, um eine längere Konversation zu führen. Er hat auch die Schlösser geknackt. Er hat die Schrauben aus den Türverriegelungen herausgeschraubt, so daß er hinaus konnte; er wußte, wie er das machen mußte. Joe konnte das nicht, aber ich glaube, er hätte das auch gemacht."

„Glauben Sie, daß es gut für Joe war, ihn ins Pflegeheim zu bringen?"

„Nun ja, er erhält mehr Anregungen, als er zu Hause bekommen würde. Dort sind mehr Leute, und die Leute unterhalten sich mit ihm; alle mögen ihn.

Ich hätte mich lieber bei uns zu Hause um ihn gekümmert, wenn es mir möglich gewesen wäre. Ich glaube, er war während der ersten Monate seines Aufenthalts dort sehr unglücklich. Und ich bin auch sehr unglücklich."

„Warum?"

Sie begann zu weinen. „Ich weiß nicht. Ich ... ich denke nur, vielleicht hätte ich mich selbst um ihn kümmern können. Vielleicht hätte ich es versuchen sollen, aber ich hätte es nicht geschafft, mich rund um die Uhr um ihn zu kümmern.

Aber auf jeden Fall scheint er jetzt zufriedener zu sein als zu Anfang. Als er erst kurze Zeit im Heim war, war er unmöglich, wenn ich gehen mußte. Er wollte immer mit mir kommen und konnte nicht verstehen, warum ich ihn dort zurückließ. Aber jetzt erkläre ich ihm, daß ich einen Bus nehmen und mich beeilen muß, und er sagt dann: ‚Gut, dann geh, verpaß den Bus nicht'. Er schickt mich dann weg und küßt mich zum Abschied ... er scheint zufriedener zu sein." Sie begann wieder zu weinen.

„Warum fühlen Sie sich denn so schuldig?"

„Weil er meine Liebe braucht, er braucht meine Fürsorge. Wenn ich ihn zu Bett bringen und dabei fest umarmen würde, ich glaube, das wäre gut für ihn.

Einmal bin ich statt wie sonst tagsüber am Abend ins Pflegeheim gekommen. Ich habe den Fehler begangen, bei ihm zu bleiben, bis sie ihn ins Bett brachten. Sie schicken ihn recht früh zu Bett. Ich habe ihm einen Gute-Nacht-Kuß gegeben, und es war schrecklich für ihn. Er sagte mir: ‚Ich will nicht hier schlafen, wenn Du nicht bei mir bleibst. Ich will mit Dir nach Hause gehen'. Es war so traurig für ihn, mich bei sich zu haben und trotzdem alleine ins Bett zu müssen; denn wir sind fast 50 Jahre verheiratet und wir haben immer gemeinsam in einem Doppelbett geschlafen. Es ist ganz einfach die Macht der Gewohnheit."

„Wie oft besuchen Sie ihn jetzt?"

„Ich gehe jeden Tag hin, außer an den zwei Tagen, an denen ich arbeite."

„Dann besuchen Sie ihn an fünf Tagen in der Woche?"

„Ja."

„Nun, es ist mir klar, daß Sie immer alles menschenmögliche für Joes Wohlergehen getan haben. Sie sind wirklich wie eine Heilige."

„Gibt es irgendetwas, was Sie mir noch empfehlen könnten?"

„Sie haben sicherlich alles getan, was Sie konnten. Es gibt aber einige Medikamente, die ich im Augenblick empfehlen könnte. Eines ist ein Vasodilatator. Wissen Sie vielleicht, ob er ein Medikament dieser Art bekommt?"

„Nein."

„Tja, es ist keine Frage, daß Vasodilatatoren die Blutzirkulation des Gehirns vebessern. Es gibt einige Hinweise, die allerdings noch vorläufiger Art sind, daß sich der Zustand von senilen Leuten nicht so schnell verschlechtert, wenn sie bestimmte Substanzen dieser Art erhalten. Das ist der Befund einer europäischen Studie, in der Patienten über einen Zeitraum von 15 Monaten entweder dieses Medikament oder ein Placebo verabreicht bekamen. Die Gruppe, die mit Vasodilatatoren behandelt wurde, zeigte einen geringeren intellektuellen Verfall und weniger physiologische Beeinträchtigungen."

„Könnten Sie darüber vielleicht einmal mit seinem behandelnden Arzt sprechen?"

„Aber gerne."

„Gibt es sonst noch etwas, was ich tun kann?"

„Es gibt noch etwas, was man seiner Nahrung zusetzen kann, Lecithin. Das könnte sich vielleicht lohnen."

„Ich habe davon gehört. Ist es wirklich von Nutzen?"

„Man weiß es bis jetzt noch nicht genau. Wir wissen, daß es bei Leuten mit Joes Zustand zu einem Defizit an einer bestimmten wichtigen chemischen Verbindung des Gehirns kommt, an Cholin. Es wäre möglich, daß sich der Zustand verbessert oder sich die Verschlechterung wenigstens vermindert, wenn man dieses Defizit ausgleicht. Wir wissen nicht sicher, ob sich der Ersatz von Cholin auch über Jahre hinweg wirklich auszahlt, aber vorläufig könnte es sinnvoll sein."

„Was soll ich machen?"

„Lecithin ist die natürliche Quelle für Cholin. Man weiß, daß es die Cholinkonzentration im Blut erhöht und es scheint, daß es auch die Menge an Cholin im Gehirn erhöht."

„Okay, ich werde welches kaufen und es ihm mitbringen, wenn ich ihn besuchen gehe. Glauben Sie, Sie könnten die Schwestern dazu bringen, ihm das Lecithin regelmäßig zu geben?"

„Ich werde sehen, was ich tun kann. Ich werde auch versuchen, daß sie Joe erlauben, etwas freier herumzulaufen, ohne diesen geriatrischen Stuhl."

„Oh, vielen Dank. Das wäre eine große Hilfe."

„Ich freue mich, daß Sie angerufen haben. Lassen Sie uns in Verbindung bleiben."

„Danke schön, Doktor."

Die Verantwortlichen im Pflegeheim bestanden weiterhin darauf, daß Joe an den geriatrischen Stuhl gefesselt blieb. Entsprechend hielten Joes Ärger und seine schmähenden Ausbrüche an. Ein weiteres ernstes Problem blieb nach wie vor der Mangel an Kommunikation zwischen Joe und dem Pflegepersonal. Die Schwestern und Pfleger, die für Joe die hauptsächlichen Aspekte seiner täglichen Lebensumstände darstellten, hatten keine spezielle Ausbildung oder Anleitung für den Umgang mit senilen Leuten, obwohl diese Patienten die absolute Mehrheit unter den Pflegeheimbewohnern ausmachen. Das Problem in Joes Fall war es, daß sie Dinge mit ihm anstellten, wie ihn anzuziehen und zu füttern, ohne ihm zu erklären, was sie da eigentlich mit ihm machten. Joes Gedächtnis war so sehr beeinträchtigt, daß er die Routinetätigkeiten im Heim nie richtig schätzen lernen konnte. Also mußte er die Hilfe des Pflegepersonals bei seinen täglichen Aktivitäten weiterhin als Angriffe auf seine Person auffassen. Entsprechend hielt sein Ärger unvermindert an.

Die Auswirkungen dieses Teufelskreises, der auf einem fundamentalen Mangel an Kommunikation und Empathie beruhte, hätten sich im Laufe der Zeit allmählich mindern können, wenn sich weiterhin dieselben Leute um Joe gekümmert hätten. Der Wechsel im Rotationssystem führte jedoch zu einer hohen Fluktuation des Pflegepersonals, so daß die Personen, die für Joe verantwortlich waren, ihn zum größten Teil nie richtig kennenlernen konnten. Der Mangel an Kommunikation wurde auch darin deutlich, daß das Pflegepersonal fortwährend mit ihm schrie. War auch sein Gedächtnis beeinträchtigt, so blieb sein Hörvermögen doch intakt. Es war also nicht nötig, mit Joe zu schreien — man hätte ganz einfach mit ihm reden sollen und ihm erklären, was man gerade mit ihm vorhatte.

Ilia besuchte Joe weiterhin sehr häufig. Er erwartete sie und freute sich nach wie vor auf seine Weise über ihre Besuche. Die nächsten sechs Monate verstrichen ohne besondere Ereignisse.

Ein Drittel aller Leute, die in ein Pflegeheim eingewiesen werden, versterben innerhalb des ersten Jahres. Zwei Drittel sind innerhalb von drei Jahren verstorben.[5] Weiterhin sei daran erinnert, daß die Senilität selbst mit einer verminderten Lebenserwartung verbunden ist. Wir haben erwähnt, das die Senilen mit keiner größeren Wahrscheinlichkeit als andere Leute ihres Alters an Arthritis, einem Verlust des Hörvermögens, an Prostataproblemen, Krebs oder anderen häufigen pathologischen Zuständen des Alters leiden. Warum sollte dann ihre Lebenserwartung so niedrig sein? Der Grund liegt darin, daß Senile wesentlich eher Zustände entwickeln, von denen Leute befallen werden, die unfähig oder nur eingeschränkt in der Lage sind, sich um sich selbst zu kümmern.

Joe überlebte eineinhalb Jahre im Pflegeheim, ohne zusätzlich zu seiner Senilität irgendeine andere Form von ernsthaften Beschwerden zu entwickeln. Aus medizinischer Sicht ging es ihm besser als dem Durchschnitt. Zweifelsohne haben Ilias häufige Besuche zur Aufmerksamkeit und dem Interesse des Pflegepersonals an Joes Gesundheit und Wohlbefinden beigetragen. Ihre Besuche waren für ihn also physisch wie auch emotional von beträchtlichem Wert.

Nach 18 Monaten Aufenthalt im Heim bekam Joe eine Ulzeration am Knöchel, die nicht heilte. Das Geschwür hing wahrscheinlich mit seinem Eingesperrtsein in den geriatrischen Stuhl zusammen. Da Joe sich nicht normal bewegen konnte, konnte das Blut in seinen Beinen nicht richtig zirkulieren. Unter solchen Umständen kommt es häufig zu Ulzerationen.

Einen Monat nach der Bildung des Geschwürs schwoll Joes gesamtes Bein an. Der Ulcus hatte sich verschlimmert und mit Flüssigkeit gefüllt. Er war offensichtlich infektiös geworden und die Infektion hatte sich ausgebreitet. Joe wurde in ein Krankenhaus verlegt.

Joe blieb 12 Wochen in der Klinik. Die Wunde wurde geöffnet und gesäubert und er wurde mit Antibiotika behandelt. Das Personal stimmte dankenswerterweise einer minimalen Sedierung zu. Durch die antiseptische Wundbehandlung und geeignete Versorgung heilte die Wunde allmählich. Ilia besuchte Joe auch im Krankenhaus regelmäßig und fuhr fort, ihn zu umsorgen. Wie auch zuvor sicherte ihm ihre Besorgnis die notwendige Aufmerksamkeit und Pflege.

Joe überstand seine medizinische Krise und kam ins Pflegeheim zurück. Er blieb weiterhin am Leben. Unglücklicherweise dauerten sein Eingesperrtsein und sein Ärger auch an. Glücklicherweise aber auch Ilias Liebe und Fürsorge. Ich habe keinen Zweifel daran, daß es hauptsächlich Ilias Bemühungen waren, die Joe überleben ließen. Obwohl er verwirrt ist, bin ich mir auch sicher, daß Joe sich ihrer Liebe bewußt ist und es ihr dankt.

Anmerkungen

1. Reisberg, B., Ferris, S.H. und Gershon, S., Pharmacotherapy of senile dementia. In *Psychopathology in the Aged*, hrsg. von Jonathan O. Cole und James E. Barret, Raven Press, New York, S. 233-264, 1980.
2. Klüver, H. und Bucy, P.C., Preliminary analysis of the functions of the temporal lobes in monkeys. *Arch. Neurol. Psychiat.* 42: 979, 1939.
3. Small, I.F. und Small, J.G., Sexual behavior and mental illness. In *Comprehensive Textbook of Psychiatry/II*, hrsg. von A.M. Freedman, H.I. Kaplan und B.J. Sadock, Williams & Wilkins, Baltimore, 1975, S. 1500-1510.
4. Zawadski, R.T., Glazer, G.B. und Lurie, E., Psychotropic drug use among institutionalized and noninstitutionalized Medicaid aged in California. *J. Geront.* 33: 825-834, 1978.
5. Butler, R.N., *Why survive? Being old in America.* Harper & Row, New York, 1975, S. 269.

Kapitel 7

Die Behandlung der Alzheimerschen Krankheit: Medizinische und pharmakologische Ansätze

Überraschenderweise existieren bereits Interventionsmöglichkeiten, die sich bei den Beeinträchtigungen der senilen Demenz in ganz überzeugender Weise als effektiv erwiesen haben. Nichtsdestoweniger haben diese Behandlungen nicht die Aufregung und die Begeisterung hervorgerufen, die man von den Patienten, ihren Familien und ihren Ärzten erwarten könnte. Zum Verständnis dieses Paradoxons sind einige Erklärungen notwendig.

Die westliche Medizin als Wissenschaft und Disziplin hat sich traditionellerweise auf drastische klinische Verbesserungen und auf schnelle, scheinbar abrupte Heilungen konzentriert. Das ist nicht unbedingt überraschend, denn es sind gerade solche Resultate, die die Patienten und ihre Angehörigen am meisten zu schätzen wissen und die dem Kliniker eine unmittelbare Befriedigung verschaffen. Leider sind diese akuten Interventionen oft nur palliativ und von vorübergehender Art. Im schlimmsten Fall sind sie ganz einfach „Hokus-Pokus", d. h. drastisch genug, um geradezu magisch zu erscheinen, aber kaum von größerem Wert, als die Möglichkeiten der Ärzte und der medizinischen Wissenschaft im allgemeinen übertrieben erscheinen zu lassen.

Beispiele dieses Phänomens findet man in jeder der medizinischen Disziplinen im Überfluß. In der Psychiatrie zum Beispiel gelingt es den Ärzten oft in eindrucksvoller Weise, einige der Nebenwirkungen zu beseitigen, die durch die Medikation verursacht werden, die sie selbst ihren Patienten verordnen. Beispielsweise entwickeln Patienten manchmal Muskelspasmen als Reaktion auf bestimmte psychotrope Medikamente. Durch die intravenöse Verabreichung von Antihistaminika kann ein Psychiater diese Spasmen drastisch vermindern. Die Patienten, ihre Angehörigen und alle, die Zeugen der Heilung sind,

sind verständlicherweise beeindruckt. Aber alles, was im Grunde genommen erreicht wird, ist die plötzliche Linderung eines Symptoms, das in erster Linie durch die Medikation des Arztes verursacht wurde. Die zugrundeliegende Krankheit ist davon überhaupt nicht berührt. Außerdem kann der Spasmus wieder auftreten, wenn die psychotrope Medikation nicht abgebrochen wird.

Auch in der Neurologie, der anderen medizinischen Disziplin, die häufig von der Diagnose und der Therapie der Senilität betroffen ist, findet man leicht Beispiele der dramatischen Behandlung von akuten Problemen, ohne daß das zugrundeliegende chronische Leiden, das diese Probleme eigentlich bewirkt, überhaupt berührt wird. Einer der größten therapeutischen Fortschritte, der in dieser medizinischen Disziplin während der letzten Jahrzehnte erreicht wurde, liegt in der Behandlung der Parkinsonschen Krankheit. Dieser Zustand ist charakterisiert durch eine Rigidität der Bewegungen, Tremor und häufig auch Speichelfluß. In den frühen 50er Jahren entdeckte Cotzias, daß sich diese Symptome durch die Verabreichung einer als „L-Dopa" bekannten Substanz drastisch reduzieren ließen. Ein scheinbar wunderbares Heilmittel für eine bedeutsame Erkrankung in einem medizinischen Bereich, dem es tragischerweise an effektiven Interventionsmöglichkeiten mangelte, war gefunden worden. Unglücklicherweise hat diese dramatische Entdeckung ein Viertel Jahrhundert später viel von seiner Bedeutung verloren. Wir wissen jetzt, daß dieses bedeutsame „Heilmittel" mit der Zeit zunehmend weniger effektiv bei der „Verdeckung" der Symptome dieser Krankheit ist, welche für einen Patienten bis an sein Lebensende bestehen bleibt. Im Laufe der Jahre werden immer höhere Dosen von L-Dopa oder verwandten Substanzen notwendig, um die Symptome der Krankheit zu beheben. Die Anti-Parkinson-Medikation ruft Nebenwirkungen hervor, die den gesamten therapeutischen Nutzen für den Patienten schmälern. Mit steigender Dosierung können die Nebeneffekte die therapeutischen Vorteile für den Patienten sogar überwiegen. Leider wird der langfristige Verlauf der Parkinsonschen Krankheit durch diese symptomatischen „Heilmittel", die man zur Verfügung hat, anscheinend nicht beeinflußt.[1]

In bestimmter Hinsicht besteht eine Analogie zwischen dem modernen medizinischen Ansatz der Heilung und eher traditionellen „spirituellen" Techniken. Eine interessante Untersuchung wurde über christlich fundamentalistische, spirituelle „Heilungen“ bei amerikanischen Gläubigen durchgeführt, die an Krebs litten. Diese „Heilungen“ wurden bewirkt durch ein sogenanntes „Handauflegen“ bei Personen, die einen „echten Glauben“ an die potentielle Wirksamkeit dieser Prozedur besaßen. Die Krebskranken, die in der Studie erfaßt wurden, waren der festen Überzeugung, daß sie durch das Ritual geheilt worden waren. Man fand tatsächlich, daß ihre Symptome behoben waren. Sie litten nicht mehr an den physischen oder psychischen Beschwerden, die sich mit der Ausbreitung der Malignität entwickelt hatten. Vom Gesichtspunkt der Gläubigen aus waren sie also „geheilt“. Die körperlichen Manifestationen des Karzinoms bestanden jedoch fort. Man fand wie zuvor noch Anzeichen von Blut im Urin oder im Stuhl. Die spirituellen „Heilungen“ hatten keinen Einfluß auf die erbarmungslose Entwicklung des Karzinoms gehabt.[2]

In den letzten Jahren wurden sich die medizinischen und wissenschaftlichen Institutionen zunehmend des Bedürfnisses der westlichen Medizin bewußt, sich mehr mit der Prävention und der langfristigen Behandlung von chronischen Krankheiten zu befassen. Unser klinikzentriertes medizinisches System ist jedoch auch heute noch hauptsächlich darauf ausgerichtet, die Flammen des akuten „Aufflackerns“ einer Krankheit zu ersticken. Der langfristigen Behandlung und der Prävention von chronischen Krankheiten werden nach wie vor viel zu wenig Aufmerksamkeit gewidmet.

Selbstverständlich ist die Senilität eine chronische Krankheit. Ein wirklich bedeutsames und effektives Mittel gegen diesen Zustand muß in seinen Verlauf und in seine Entwicklung über Jahre hinweg positiv eingreifen können. Ein „Hokus-Pokus“-Palliativum, das die Symptome nur für eine kurze Weile verschwinden läßt und keinen realen Effekt auf den langfristigen Verlauf der Störung zeitigt, wird zweifellos mehr Aufmerksamkeit und Aufregung auf sich ziehen, aber nur von geringer tatsächlicher Bedeutung sein. Glücklicherweise sind anscheinend schon Substanzen entwickelt worden, die dem allmählichen Abfall, den man bei der senilen Demenz findet, entgegenwirken. Aus den oben beschriebenen Gründen ist diesen Verbindungen von Laien, ihren Familien und selbst von den Ärzten weniger Aufmerksamkeit zuteil geworden, als ihnen gebührt.

Eine Vielzahl von Medikamenten wurde bei der Behandlung der

Senilität untersucht. Die wichtigsten, die bekanntesten und die vielversprechendsten der untersuchten Substanzen sind folgende:

I. Cerebrale Vasodilatatoren und Mittel zur Steigerung des cerebralen Stoffwechsels
II. Procain-Lösungen
III. Psychostimulantien
IV. Nootropika
V. Neuropeptide
VI. Neurotransmittervorstufen oder zu Neurotransmittern agonistisch wirkende Substanzen.

Die cerebralen Vasodilatatoren und die Mittel zur Steigerung des cerebralen Stoffwechsels sind die wichtigsten und die am meisten verwendeten Substanzen bei der Behandlung von Hirnleistungsstörungen. Die Rechtfertigung für den Gebrauch dieser Substanzen hat sich in dem Maße geändert, in dem sich unsere Vorstellungen über die Ursprünge der senilen Demenz gewandelt haben. Als die vasodilatatorischen Behandlungen anfangs eingeführt wurden, hielt man die Senilität noch für das Resultat einer progredienten Verengung der Blutgefäße im Gehirn auf Grund von arteriosklerotischen Ablagerungen. Man ging davon aus, daß die Vasodilatatoren durch eine Erweiterung der verengten Blutgefäße für die Behandlung einer solchen progredienten cerebralen Arteriosklerose nützlich seien.

Wie wir gesehen haben, haben sich unsere Vorstellungen bezüglich der Ursprünge der senilen Demenz drastisch geändert. Wir gehen jetzt davon aus, daß ein degenerativer Prozeß, die Alzheimersche Krankheit, die Ursache für die meisten Fälle von seniler Demenz ist, und daß ein vaskuläres Leiden, die Multi-Infarkt-Demenz, für die Mehrzahl der noch verbleibenden Fälle von Senilität verantwortlich ist. Anders als die Alzheimersche Krankheit hängt die Multi-Infarkt-Demenz mit einer Arteriosklerose der Blutgefäße im gesamten Körper zusammen.

Was bedeuten nun diese neuen Vorstellungen über die Ursprünge der senilen Demenz für die Begründung der vasodilatatorischen Behandlung und ihres Nutzens? Neuere Untersuchungen wiesen auf einige überraschende Implikationen hin.

Kohlendioxyd ist ein wirkungsvoller natürlicher Dilatator der cerebralen Blutgefäße. Der menschliche Körper scheint diesen natürlichen Anpassungsmechanismus entwickelt zu haben, da ein Anstieg der Kohlendioxydkonzentration im allgemeinen darauf hinweist, daß unser Gewebe nicht ausreichend mit Sauerstoff versorgt wird. Das Gehirn ist eines der sensitivsten Organe unseres Körpers auf Sauerstoffmangel. Auf Grund eines Sauerstoffmangels kann sich das Gehirn in relativ kurzer Zeit eine irreparable Schädigung zuziehen. Deshalb verfügt der Körper über eine Vielzahl von Mechanismen, um im Bedarfsfall Blut in das Gehirn zu verlagern. Einer dieser Mechanismen ist die vasodilatatorische Reaktion der cerebralen Gefäße auf eine erhöhte Kohlendioxydkonzentration.

In Experimenten konnte gezeigt werden, daß Patienten mit einer Alzheimerschen Krankheit auf einen vasodilatatorischen Reiz wie Kohlendioxyd ganz normal reagieren (siehe Abb. 7.1). Die Gefäße erweitern sich und die Blutzufuhr wird gesteigert. Tatsächlich scheinen Patienten mit einer Alzheimerschen Krankheit sogar eine etwas stärkere Reaktion auf einen vasodilatatorischen Reiz aufzuweisen als nicht beeinträchtigte, normale Leute gleichen Alters. Bei Patienten mit einer Multi-Infarkt-Demenz sind die cerebralen Blutgefäße oft sklerotisch. Die arteriosklerotischen Ablagerungen lassen die Blutgefäße so rigide werden, daß sie sich nicht mehr erweitern können. Tatsächlich werden viele der Gefäße wie Bleirohre — starr und praktisch unbeweglich. In Experimenten ließ sich bestätigen, daß vasodilatatorische Substanzen bei Patienten mit solchen rigiden, sklerotischen Gefäßen, wie sie bei der Multi-Infarkt-Demenz vorkommen, ganz andere Effekte hervorufen. Bei Patienten mit einer Multi-Infarkt-Demenz kommt es zu keinem Anstieg der cerebralen Durchblutung als Reaktion auf cerebrale Vasodilatatoren. Tatsächlich findet man bei diesen Patienten sogar eine leicht verminderte Durchblutung vor. Offenbar ist die einzige Richtung, in die sich diese rigiden, sklerotischen Blutgefäße bewegen können, die nach innen; und das ist tatsächlich die paradoxe Reaktion, die auf einen dilatatorischen Reiz erfolgt.[3]

Diese Befunde weisen darauf hin, daß vasodilatatorische Mittel bei Demenzen vom Alzheimer-Typ therapeutisch wirksam sein können, während sie bei Patienten, deren Demenz auf eine Multi-Infarkt-Demenz zurückzuführen ist, eher nutzlos sind und vielleicht sogar eine leichte Verschlechterung verursachen können. Leider wurden

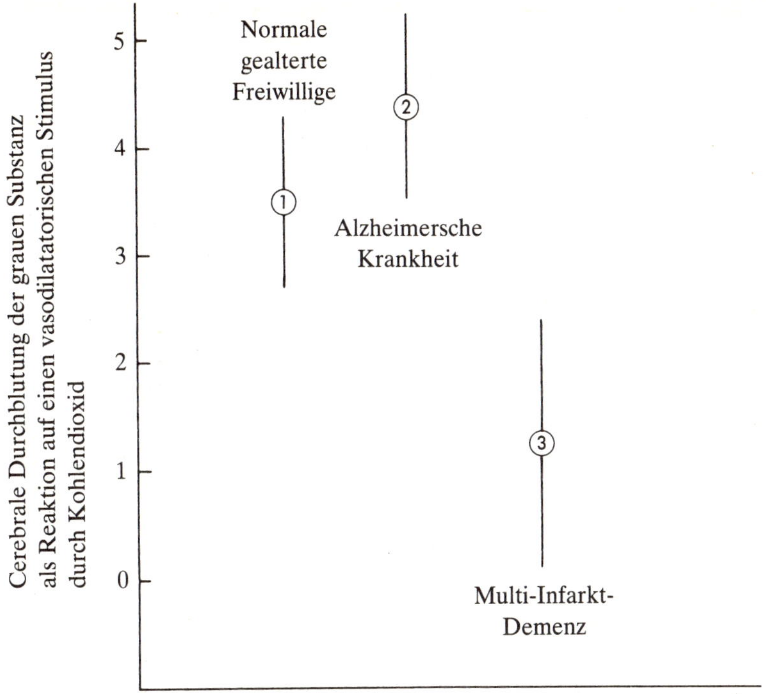

Abbildung 7.1:
Reagibilität der cerebralen Durchblutung im Alter und bei Demenz. Reaktionen der cerebralen Durchblutung der grauen Substanz auf Kohlendioxyd bei (1) normalen gealterten Freiwilligen, (2) Patienten mit einer Alzheimerschen Krankheit und (3) Patienten mit einer Multi-Infarkt-Demenz.
Quelle: nach Yamaguchi et al., „Noninvasive cerebral blood flow measurements in dementia." Arch. Neurol. *1980, 37: 410-418.*

noch keine Pharmakastudien durchgeführt, in denen die Effekte der cerebralen vasodilatatorischen Substanzen bei diesen zwei sehr unterschiedlichen Demenzformen vergleichend analysiert wurden. Negative Effekte von cerebralen Vasodilatatoren bei Patienten mit einer Multi-Infarkt-Demenz könnten positive Effekte bei Alzheimer-Patienten verdecken. Wenn es tatsächlich zu einem solchen abgeschwächten Effekt kommt, dann könnten sich die Berichte über Behandlungseffekte bei vasodilatatorischen Therapien als von noch größerer Bedeutsamkeit erweisen, wenn diese Mittel bei den entsprechenden Patienten-Subgruppen verwendet werden.

Die Substanz, die am meisten verwendet wird und bei der Behandlung der Senilität sehr intensiv untersucht worden ist, ist fachterminologisch als „Dihydroergotoxin*“ bekannt. Es ist eine Substanz, die von einem Pilz gewonnen wird, der sich auf Roggenbrot und anderen Getreidekörnern bildet. Eine Untersuchung, die kürzlich in Kalifornien durchgeführt wurde, zeigte, daß diese Verbindung in Hinblick auf die Gesamtausgaben für Medikamente in Kliniken und Heimen an zweiter Stelle lag.[4]

Es wurden mehr als 100 klinische Studien über die Wirksamkeit von Dihydroergotoxin bei der Behandlung von verschiedenen Gruppen älterer Patienten mit Denkstörungen durchgeführt. (Für einen Überblick siehe Anmerkungen 5, 6 und 7.) Diese Studien zeigen positive Effekte der Substanz bei der Behandlung von vielen klinischen Symptomen, die man häufig bei diesen Patienten antrifft. Insbesondere bei folgenden Symptomen zeigte sich eine Verbesserung: Aufmerksamkeitsdefizit, Orientierungsschwäche, Verwirrtheit, Gedächtnisschwäche für kurzeitig zurückliegende Ereignisse, gedrückte Stimmung, Angst, Antriebsschwäche, Erregung, Schwindel und eingeschränkte Bewegungsfähigkeit. Außerdem ist es umso wahrscheinlicher, eine Verbesserung nachzuweisen, je besser eine Studie angelegt ist. Das Ausmaß der Verbesserung bei diesen Symptomen ist gering; das heißt, die erzielten Veränderungen sind nicht besonders drastisch. Die meisten der Studien über die klinische Effizienz von Dihydroergotoxin dauerten nicht länger als drei Monate. Interessanterweise sprechen die Analysen für eine kontinuierliche Verbesserung während der gesamten Periode von drei Monaten.

Wir haben die Bedeutung von Langzeiteffekten bei der Behandlung von chronischen Krankheiten wie der senilen Demenz angesprochen. Die Auswirkungen einer Behandlung auf den Verlauf einer chronischen Krankheit während mehrerer Monate oder mehrerer Jahre kann wichtiger sein als als drastische Effekte, die man am Tag nach dem Behandlungsbeginn beobchtet. Es ist interessant und vielleicht bedeutsam, daß Dihydroergotoxin im Verlauf der ersten

---

* Hydergin (Co-Dergocrinmesilat BAN).

drei Monate einer Behandlung eine immer größere Wirksamkeit zu zeigen scheint. Aber welches sind seine Effekte während Behandlungsperioden von mehreren Monaten oder sogar noch länger?

Leider wurden in diesem Land offenbar keine Studien durchgeführt, die sich über eine Periode von sechs Monaten hinaus erstreckten. Es gibt jedoch eine interessante und sehr ermutigende europäische Studie über einen Zeitraum von 15 Monaten (siehe Tab. 7-1). In dieser Studie, die unter Pflegeheimbewohnern durchgeführt wurde, wurden tägliche Dosen von 4,5 Milligramm Dihydroergotoxin verwendet, eine etwas höhere Dosis als die üblicherweise empfohlenen drei Milligramm. Nach einer Behandlungsdauer von sechs Monaten fand man in einem Test der allgemeinen Intelligenz sowohl bei den Patienten, die mit Dihydroergotoxin behandelt worden waren, als auch bei denen, die Placebo bekommen hatten, keine Unterschiede im Vergleich zu den Resultaten, die man zu Beginn der Studie erhalten hatte. Das ist eigentlich nicht besonders überraschend, da,

Tab. 7-1:
Langzeitstudie über die Behandlung mit Hydergin

Pflegeheimbewohner 4,5 mg Hydergin/Tag	Placebo	Experimentalgruppe
6 Monate	Keine signifikanten Unterschiede in der allgemeinen Intelligenz	Keine signifikanten Unterschiede in der allgemeinen Intelligenz
	↑ in der cerebralen Durchblutung	↓ in der cerebralen Durchblutung
15 Monate	↓ in der allgemeinen Intelligenz	5–7% ↑ in der allgemeinen Intelligenz
	↑↑ in der cerebralen Durchblutung	↓ in der cerebralen Durchblutung
	↑ in EEG-Frequenzmuster	↓ in EEG-Frequenzmuster

Quelle: Kugler, J., Oswald, W. D., Herzfeld, U., Seus, R., Pingel, J. und Welzel, D., Langzeittherapie altersbedingter Insuffizienzerscheinungen des Gehirns, *Dtsch. Med. Wschr.*, 103: 456–462, 1978.

wie wir gesehen haben, die senile Demenz in ihrem Verlauf einen ganz allmählichen Abfall bewirkt. Im Gegensatz dazu zeigten die mit Placebo behandelten Patienten nach 15 monatiger Behandlung erwartungsgemäß eine Verschlechterung in der allgemeinen Intelligenz. Die Gruppe der Pflegeheimbewohner jedoch, die der Dihydroergotoxinbehandlung unterzogen wurden, zeigten während der 15 Monate sogar einen leichten Leistungs*anstieg*!

Weiterhin sprechen bestimmte objektive Tests zur Erfassung physiologischer Veränderungen für den offensichtlich langfristigen Wert der Dihydroergotoxinbehandlung. Bei den Pflegeheimbewohnern, die Placebo erhielten, war die cerebrale Durchblutung nach sechs Monaten verringert. Bei Patienten mit einer Alzheimerschen Krankheit scheint die Verminderung der Blutzufuhr zum Gehirn sekundär aufzutreten, als ein Resultat der allmählichen Zerstörung der Neuronen. Die Anzahl der verbleibenden intakten Gehirnzellen ist geringer und benötigt deshalb weniger Sauerstoff und Nahrung. Auf Grund dieses reduzierten Bedarfs vermindert sich die Durchblutung.

Wie erwartet war die Blutzufuhr zum Gehirn bei den Patienten, die Placebo erhalten hatten, nach 15 Monaten noch weiter gesunken. Bei den Dihydroergotoxin-behandelten Patienten jedoch war es als Resultat der Behandlung zu einer Steigerung der Hirndurchblutung gekommen. Die erhöhte Durchblutung des Gehirns war nach 6 Monaten nachweisbar und nach 15-monatiger Behandlung immer noch vorhanden.

Andere objektive Nachweise der langfristigen Wirksamkeit einer Behandlung mit dem Ergot-Derivat kommen von Studien über die elektrische Aktivität des Gehirns. Jeder Prozeß, der deutliche Gehirnveränderungen bewirkt, insbesondere in den äußeren Schichten des Gehirns, im Kortex, verändert auch seine elektrische Aktivität. Mit Hilfe der Elektroencephalographie oder ähnlichen Methoden kann man die elektrische Aktivität des Gehirns aufzeichnen. Die Charakteristika der elektrischen Aktivität lassen sich dadurch detailierter untersuchen.

Die Alzheimersche Krankheit verursacht bestimmte Arten von Veränderungen in der elektrischen Aktivität des Gehirns, die im Lauf der Jahre ausgeprägter werden. Bei den Placebo-behandelten Pflegeheimbewohnern konnte eine Zunahme an elektrischen Veränderungen bei der Alzheimerschen Krankheit beobachtet werden. Die Patienten jedoch, die mit Dihydroergotoxin behandelt worden waren, wiesen nach 15 Monaten keine ausgeprägteren Veränderungen ihrer elektrischen Aktivität auf. Tatsächlich lagen die Veränderungen bei den behandelten Patienten in entgegengesetzter Richtung als die bei der unbehandelten Gruppe.

Es gibt also vorläufig einen überzeugenden Nachweis dafür, daß Dihydroergotoxin bei der Behandlung der senilen Demenz langfristig wirksam ist. In zukünftigen Studien, die zwischen den Subgruppen der Alzheimerschen Demenz und der Multi-Infarkt-Demenz unterscheiden, läßt es sich vielleicht zeigen, daß dieses Mittel für die Behandlung der Alzheimerschen Krankheit von noch größerem Nutzen ist. Auch muß noch die richtige Dosierung von Dihydroergotoxin bestimmt werden, die Dosis, die ein Maximum an therapeutischem Nutzen bewirkt. Solche Dosis-Wirkungs-Prüfungen sind noch durchzuführen. Schließlich müssen zur Bestimmung der tatsächlichen langfristigen Wirksamkeit von Dihydroergotoxin noch Studien durchgeführt werden, die sich über zwei Jahre oder länger erstrecken.

Auch andere chemische Substanzen, von denen man weiß, daß sie die Hirndurchblutung fördern, haben sich bei der Behandlung von Hirnleistungsstörungen als wirksam erwiesen. Ein Beispiel dafür ist Papaverin, daß in Opium vorkommt. Trotz seiner Herkunft hat es keinerlei narkotische Eigenschaften. Es verursacht eine Entspannung der glatten Muskulatur und steigert die Blutzufuhr zum Gehirn. In wenigstens vier wissenschaftlich überzeugenden Studien konnte gezeigt werden, daß Papaverin bei der Behandlung von gemischten Gruppen seniler Patienten wirksam war.[9,10,11,12]

Wie wir gesehen haben, steigt die klinische Effizienz von Dihydroergotoxin mit zunehmender Behandlungsdauer; es gibt einige Anzeichen dafür, daß dasselbe für die Papaverinbehandlung zutrifft. In einer Studie fand man heraus, daß es nach einer Behandlungsdauer von eineinhalb bis zwei Jahren zu einer deutlichen Verbesserung kam.[11] Diese positiven Veränderungen unter Papaverinbehandlung spiegelten sich in Messungen der elektrischen Gehirnaktivität wider. Nach zweijähriger Behandlung mit Papaverin wies die Hälfte der behandelten Patienten Veränderungen im EEG (Elektroencephalogramm) in Richtung auf normale Werte auf. Die restlichen 50

Prozent der Patienten zeigten während der zweijährigen Periode keine deutlichen Veränderungen im EEG. Im Gegensatz dazu zeigten sich bei zwei Dritteln der mit Placebo behandelten Patienten im EEG Veränderungen, dic für eine Verschlechterung sprachen.

In klinischen Untersuchungen, in denen die Papaverinbehandlung mit der Dihydroergotoxinbehandlung verglichen wurde, zeigte es sich, daß die letztere überlegen war.[13,14] Jedoch wurden diese Vergleiche bei verschiedenen senilen Populationen durchgeführt und erstreckten sich nur über ein paar Monate.

Auch andere, gegenwärtig auf dem Markt erhältliche vasodilatatorische Medikamente erwiesen sich bei der Behandlung verschiedener Gruppen von senilen Patienten als wirksam. Es sind unter anderem Cyclandelat und Isoxsuprin. Jedoch sind die gegenwärtig verfügbaren Nachweise für den Nutzen dieser Substanzen nicht annähernd so überzeugend wie die für Dihydrocrgotoxin oder auch für Papaverin.

Obwohl wir die bisher erwähnten Agenzien unter dem Oberbegriff „Vasodilatatoren" subsumiert haben, muß der primäre therapeutische Effekt dieser Mittel nicht in der Vasodilatation liegen. So könnten sie zum Beispiel den Stoffwechsel und die Funktionsfähigkeit des Gehirns verbessern und dadurch sekundär zu einer erhöhten cerebralen Durchblutung führen. Tatsächlich geht man momentan davon aus, daß einige der Substanzen, die üblicherweise als Vasodilatatoren klassifiziert werden, ihre primäre Wirkung über eine Steigerung des Stoffwechsels entfalten. Ein Beispiel dafür ist Naftidrofuryl, ein Medikament, das in Europa bereits auf dem Markt ist und in den Vereinigten Staaten noch untersucht wird. Man konnte zeigen, daß Naftidrofuryl die dem Hirn zur Vefügung stehende Energiemenge erhöht. Dies erreicht es über die Aktivierung eines Enzyms, das für die zelluläre Energieproduktion aus Substanzen wie Glucose wichtig ist. Indem es die Anreicherung energiereicher Phosphate im Hirn fördert, führt Naftidrofuryl sekundär zu einer Erhöhung der cerebralen Durchblutung. Es hat sich auch für die Behandlung der senilen Demenz als vielversprechend erwiesen.[15,16,17,18,19,20]

Eine andere Form der Behandlung, die auf der Annahme basiert, daß eine erhöhte cerebrale Sauerstoffversorgung die Symptome der senilen Demenz lindern kann, ist die der hyperbaren Oxigenation. Die Therapie besteht in einer Überdruckbeatmung der in einer Druckkammer liegenden Patienten mit Sauerstoff. Obwohl anfänglich für diese Prozedur positive Ergebnisse berichtet wurden,[21,22,23,24,25,26] hat sie sich in sorgfältig durchgeführten wissenschaftlichen Untersuchungen nicht als wertvoll erwiesen.[27,28]

Trotzdem wird die hyperbare Oxigenation weiterhin noch an vielen Orten durchgeführt und erhält hin und wieder die Aufmerksamkeit der Medien.[29,30] Es wird geschätzt, daß es in den USA ungefähr hundert Druckkammern für die hyperbare Oxigenation gibt. Üblicherweise besteht die Therapie in 10 bis 20 oder auch mehr Behandlungen in der Druckkammer. Jede Behandlung dauert annähernd ein bis zwei Stunden. Der Aufwand und die Aufmerksamkeit, die mit der Prozedur verbunden sind, sind derart groß, daß man einen beträchtlichen unspezifischen „Placeboeffekt" annehmen kann. Wahrscheinlich sind die unkontrollierten Berichte über die Effizienz der Therapie auf diese Effekte zurückzuführen.

Die „Aslan-Parhon-Therapie" oder „Procaintherapie" („H 3") ist eine andere Behandlungsmethode, die sich nach wie vor großer Beliebtheit erfreut, obwohl es an wissenschaftlichen Daten mangelt, die die umfassenden Ansprüche der Befürworter dieser Lösung rechtfertigen würden. Die H 3-Therapie wurde von Dr. Ana Aslan entwickelt, einer rumänischen Ärztin; und sie wird in diesem Land jetzt schon seit einem Viertel Jahrhundert angewendet. Dr. Aslan beansprucht eine große Spannweite therapeutischer Effekte für diese Lösung; Effekte, die unter die Kategorie „Verjüngung" fallen.[31,32,33]

Die Lösung besteht aus zwei Prozent Procain-Hydrochlorid. Der aktive Bestandteil soll das Procain sein. Procain hat viele pharmakologische Eigenschaften. Seine anästhetischen Wirkungen sind gut bekannt und es ist ein häufig verwendetes Lokalanästhetikum. Die chemische Eigenschaft, die wahrscheinlich am engsten mit seiner Verwendung bei Altersbeschwerden zusammenhängt, ist seine Fähigkeit, die Wirkung eines Enzyms zu vermindern oder zu „hemmen", das als Monoaminooxidase oder MAO bekannt ist. Dieses Enzym baut bestimmte Arten von Neurotransmittersubstanzen ab.

Wie oben erwähnt, sind die Neurotransmitter die chemischen Boten, mit deren Hilfe die Nervenzellen miteinander kommunizieren. Diese chemischen Boten müssen schnellstens abgebaut werden, so daß neue Botschaften übermittelt werden können. Eines der bedeutendsten Enzyme für diesen Abbau ist MAO.

Psychiater gehen davon aus, daß bestimmte Arten von schwerer Depression durch einen Mangel oder eine Verringerung von chemischen Neurotransmittern in bestimmten Bereichen des Gehirns verursacht werden. Sie sind der Meinung, daß diese Depressionen dadurch behandelt werden können, daß man die Menge der verringerten Neurotransmitter erhöht. Eine Möglichkeit dazu besteht in der Verhinderung des Neurotransmitterabbaus durch Agenzien wie MAO. Ein „MAO-Hemmer“ ist also eine Substanz, die dem Abbau bestimmter Arten von Neurotransmittern vorbeugt und deshalb als Antidepressivum dienen kann. Tatsächlich sind viele Medikamente, die in der Psychiatrie für die Behandlung der Depression benutzt werden, MAO-Hemmer.

Diese MAO-hemmende Eigenschaft mit seinen antidepressiven Effekten scheint die Wirkungsweise der H 3-Therapie zu erklären. Man weiß, daß die MAO-Aktivität mit dem Alter ansteigt. Mit dieser zunehmenden Aktivität könnte man auch die zunehmende Auftretenshäufigkeit von schweren Depressionen mit dem Alter erklären. Eine Procainlösung scheint den Anstieg der MAO-Aktivität teilweise blockieren zu können und infolgedessen bei der Behandlung bestimmter Arten von Altersdepressionen von Nutzen zu sein. Neuere chemische Versuche weisen in der Tat darauf hin, daß die H 3-Therapie bei der Behandlung von Depressionen Älterer wirksam sein kann.[34, 35, 36]

Die H 3-Therapie mag günstige Auswirkungen auf die Stimmung haben und sie könnte sich letztendlich auch bei der Behandlung der Minderheit der alten Leute von Wert erweisen, deren Gedächtnisprobleme auf primäre affektive Störungen zurückzuführen sind. Leider existieren jedoch keine oder nur unbefriedigende Nachweise für ihre positiven Wirkungen bei den Gedächtnis- und Denkstörungen, von denen Leute mit einer senilen Demenz heimgesucht werden.

Psychostimulantien sind Verbindungen, die üblicherweise als „Aufputschmittel“ bekannt sind. Man geht davon aus, daß die Psychostimulantien, von denen die bekanntesten wohl die Amphetamine sind, Eigenschaften besitzen, von denen man theoretisch annehmen könnte, daß sie bei senilen Leuten günstige Auswirkungen zeitigen. So sagt man beispielsweise, daß sie „die Stimmung heben“ und „die Aufmerksamkeit steigern“. Im *Physician's Desk*

Reference (PDR), dem weitverbreiteten und maßgeblichen klinischen Handbuch für die Medikamentenverordnung, werden auch tatsächlich zwei dieser Verbindungen als effektiv oder „möglicherweise effektiv“ bei der Behandlung von älteren Leuten mit senilen Symptomen bezeichnet.[37]

Leider haben diese Substanzen nicht die Erwartungen erfüllt, die man hinsichtlich der Linderung von Störungen in sie gesetzt hat, die mit der Senilität einhergehen. Zum Beispiel hat die FDA (United States Food and Drug Administration) kürzlich die Nachweise für die Effektivität der beiden im PDR aufgeführten Verbindungen, Methylphenidat und Pentetrazol, zusammengestellt. „In Bezug auf die Behandlung der Senilität bestand der Konsens in ‚einem Mangel an substantiellen Nachweisen ihrer Effektivität‘“.[38] Trotzdem weisen die Daten darauf hin, daß annähernd eine von sieben Methylphenidat-Verschreibungen durch privat niedergelassene amerikanische Ärzte im Rahmen der Therapie von senilen Symptomen erfolgt. Auch andere Psychotonika erfreuen sich in diesem Bereich nach wie vor einer großen Beliebtheit. Ein kurzer Überblick, warum sich diese scheinbar vielversprechenden Substanzen nicht als effektiv erweisen, ist deshalb angebracht.

Ein überraschender Befund ist der, daß die „Psychostimulantien“ nicht unbedingt die Effekte auf das Gehirn und das Verhalten zeitigen, die man erwarten könnte. Als man zum Beispiel in einer Untersuchung erwachsenen Freiwilligen eine „therapeutisch übliche“ Dosis des populären Psychotonikums Dextroamphetamin verabreichte, erhielt man einige äußerst überraschende Ergebnisse. Mehr als die Hälfte der Freiwilligen wurden eine Stunde nach der „Stimulierung“ *schläfrig*. Messungen der elektrischen Hirnaktivität bestätigten eine verminderte Wachheit bei diesen Freiwilligen. Nach zwei Stunden wurden alle der Freiwilligen munterer, als sie bei der Einnahme des „Aufputschmittels“ gewesen waren. Jedoch ist die unausweichliche Schlußfolgerung die, daß „Amphetamin nicht einfach ein Stimulans für ... das Nervensystem ist, sondern auch als Sedativum wirken kann.“[39]

Die für unsere Zwecke wichtige Frage ist die, welches die Effekte der Psychostimulantien Methylphenidat und Pentetrazol sind, von denen manchmal behauptet wird, daß sie bei der Behandlung der senilen Demenz wirksam sind.

Meine Kollegen führten zu dieser Frage eine sehr sorgfältige Untersuchung mit dem häufig benutzten Stimulans Methylphenidat durch. Sie fanden keine echten Unterschiede in der Denk- oder Leistungsfähigkeit von Patienten, die entweder Placebo oder Methylphenidat erhalten hatten. Weiterhin erwies sich die Variation unterschiedlich hoher Dosierungen der „Stimulantien" gleichermaßen als ineffektiv.[40]

Für Pentetrazol sind die momentan verfügbaren Nachweise ähnlich entmutigend. Die Mehrzahl der Studien über diese Substanz bei Leuten mit intellektueller Beeinträchtigung deuten nicht auf ihre Wirksamkeit hin.[41]

Eine sehr vielversprechende Substanz, die sich bei der Behandlung von Hirnleistungsstörungen als wertvoll erweisen könnte, ist ein neues Medikament namens Piracetam. Piracetam scheint eine einzigartige Verbindung zu sein, die mit keiner der tausenden pharmazeutischen Substanzen verwandt ist, die gegenwärtig erhältlich sind.[42]

In den frühen Untersuchungen mit Piracetam zeigte es sich, daß dieses Medikament die Lernfähigkeit bei Tieren verbessert. Es schien die Tiere auch gegen das Vergessen zu schützen, das normalerweise auftritt, wenn sie zu wenig Sauerstoff erhalten. Einer der interessantesten Effekte der Substanz war die Veränderung, die es in der elektrischen Hirnaktivität hervorrief. Es erhöhte die elektrische Aktivität in dem Bereich des Gehirns, der die Impulse zwischen den cerebralen Hemisphären weiterleitet. Es wurde also angenommen, daß Piracetam die Zeit verkürzt, die Informationen normalerweise benötigen, um von einer Seite des Gehirns auf die andere zu gelangen!

Man fand auch noch andere ungewöhnliche Eigenschaften, die auf die offensichtliche Einzigartigkeit dieser neuen Verbindung hinwiesen. Zum Beispiel weiß man, daß praktisch alle Pharmazeutika mit therapeutischem Nutzen für den Organismus auch Nebenwirkungen haben, also andere Effekte der chemischen Substanzen auf die körperliche Funktionsfähigkeit, die neben der therapeutischen Wirkung auftreten. Ein gutes Beispiel ist Aspirin, das neben seiner Fähigkeit, Kopfschmerzen zu beseitigen, Magenblutungen verursachen kann. Piracetam weist eindeutige Effekte auf die Funktionsfähigkeit des Gehirns auf; es haben sich jedoch weder bei Menschen noch bei Tieren jemals Nebenwirkungen gezeigt. Dieses Mittel hat auch nicht die üblichen schmerzreduzierenden, schläfrig machenden oder beruhigenden Wirkungen von Verbindungen, die sich auf die Stimmung auswirken. Umgekehrt verursacht es auch keinen Anstieg der Herzfrequenz, der Atemfrequenz oder des Blutdrucks. Es ließ sich bei der Behandlung mit Piracetam nicht einmal zeigen, daß sich die cerebrale Durchblutung ändert. Was Piracetam jedoch mit einigen der bereits erwähnten anderen Substanzen gemeinsam hat, ist, daß es die Anreicherung energiereicher Phosphate im Gehirn fördert.

In einer frühen Studie wurde Piracetam englischen Collegestudenten verabreicht, die für ein Examen lernten. Eine Gruppe der Studenten erhielt ein Placebo, die andere das richtige Medikament. Die Gruppe der Studenten, die Piracetam genommen hatten, zeigten beträchtlich bessere Examensleistungen![43]

Im folgenden durchgeführte Studien mit nicht beeinträchtigten älteren Erwachsenen[44] und mit Leuten, die an leichten bis mäßigen Denkstörungen im Alter litten, sprechen auch für die Fähigkeit von Piracetam, das Denken und Verhalten dieser Gruppe von Leuten zu verbessern. Bei Leuten mit einer schweren Erkrankung im „dementen Stadium“ hat sich Piracetam allerdings nicht als nützlich erwiesen.[45, 46, 47]

Piracetam scheint also bei Leuten in den frühen und mittleren Stadien der senilen Demenz, im „vergeßlichen“ und im „verwirrten“ Stadium, möglicherweise von Nutzen zu sein. In vielen Ländern der Welt ist es bereits auf dem Markt und im Gebrauch. In den Vereinigten Staaten ist es zu Untersuchungszwecken erhältlich. Solche Untersuchungen sollten uns noch mehr schlüssige Informationen darüber liefern, inwieweit dieses Mittel bei der Behandlung der Senilität wirklich effektiv ist. Natürlich müssen, damit sich die Substanz als von echtem Wert erweist, langfristig positive Effekte nachgewiesen werden, und von Untersuchungen über Langzeiteffekte sind wir im Augenblick noch Jahre entfernt. Es kann sein, daß Piracetam der Vorläufer einer neuen Klasse von Medikamenten ist, die sich primär auf den Denkprozeß auswirken. Es wurde auch bereits ein Name für diese Substanzgruppe vorgeschlagen: „Nootropika“ („Noo“ bedeutet „Geist“ und „trop“ bedeutet „wirkend auf“). Es ist zu hoffen, daß die Wissenschaft in der Lage sein wird, noch wirksamere Nootropika zu entwickeln, die letztendlich die Denkfähigkeit bei den meisten älteren Leuten und vielleicht auch bei den jüngeren verbessern können.

Eine andere Gruppe von Substanzen, die in den letzten Jahren beträchtliche Aufmerksamkeit auf sich gezogen und hohe Erwartungen geweckt hat, und die sich bei der Behandlung der Senilität wie auch bei allgemeinen Denkstörungen als wirksam erweisen könnte, ist die der „Neuropeptide“. Das sind einfache Verbindungen, die sich aus Aminosäuren zusammensetzen, den Grundbausteinen, aus denen Proteine gebildet werden. Kurze Ketten von Aminosäuren werden als „Peptide“ bezeichnet, und man weiß, daß viele dieser Peptide beträchtliche Auswirkungen auf das Nervensystem haben, daher der Name „Neuropeptide“. Bestimmte Arten von Neuropeptiden fungieren als Hormone und Transmitter im Nervensysten und anderswo; sie dienen dazu, Instruktionen und Botschaften zwischen Körperzellen, Gewebe und Organen zu übermitteln. Eine Gruppe dieser Neuropeptide scheint für die Wahrnehmung der Schmerzempfindung durch das Gehirn verantwortlich zu sein. Weitere Aufgaben dieser Substanzen bei der Vermittlung von Körperfunktionen wer-

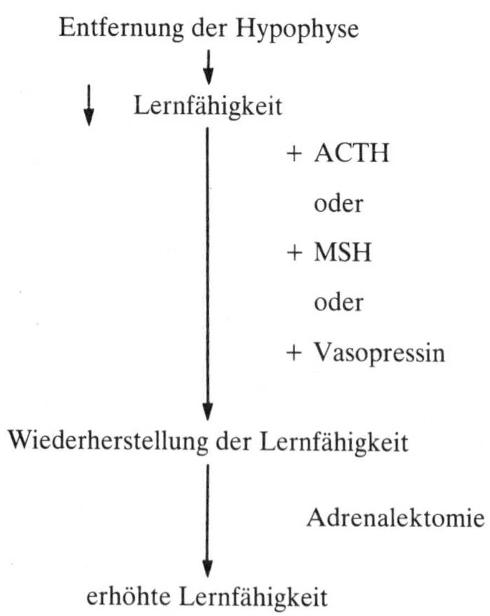

Abbildung 7.2:
Hormonale Effekte auf Vermeidungslernen bei Tieren.

den in solch einem Umfang entdeckt, daß das prestigereiche *New England Journal of Medicine* kürzlich in einem Leitartikel feststellte, daß „insbesondere die Neuropeptide das darstellen, was man auf der New Yorker Börse als Bereich des Aufschwungs beschreiben würde."[48]

Die Ausgangsbasis für das wissenschaftliche Interesse an der Rolle der Neuropeptide bei der Verbesserung von Gedächtnisbeeinträchtigungen waren bestimmte faszinierende Experimente mit Tieren. Man hatte herausgefunden, daß die Entfernung der Hypophyse bei bestimmten Tieren zu einer verminderten Lernfähigkeit führte[49] (siehe Abb. 7.2). Die Hypophyse ist eine der wichtigsten Körperdrüsen. Als sogenannte „Zentralstelle der hormonalen Regelung" ist sie der Ursprungsort von Hormonen, die andere Drüsen wie die Nebenniere, die Schilddrüse und die Sexualdrüsen beeinflussen. Außerdem ist sie die Quelle anderer Hormone, die sich direkt auf Körperfunktionen auswirken. Überraschenderweise fand man heraus, daß bestimmte einzelne Hypophysenhormone in der Lage sind, die durch die Entfernung der gesamten Hypophyse verursachte verminderte Lernfähigkeit wieder herzustellen. Diese Hormone sind das Adrenocorticotrope Hormon (ACTH), Melanotropin (MSH = melanocytestimulating hormone) und Vasopressin.[50,51]

ACTH ist das Hormon der Hypophyse, welches die Nebenniere stimuliert. Warum sollte solch eine Substanz Auswirkungen auf die Lernfähigkeit haben? Hängen die Effekte des ACTH auf die Lernfähigkeit mit der Stimulierung der Nebenniere zusammen?

Die Wissenschaftler fanden einen einfachen Weg, um diese Frage zu beantworten. Sie entfernten die Nebenniere und beobachteten die sich daraus ergebenden Auswirkungen auf die Lernfähigkeit der Tiere. Wenn die Auswirkungen von ACTH auf die Nebenniere in irgendeiner Weise mit seinen Auswirkungen auf das Gedächtnis zusammenhängen, dann müßte die Entfernung der Nebenniere der Verbesserung der Lernfähigkeit durch ACTH entgegenwirken. Doch das trat nicht auf. Tatsächlich wurden durch die Entfernung der Nebenniere die Auswirkungen von ACTH auf die Lernfähigkeit sogar noch verstärkt (vermutlich wegen des Anstiegs an zirkulierendem ACTH, zu dem es nach der Entfernung der Nebenniere kommt).[52] Die Effekte von ACTH auf die Lernfähigkeit schienen also unabhängig von seinen Effekten auf die Nebenniere zu sein.

Scheinbar wirkte sich das Hormon direkt in solch einer Weise auf das Gehirn aus, das daß es die Lernfähigkeit verbesserte.

Eine andere interessante Beobachtung war die, daß sich Melanotropin (MSH) bei der Verbesserung der Lernfähigkeit nach der Entfernung der Hypophyse bei den Tieren als ebenso effektiv erwies wie ACTH. MSH beeinflußt normalerweise die Melanozyten, die Pigmentzellen unseres Körpers. Es ist dieses Hormon, das unserer Haut das Signal gibt, dunkler zu werden, wenn wir in der Sonne liegen.

Doch was hat das mit Lernen und Gedächtnis zu tun?

In weiteren Arbeiten konnte man zeigen, daß ein ganz bestimmtes Fragment der Molekularstruktur des ACTH für sämtliche Gedächtniseffekte der Verbindung verantwortlich war. Diese Fragment besteht aus nur sieben Aminosäuren. Weiterhin findet man exakt dieselbe Aminosäurensequenz im MSH-Molekül. Schließlich konnte man noch zeigen, daß es möglich war, dieses Fragment bis auf eine Sequenz von vier Aminosäuren zu reduzieren und es dabei immer noch seine Auswirkungen auf die Lernfähigkeit behielt.[53,54]

Experimente über die Verbesserung der Lernfähigkeit beim Menschen mit diesen Fragmenten des ACTH- (oder wenn man es vorzieht, des MSH-) Moleküls haben keine ermutigenden Ergebnisse hervorgebracht, die auf einen klinischen Nutzen in der nahen Zukunft hindeuten. Vasopressin jedoch, die andere Peptidsubstanz, bei der sich herausstellte, daß sie die durch die Entfernung der Hypophyse verursachten Lernschwächen rückgängig macht, scheint ganz vielversprechend zu sein und könnte sich als die erste dieser Neuropeptidsubstanzen erweisen, die man verwenden kann, um die Denkfähigkeit zu erhöhen.

Neben seiner Fähigkeit, Lerndefizite nach einer Hypophysenoperation zu beheben, sprechen auch andere Beobachtungen bei Tieren für die Auswirkungen von Vasopressin auf das Gedächtnis. Es gibt eine Rattenart mit einer angeborenen genetischen Schädigung, die dazu führt, daß die Tiere unfähig sind, Vasopressin zu produzieren. Solche Tiere sind nicht in der Lage, sich an Reaktionen zu erinnern, die man ihnen antrainiert hat.[58] Wenn man diesen Tieren das fehlende Vasopressin injiziert, verbessert sich ihre Lernfähigkeit.[59] Noch erstaunlicher ist es, daß es Wissenschaftlern gelang, Ratten durch die Injektion von Vasopressin dazu zu bringen, sich an

Reaktionen „zu erinnern“, die sie zuvor bereits vergessen hatten.[60]

Auch die vorläufigen Experimente, die mit Vasopressin bei Menschen durchgeführt wurden, sind eine Quelle für Optimismus. Als man Leuten mit Gedächtnisstörungen Vasopressin in Form eines Nasensprays verabreichte, schienen ihre Erinnerungen schneller zurückzukehren.[61] In einer anderen, sorgfältiger kontrollierten Untersuchung fand man, daß sich bei Erwachsenen nach der Verabreichung von Vasopressin die Aufmerksamkeit, die Konzentration und das Erinnerungsvermögen verbesserte.[62] Weitere Studien werden uns schließlich darüber Auskunft geben, ob sich Vasopressin bei der Senilität und anderen Gedächtnis- und Denkstörungen tatsächlich als wertvoll erweisen wird.

Eine andere Gruppe von Neuropeptiden, die als „Enkephaline“ bekannt sind, könnten sich eines Tages ebenfalls als nützlich bei der Verbesserung des Denk- und Erinnerungsvermögens erweisen. Enkephaline sind erst kürzlich entdeckte, natürliche Substanzen, die normalerweise im Gehirn vorkommen. Die Enkephaline scheinen eine wichtige Rolle bei Schmerzempfindungen zu spielen. Tierexperimente deuten auch darauf hin, daß diese Substanzen sich fast in derselben Weise auf das Gedächtnis auswirken können wie Vasopressin.[63]

Viele Wissenschaftler sind der Meinung, daß die Neuropeptide die eigentlichen Substanzen sind, die der Übermittlung bestimmter Arten von Nachrichten zwischen vielen der Neurone im Gehirn dienen. So könnten Neuropeptide die chemischen Verbindungen sein, die bestimmte Arten von Neuronen dazu anregen, sich zu „erinnern“. Wenn diese Theorien richtig sind, dann könnten die Neuropeptide — Vasopressin, die Enkephaline und vielleicht auch noch andere — einen wichtigen Schlüssel für die Wiedergewinnung von verlorenen Erinnerungen und für die Verbesserung der Lern- und Denkfähigkeit darstellen.

Betrachtet man die Ausführungen hinsichtlich der möglichen Rolle bestimmter Peptidsubstanzen als spezielle „Neurotransmitter“ und hinsichtlich der möglichen kognitiven Konsequenzen der „Neurotransmission“, so ist es nicht überraschend, daß die herkömmlichen Neurotransmittersysteme in die Denkprozesse im allgemeinen und in die Senilität im besonderen verwickelt sind. Von diesen hat sich kürzlich das cholinerge System möglicherweise als primärer Ort von Gedächtnisbeeinträchtigungen in Verbindung mit der Alzheimerschen Krankheit herausgestellt.

In Kapitel 3 haben wir dargestellt, in welcher Weise das cholinerge Neurotransmittersystem an der Alzheimersche Krankheit beteiligt ist. Es sei daran erinnert, daß CAT, ein Enzym, das der Produktion von Acetycholin im Organismus dient, bei Leuten mit einer Alzheimerschen Krankheit in seiner Aktivität vermindert war, bei Leuten mit einer senilen Demenz anderen Ursprungs aber nicht. Ein weiterer Nachweis eines Zusammenhangs war der Befund, daß der Abfall an CAT-Aktivität mit der Schwere der Alzheimerschen Demenz zu korrespondieren scheint. Wir haben auch beschrieben, daß „Anticholinergika", Substanzen, die Acetylcholin blockieren, Beeinträchtigungen des Gedächtnisses hervorrufen können, die denen sehr ähnlich sind, die man bei der senilen Demenz beobachten kann.

Natürlich hat man Agenzien, die die Menge an Acetylcholin im Gehirn erhöhen, bei der Behandlung der Senilität im allgemeinen und der Alzheimerschen Krankheit im besonderen untersucht. Eine Methode, die Menge an Acetylcholin im Körper zu erhöhen, ist die direkte Verabreichung von Cholinsalzen. Diese Substanzen können leicht oral eingenommen werden und sind an verschiedenen Zentren untersucht worden. Die Ergebnisse der Behandlung mit Cholinsalzen sind gegenwärtig enttäuschend.[64] Mit der Unterstützung des National Institute of Mental Health führen meine Kollegen und ich eine umfassende Untersuchung über diese Agenzien durch, die bezüglich des Nutzens der Cholinsalz-Therapie bei dementen Patienten vielleicht zu einer endgültigen Antwort führen kann.[65]

Eine bessere Quelle von Cholin für die Organe des Körpers und insbesondere das Gehirn als die Cholinsalze selbst scheint die natürliche diätetische Substanz Lecithin zu sein.[66] Lecithin ist eine komplexe, fetthaltige Substanz, die in vielen Nahrungsmitteln vorkommt, zum Beispiel in Eigelb, Fleisch und Fisch. Das Lecithin, das in Apotheken verkauft wird und das auf seinen therapeutischen Nutzen überprüft ist, wird aus Sojabohnen gewonnen. Lecithin enthält eine Substanz namens „Phosphatidylcholin", das in den menschlichen Zellmembranen vorkommt und das man für die natürliche Quelle von Cholin hält.

Es ist also begründet, anzunehmen, daß die Aufnahme von Nahrungsmitteln, die Lecithin enthalten, zu einer Zunahme der

Menge an Cholin im Gehirn führt und daß das Lecithin bei Leuten mit einer Alzheimerschen Krankheit, bei denen ein Cholindefizit vorliegt, für die Verbesserung des Denkprozesses hilfreich sein kann. Eine auf dieser Hypothese basierende Studie wurde veröffentlicht, und die Ergebnisse sprechen für eine Verbesserung bei drei von sieben Patienten mit einer Alzheimerschen Krankheit, die Lecithin erhielten.[67] Weitere Studien mit einer größeren Anzahl Patienten müssen noch durchgeführt werden. Jedoch hat die Möglichkeit der Verwendung natürlicher diätetischer Substanzen bei der Behandlung der Alzheimerschen Krankheit bereits beträchtliche Aufregung verursacht.

Ein anderer vielversprechender Ansatz bei der Behandlung von Alzheimer-Patienten liegt in der Verwendung anderer chemischer Substanzen, die die neuronale Reaktion auf Acetylcholin anregen können. Eine solche Substanz ist Physostigmin, eine chemische Verbindung, die das Enzym hemmt, welches das an der Synapse freigesetzte Acetylcholin zerstört. Dadurch führt Physostigmin zu einer effektiven Zunahme an cholinergen Substanzen. Die vorliegenden Experimente deuten darauf hin, daß Physostigmin die Denkfähigkeit bei Leuten mit einer Alzheimerschen Krankheit und anderen Zuständen verbessern *kann*. Die Beziehungen scheinen jedoch sehr subtiler Art zu sein und entweder zuviel oder zu wenig Physostigmin führt zu keinem therapeutischen Effekt.[68]

Logischerweise wurden Physostigmin und Lecithin auch in Kombination untersucht. Die vorläufigen Resultate sehen günstig aus.[69]

Es ist also wahrscheinlich gerechtfertigt, optimistisch die Zeit zu erwarten, wenn die Alzheimersche Krankheit hauptsächlich durch eine geeignete Nahrungsaufnahme behandelt werden kann, wahrscheinlich in Kombination mit geeigneten Medikamenten. Doch was bedeutet das für die Gegenwart? Welche Substanzen können jetzt für die Behandlung der Alzheimerschen Krankheit begründeterweise empfohlen werden?

Die cerebralen Vasodilatatoren und allgemein Substanzen, die den Hirnmetabolismus steigern, haben sich auf der Basis der momentan verfügbaren Informationen als nützlich dabei erwiesen, den Abfall, den man normalerweise bei der Alzheimerschen Krankheit beobachten kann, anzuhalten oder zu vermindern.

Diese Substanzen werden die Krankheit nicht verhindern. Sie

können jedoch wahrscheinlich verhindern, daß sie sich so schnell verschlechtert, wie sie es anderenfalls tun würde. In der nahen Zukunft sind wir vielleicht in der Lage, zusätzlich noch andere Substanzen wie beispielsweise Lecithin zu empfehlen. Für den Augenblick jedoch stellt die Empfehlung der cerebralen Vasodilatatoren und von Mitteln zur Steigerung des Stoffwechsels wahrscheinlich die Grenze dessen dar, was durch einen wissenschaftlichen Nachweis unterstützt werden kann.

Anmerkungen

1. Yahr, M.D., Long-term levodopa in Parkinson's disease (letter). *Lancet* 1(8013): 706-707, 26. März, 1977.
2. Pattison, E.M., Lapins, N.A. und Doerr, H.A., Faith healing: A study of personality and functioning. *J. Nerv. Ment. Dis.* Vol. 157, No. 6, 397-409. Dezember 1973.
3. Yamaguchi, F., Meyer, J.S., Yamamoto, M., Sakai, F. und Shaw, T., Noninvasive cerebral blood flow measurements in dementia, *Arch. Neurol.* 37: 410-418, 1980.
4. Zawadski, R.T., Glazer, G.B. und Lurie, E., Psychotropic drug use among institutionalized and noninstitutionalized Medicaid aged in California. *J. Geront.* 33: 824-834, 1978.
5. Hughes, J.R., Williams, J.G. und Currie, R.D., An ergot alkaloid preperation (hydergine) in the treatment of dementia: Critical review of the clinical literature. *J. Amer. Geriatrics Soc.* 24: 490-497, 1976.
6. Yesavage, J.A. Tinklenberg, J.R., Hollister, L.E. und Berger, P.A., Vasodilators in senile dementias. *Arch. Gen. Psychiat.* 36: 220-223, 1979.
7. Reisberg, B., Ferris, S.H. und Gershon, S., Pharmakotherapy of senile dementia, in J.O. Cole und J.E. Barrett (Hrsg.), *Psychopathology in the Aged,* S. 233-264, Raven Press, New York, 1980.
8. Kugler, J., Oswald, W.D., Herzfeld, U., Seus, R., Pingel, J. und Welzel, D., Langzeittherapie altersbedingter Insuffizienzerscheinungen des Gehirns. *Dtsch. Med. Wschr.* 103:456-462, 1978.
9. Stern, F.H., Management of chronic brain syndrom secondary to cerebral arteriosklerosis with special reference to papaverine hydrochloride. *J. Amer. Geriatrics Soc.* 18: 507-512, 1970.
10. Ritter, R.H., Nail, H.R., Tatum, P. und Blazi, M., The effect of papaverine on patients with cerebral arteriosklerosis. *Clin. Med.* 78: 18-22, 1971.

11. McQuillan, L.M., Lopec, C.A. und Vibal, J.R., Evaluation of EEG and clinical changes associated with Pavabid therapy in chronic brain syndrom. *Curr. Ther. Res.* 16: 49-58, 1974.
12. Branconnier, R.J. und Cole, J.O., Effects of chronic papaverine administration on mild senile organic brain syndrom. *J. Amer. Geriatrics Soc.* 25: 458-462, 1977.
13. Bazo, A.J., An ergot alkaloid preparation (hydergine) versus papaverine in treating common complaints of the aged: Doubleblind study. *J. Amer. Geriatrics Soc.* 21: 63-71, 1973.
14. Rosen, H.J., Mental decline in the elderly: Pharmakotherapy (ergot alkaloids versus papaverine). *J. Amer. Geriatrics Soc.* 23: 169-174, 1975.
15. Branconnier, R.J. und Cole, J.O., Senile dementia and drug therapy. In *The Aging Brain and Senile Dementia: Advances in Behavioral Biology,* vol. 23, hrsg. von K. Nandy und I. Sherwin, Plenum Press, New York, 1977, S. 271-283.
16. Judge, T.G. und Urquihart, A., Naftidrofuryl — a double blind crossover study in the elderly. *Curr. Med. Res. Opinion* 1: 166-172, 1972.
17. Bouvier, J.B., Passeron, O. und Chapin, M.P., Psychometric study of Praxilene. *J. Intern. Med. Res.* 2: 59-65, 1974.
18. Gerin, J., Double-blind trial of naftidrofuryl in the treatment of cerebral arteriosklerosis. *Brit. J. Clin. Pract.* 28: 177-178, 1974.
19. Cox, J.R., Double-blind evaluation of naftidrofuryl in treating elderly confused, hospitalized patients. *Geront. Clin.* (Basel) 17: 160-167, 1975.
20. Brodie, N.H., A double-blind trial of naftidrofuryl in treating confused elderly patients in general practice. *Practitioner* 218: 274-279, 1977.
21. Jacobs, E.A., Winter, P.M., Alvis, H.J. et al., Hyperoxigenation effects on cognitive functioning in the aged. *New England J. Med.* 281: 753-757, 1969.
22. Ben-Yishay, Y., Diller, L., Warga, C. et al., The alleviation of cognitive and functional impairments in senility by hyperbaric oxigenation combined with systematic cuing. In W.G. Trapp, E.W. Bannister, A.J. Davison et al. (Hrsg.), *Fifth International Hyperbaric Conference,* Simon Fraser University Press, Burnaby, Canada, 1974, Vol. 1, S. 424-431.
23. Boyle, E., Aparicio, A., Canosa, F. et al., Hyperbaric oxigen and acetazolamide in the treatment of senile cognitive functions. In W.G. Trapp, E.W. Bannister, A.J. Davison et al. (Hrsg.), *Fifth International Hyperbaric Conference,* Simon Fraser University Press, Burnaby, Canada, 1974, Vol. 1, S. 432-438.
24. Edwards, A.E. und Hart, G.M., Hyperbaric oxigenation and the cognitive functioning of the aged. *J. Amer. Geriatrics Soc.* 22: 376-379, 1974.

25. Imai, Y., Hyperbaric oxigen (OHP) therapy in memory disturbances. In W.G. Trapp, E.W. Bannister, A.J. Davison et al. (Hrsg.), *Fifth International Hyperbaric Conference,* Simon Fraser University Press, Burnaby, Canada, 1974, Vol. 1, S. 402-408.
26. Jacobs, E.A., Alvis, H.J. und Small, S.M., Hyperoxigenation: A central nervous system activator? *J. Geriatric Psychiat.* 5: 107-121, 1972.
27. Tompson, L.W., Davis, G.C., Obrist, W. et al., Effects of hyperbaric oxigen on behavioral and physiological measures in elderly demented patients. *J. Geront.* 31: 23-28, 1976.
28. Raskin, A., Gershon, S., Crook, T.H., Sathananthan, G. und Ferris, S., The effects of hyperbaric and nomobaric oxigen on cognitive impairment in the elderly. *Arch. Gen. Psychiat.* 35: 50-56, 1978.
29. Ellis, Janius, Pure oxigen inhalation a curative. *Moneysworth*, Januar 1977.
30. Rossi, Rosalind, Pressured oxigen a cure for senility? *Moneysworth*, Mai 1977, S. 4.
31. Aslan, A., Procain therapy in old age and other disorders (novocain factor H 3). *Geront. Clin.* 3: 148, 1960.
32. Aslan, A., Therapeutics of old age — the action of procain. In *Medical and Clinical Aspects of Aging,* hrsg. von H.T. Blumenthal, Columbia University Press, New York, 1962, S. 279-292.
33. Aslan, A., Theoretical and practical aspects of chemotherapeutic techniques in the retardation of the aging process. In *Theoretical Aspects of Aging,* hrsg. von M. Rockstein, Academic Press, New York, 1974, S. 177-186.
34. Sakalis, G., Gershon, S. und Shopsin, B., A trial of Gerovital-H3 in depression during senility. *Curr. Ther. Res.* 16: 59-63, 1974.
35. Cohen, S. und Ditman, K.S., Gerovital-H3 in the treatment of the depressed aging patient. *Psychosomatics* 15: 15-19, 1974.
36. Zung, W.K., Gianturco, D., Pfeiffer, E., Wang, H.S., Whanger, A., Bride, T.P. und Potkin, S.G., Pharmacology of depression in the aged: Evaluation of Gerovital-H3 as an antidepressant drug. *Psychosomatics* 15: 127-131, 1974.
37. *Physician's Desk Reference, 33. Ausgabe, 1979,* Medical Economics Company, eine Abteilung von Litton Industries, Inc., Oradell, N.J., 1979, S. 788, 935.
38. Crook, T., Central-nervous-system stimulants: Appraisal of use in geropsychiatric patients. *J. Amer. Geriatrics Soc.* 27: 476-477, 1979.
39. Tecce, J.J. und Cole, J.O., Amphetamine effects in man: Paradoxical drowsiness and lowerded brain activity (CNV). *Science* 85: 451-453, 1974.

40. Crook, T., Ferris, S., Sathananthan, G., Raskin, A. und Gershon, S., The effect of methyphenidate on test performance in the cognitively impaired aged. *Psychopharmacology* 52: 251-255, 1977.
41. Prien, R.F., Chemotherapy in chronic organic brain syndrome — a review of the literature. *Psychopharmacol. Bull.* 9: 5-20, 1973.
42. Reisberg, B., Ferris, S. und Gershon, S., Psychopharmacologic aspects of cognitive research in the elderly: Some current perspectives. *Interdisciplinary Topics in Gerontology,* hrsg. von W. Meier-Ruge und H. von Hahn, Vol. 15, *CNS Aging and Its Neuropharmacology: Experimental and Clinical Aspects,* S. Karger, Basel, 1979, S. 132-152.
43. Dimond, S.J. und Brouwers, E.Y.M., Increase in the power of human memory in normal man through the use of drugs. *Psychopharmacology* 49: 307-309, 1976.
44. Mindus, P., Cronholm, B., Levander, S.E. und Schalling, D., Piracetam-induced improvement of mental performance: A controlled study on normally aging individuals. *Acta Psychiat. Scand.* 54: 150-160, 1976.
45. Stegingk, A.J., The clinical use of piracetam, a new nootropic drug: The treatment of symptoms of senile involution. *Arzneimittel-Forsch.* 22: 975-977, 1972.
46. Abbizahab, F.S., Merwin, G.E., Zimmerman, R.L. und Sherman, M.C., A doubleblind investigation of pirazetam (Nootropil) versus placebo in the memory of geriatric inpatients. kePsychopharmacol. Bull. 14 (1): 23-25, Jan. 1978.
47. Trabant, R., Poljacovic, Z. und Trabant, D., Zur Wirkung von Piracetam auf das hirnorganische Psychosyndrom bei zerebrovaskulärer Insuffizienz: Ergebnis einer Doppelblindstudie bei 40 Fällen. *Therapie Gegnw.* 116: 1504-1521, 1977.
48. Niall, H.D. und Tregear, G.W., Peptide-hormone analogues. *New England J. Med.* 301: 940-941, 1979.
49. De Wied, D., Influence of anterior pituitary on avoidance learning and escape behavior. *Amer. J. Physiol.* 207: 255-259, 1964.
50. De Wied, D., Inhibitory effect of ACTH and related peptides on extinction of conditioned avoidance behavior in rats. *Proc. Soc. Exp. Biol. Med.* 122: 28-32, 1966.
51. De Wied, D. und Bohus, B., Long-term and short-term effect on retention of a conditioned avoidance response in rats by treatment respectively with long-acting pitressin or 42-MSH. *Nature* (London) 212: 1484-1486, 1966.
52. Weiss, J.M., Mc Ewen, B.S., Silva, M.T. und Kalkut, M., Pituitary-adrenal alterations and fear responding. *Amer. J. Physiol.* 218: 864-868, 1970.

53. Otsuka, H. und Inouye, K., Synthesis of peptides related to the N-terminal structure of corticotropin: II. The synthesis of L-histidyl-L-phenylalanyl-L-arginyl-L-tryptophan, the smallest peptide exhibition the melanocyte stimulating and lipolytic activities. *Bull. Chem. Soc. Jap.* 37: 1465-1471, 1964.
54. Greven, H.N. und De Wied, D., The influence of peptides derived from ACTH on performance structure activity studies. In *Progress in Brain Research,* Vol. 39, *Drug Effects on Neuroendocrine Regulation,* hrsg. von E. Zimmerman, W.H. Gispen, B.H. Marks und D. De Wied, Elsevier, Amsterdam, 1973, S. 429-442.
55. Ferris, S.H., Sathananthan, G., Gershon, S., Clark, C. und Moshinsky, J., Cognitive effects of ACTH 4-10 in the elderly. *Pharmacol. Biochem. Behav.* 5: Suppl. 1, 73-78, 1976.
56. Will, J.C., Abuzzahab, F.S. und Zimmerman, R.L., The effects of ACTH 4-10 versus placebo in the memory of symptomatic geriatric volunteers. *Psychopharmacol. Bull.* 14 (1): 25-27, Jan. 1978.
57. Branconnier, R.D.J., Cole, J.O. und Gardos, G., ACTH 4-10 in the amelioration of neuropsychological symptomatology associated with senile organic brain syndrom. *Psychopharmacol. Bull.* 14 (1): 27-30, 1978.
58. Bohus, B., Greidanus, T.V.W. und De Wied, D., Behavioral and endocrine responses of rats with hereditary hypothalamic diabetes insipidus (Brattleboro strain). *Physiol. Behav.* 14: 609-615, 1975.
59. Greidanus, T.V.W., Dogterom, J. und De Wied, D., Intraventricular administration of antivasopressin serum inhibits memory consolidation in rats. *Life Sci.* 16: 637-644, 1975.
60. Lande, S., Flexner, J.B. und Flexner, L.B., Effect of corticotropin and desglycinamide^9-lysine vasopressin on supression of memory by puromycin. *Proc. Nat. Acad. Sci. U.S.A.* 69: 558-560, 1972.
61. Oliveros, J.C., Jandali, M.K., Timsit-Bertier, M., Remy, R., Benghezal, A., Audibert, A. und Moeslen, J.M., Vasopressin in amnesia. *Lancet* I: 42, 1978.
62. Legros, J.J., Gilot, P., Seron, X., Claessen, J., Adam, A., Moeglen, J.M., Audibert, A. und Berchier, P., Influence of vasopressin on learning and memory. *Lancet* I: 41-42, 1978.
63. Rigter, H., Attenuation of amnesia in rats by systematically administered enkephaline. *Science* 200: 83-85, 1978.
64. Ferris, S.H., Sathananthan, G., Reisberg, B, und Gershon, S., Long-term choline treatment of memory-impaired elderly patients. *Science* 205: 1039-1040, 1979.
65. „Psychopharmacology of Neurotransmitter Systems in Aging.“ Awar-

ded by the National Institue of Mental Health, Grant 1 RO 1 MH 29590-01 CPP.

66. Hirsch, M.J., Growden, J.H. und Wurtman, R.J., Relations between dietary choline or lecithin intake, serum cholin levels and various metabolic indices. *Metabolism* 27: 953-960, 1978.
67. Etienne, P., Gautier, S., Dastoor, D., Collier, B. und Ratner, J., Lecithin in Alzheimer's disease. *Lancet* I: 508, 1978.
68. Davis, K.L., Mohs, R.C. und Tinklenberg, J.R., Enhancement of memory by physostigmine. *New England J. Med.,* 25. Okt. 1979, S. 940.
69. Peters, B.H. und Levin, H.S., Effects of physostigmine and lecithin on memory in Alzheimer's disease. *Ann. Neurol.* 6: 219-221, 1979.

Kapitel 8
Die Behandlung der Senilität: Psychotherapie und Beratung

Es ist nicht überraschend, daß die Entwicklung der psychotherapeutischen Ansätze zur Behandlung der Alzheimerschen Krankheit parallel zur Entwicklungsgeschichte unseres wachsenden Interesses und unseres Verständnisses dieser Krankheit verlief.

Wir haben bereits erwähnt, daß sich die westliche Medizin traditionellerweise auf die Linderung akuter Erkrankungen konzentriert hat. In Hinblick auf die historischen Kräfte, die die Entwicklung der Medizin als Kunst, Wissenschaft und Profession beeinflußten, war diese schwerpunktmäßige Ausrichtung zu erwarten.

Akute Erkrankungen tendieren definitionsgemäß dazu, in einem relativ kurzen Zeitraum entweder mit guten oder mit schlechten Heilungsaussichten zurückzugehen. Auf Grund der körpereigenen Schutz- und homöostatischen Mechanismen bessert sich eine akute Erkrankung in den meisten Fällen oder verschwindet gänzlich. Dieser Prozeß wirkt sich zu Gunsten einer *jeden* Behandlungsstrategie aus. Wenn die Behandlung nicht zu einem richtigen Schaden führt, wird das Endergebnis wahrscheinlich relativ ermutigend sein. Das letztendliche Resultat ist Optimismus auf Seiten des Patienten, auf Seiten desjenigen, der die therapeutische Strategie entwickelt hat und auf Seiten des Praktikers. Dieser Optimismus zeitigt verständlicherweise günstige Auswirkungen für den gesamten Berufsstand.

Chronische oder morbide Krankheiten wie Arthritis, Krebs oder Senilität sind wesentlich schwerer zu lindern. Diese Zustände neigen dazu, sich zu verschlimmern, wenn nicht eine drastisch effektive Behandlungsmethode gefunden wird. Selbst wenn effektive Interventionsmöglichkeiten vorhanden sind, wie zum Beispiel diejenigen, die man gegenwärtig bei der Behandlung vieler Formen von Krebs anwendet, so tendiert der Zustand dennoch dazu, fortzuschreiten, wenn auch in einen etwas langsameren Tempo. Um die relative Effektivität solcher Interventionen aufzuzeigen, benötigt man viele Jahre. Deshalb ist es ganz natürlich, daß Praktiker und Leute aus der angewandten Forschung die Linderung von akuten Erkrankungen in vieler Hinsicht lohnender finden und ihre Aufmerksamkeit und ihre Untersuchungen in diese Richtung lenken.

In ähnlicher Weise hat sich die traditionelle Psychotherapie auf relativ akute und „heilbare“ Zustände ausgerichtet. Der ideale Kandidat für die klassische Psychoanalyse war jung, von gutem Ausdrucksvermögen, intelligent und zur „Einsicht“ fähig. Das letztere wurde als wesentlich für jeden möglichen therapeutischen Erfolg angesehen. „Ein jugendlicher Geist, entweder hinsichtlich des tatsächlichen Alters oder hinsichtlich einer bestimmten Beweglichkeit in seiner Funktionsweise ist das Wesentliche. Im allgemeinen gelangt die Behandlung schneller zu einem effektiven Ergebnis, wenn der Patient in den 20er oder 30er Jahren ist.“[1]

Offensichtlich sind Leute mit einer Alzheimerschen Krankheit weder jung noch wortgewandt, noch fallen sie besonders durch ihre intellektuelle Einsichtigkeit auf. „Einsicht“ wurde traditionellerweise als notwendig erachtet, damit die therapeutischen Kandidaten ihre „Übertragungsgefühle“ für den Therapeuten „durcharbeiten“ konnten, die Gefühle, die aus ihren früheren „Beziehungen zu bedeutsamen anderen Personen“ entstammen. Einige dieser aus der Sicht der traditionellen Psychoanalyse mutmaßlichen Defizite von Leuten mit einer Alzheimerschen Krankheit treffen auch auf Schizophrene zu. Trotzdem haben einige traditionell ausgebildete Analytiker schließlich ihre Aufmerksamkeit der psychotherapeutischen Behandlung junger Schizophrener zugewendet. Harry Stack Sullivan war in den zwanziger Jahren wahrscheinlich der erste, der über therapeutische Ansätze bei diesen schwer gestörten Patienten berichtete. Im darauffolgenden Jahrzehnt berichtete Frieda Fromm-Reichmann über ihre psychotherapeutische Behandlung von Schizophrenen. Im folgenden nahmen sich andere bekannte Therapeuten dieser Sache an, unter ihnen O. Will und R. D. Laing.

Selbst nachdem verschiedene therapeutische Strategien sogar bei den schwer beeinträchtigten schizophrenen Patienten weit verbreitet sind, werden die Älteren jedoch nach wie vor als zu „rigide“ und „zu eingefahren“ für solche Interventionen angesehen.

Besonders die Senilen werden auf die Seite geschoben, und diese Isolierung erlaubte es den Psychiatern und anderen Psychotherapeuten, sie erfolgreich zu ignorieren. In Begriffen der psychiatrischen Nomenklatur leiden Personen mit dem, was wir jetzt als Alzheimersche Krankheit erkannt haben, an einem „chronischen hirnorganischen Psychosyndrom".[2,3] Die begriffliche Erfassung der Charakteristika des Subtyps „senile Demenz" des hirnorganischen Psychosyndroms ist sehr aufschlußreich. Die Ausgabe des *Diagnostischen und Statistischen Manuals Psychischer Störungen* von 1968, das Richtlinien für die psychiatrische Klassifikation enthält, stellte in der Beschreibung fest: „selbst bei leichten Fällen manifestieren sich einige Anzeichen des hirnorganischen Psychosyndroms: Selbstbezogenheit, Schwierigkeiten bei der Integration neuer Erfahrungen und kindische Emotionalität."[3]

Diese Beschreibung könnte man als abschätzig auffassen. Sie könnte eine unbewußte Rationalisierung der schändlichen Vernachlässigung amerikanischer Psychiater dieser großen Patientengruppe gegenüber repräsentiert haben, die oft unter der direkten Obhut der Psychiatrie steht. Es gibt keinen Grund, zu glauben, daß die Senilen selbstbezogener seinen als der Rest von uns. Die Aussage, daß sie „Schwierigkeiten bei der Integration neuer Erfahrung" haben, ist eher zutreffend, aber wahrscheinlich auch Selbstzweck. Sie könnte dazu gedient haben, die psychotherapeutische und allgemeine professionelle Vernachlässigung dieser Patienten zu rechtfertigen. Schließlich ist die Anklage, die Senilen seien von „kindischer Emotionalität", wahrscheinlich unrichtig und für die psychiatrische Terminologie merkmürdigerweise unpräzise. Senile Personen sind oft ängstlich, sie neigen häufig zum Verleugnen und sie werden manchmal agitiert oder psychotisch. All diese realen emotionalen Probleme, unter denen die Senilen häufig leiden, können von Psychiatern leicht erkannt werden und fallen wohl in ihre professionelle und therapeutische Domäne. Die Bezeichnung „kindische Emotionalität" wirft Junge und Alte unnötigerweise durcheinander und trägt wenig oder gar nichts zu einer sinnvollen psychiatrischen Beschreibung bei. Schließlich sind die „Selbstbezogenheit" und die „kindische Emotionalität" keine beschriebenen Charakteristika von irgendeiner der zahlreichen andern Formen des „hirnorganischen Psychosyndroms". Diese sind in demselben diagnostischen Leitfaden genauer definiert als „Störungen, die durch folgende Symptome begleitet werden: (a) Beeinträchtigung der Orientierung; (b) Beeinträchtigung des Gedächtnisses; (c) Beeinträchtigung aller intellektueller Funktionen, wie Auffassungsvermögen, Rechenfähigkeit, Kenntnisse, Lernfähigkeit, etc.; (d) Beeinträchtigung der Urteilsfähigkeit; und (e) Affektlabilität und -flachheit."* Diese Beschreibung des hirnorganischen Psychosyndroms im allgemeinen — die eine große Zahl von Störungen beinhaltet, bei denen eine identifizierbare Hirnschädigung vorliegt, von Hirnschädigungen aufgrund von Alkohol oder anderen Toxinen bis zu Hirntumoren — kennzeichnet die Senilität sicherlich zutreffender als die spezifischere Beschreibung, die in diesem maßgeblichen diagnostischen Manual angeboten wird.

Mit der zunehmenden eklektischen Ausrichtung der Psychotherapie wurden dann entgegen der Tradition auch die Älteren als geeignete Kandidaten angesehen. Während des Jahres 1974-75 behandelte ich im Rahmen eines psychiatrischen Trainingsprogramms unter Supervision eine 67 Jahre alte Witwe psychotherapeutisch. Mein Supervisor erhob keine Einwände gegen meine Arbeit mit einer Frau dieses Alters. Auch war mein Supervisor keineswegs erstaunt, als meine Patientin im Alter von 68 Jahren einen 82jährigen Witwer kennenlernte und die beiden meine Dienste wegen einer Sexualberatung und -therapie in Anspruch nahmen! Sicherlich war die Vorstellung, daß das Alter selbst einen emotionalen Zuwachs ausschließt, in den 70er Jahren bereits ernsthaft in Frage gestellt. Aber was ist mit der Psychotherapie für die Opfer der Alzheimerschen Krankheit?

Die bekannteste psychotherapeutische Intervention, der man einen speziellen Wert bei der Behandlung der Seniltät zubilligt, ist eine als „Realitätsorientierungstherapie" bekannte Technik. Es ist angeblich ein humanistischer Ansatz, der aus einer konstanten Neuorientierung der Person in der dementen Phase besteht. Die Patienten werden fortwährend an das Datum erinnert, an ihre

---

* „Affekt" ist ein psychiatrischer Terminus für den Ausdruck von Emotionen. Ein „labiler Affekt" ist ein schnell wechselnder emotionaler Zustand. Wenn zum Beispiel jemand eine Konversation vergnügt beginnt und einige Augenblicke später ohne ersichtlichen Grund anfängt zu weinen, dann könnte man sagen, daß er eine „Affektlabilität" aufweist. Ein „flacher Affekt" ist eine allgemeine Armut an emotionalen Rektionen.

Umgebung, an die Jahreszeit, an ihre Identität, usw. Die Befürworter dieser Technik beanspruchen, daß sie den Patienten tatsächlich wieder gesund macht.[4]

Leider gibt es keinen objektiven Nachweis dafür, daß man damit mehr erreicht, als den Familien und den Angehörigen des Gesundheitswesens die Illusion zu vermitteln, daß sie etwas Positives dazu beitragen können, den Status des Patienten zu verbessern, wenn sie nur lange und eifrig genug mit dieser Technik arbeiten. Es scheint tatsächlich nicht mehr zu sein als ein einfühlsames, wissenschaftlich klingendes modernes Ritual. Es gibt jedoch auch positive Auswirkungen dieser Behandlung. Senile Leute brauchen den menschlichen Kontakt genauso wie wir alle. Ihre Phantasie anzuregen oder der Versuch, ihnen etwas beizubringen und sie weiterhin lernen zu lassen, ist bei dementen Leuten wahrscheinlich wertlos. Es ist jedoch immer sinnvoll, mit den Senilen Umgang zu pflegen, mit ihnen zu kommunizieren und sie zu beruhigen.

In der dementen Phase und in den früheren verwirrten und vergeßlichen Stadien glauben Angehörige oft, daß sich der Krankheitsprozeß anhalten oder wenigsten behandeln ließe, „wenn sie nur an mehr Dingen interessiert wären“ oder „wenn sie sich nur mehr betätigen würden“ oder „wenn sie nur ihren Geist mehr trainieren würden“. Diese Vorstellungen basieren auf mehreren Irrtümern. Einer ist der, daß Leute, die ihren Geist nicht richtig beanspruchen, abbauen; ein anderer ist der, daß Hirnleistungsstörungen das Resultat eines trägen Körpers und eines trägen Geistes sind.[5]

Traurigerweise kommt es bei vielen Patienten zu einer Alzheimerschen Krankheit, auch wenn sie sich nicht zur Ruhe setzen. Patienten haben mit Jogging angefangen und eine bessere körperliche Gesundheit erlangt als jemals zuvor in ihrem Leben, ohne das sie das unerbittliche Fortschreiten der Krankheit aufhalten konnten. Es gibt keinen Hinweis darauf, daß die Krankheit häufiger oder seltener oder in einem unterschiedlichen Alter auftritt; egal, ob es Arbeiter oder Professoren sind; ob sich die Leute zur Ruhe gesetzt haben oder weiterhin arbeiten; ob sie introvertiert oder extravertiert sind; usw.

Trotzdem versuchen Ehegatten und andere Angehörige auf der Basis dieser herkömmlichen Vorstellungen häufig, die verwirrte oder demente Person dazu zu drängen, „mehr zu tun“. Solche Ermahnungen und Forderungen rufen Angst und Ärger auf Seiten der Patienten hervor, die wirklich nicht mehr in der Lage sind, die Anforderungen ihrer früheren vielfältigen Aktivitäten zu erfüllen. Anscheinend werden die Patienten noch verschlossener, weil die psychischen Anforderungen ihrer eingeschränkteren Aktivitäten auf Grund ihrer reduzierten intellektuellen Fertigkeiten nahezu oder gänzlich bis an die Grenzen ihrer momentanen Fähigkeiten gehen. In der Tat können Kliniker häufig eine Angstreduktion und eine scheinbare Verbesserung beobachten, wenn ein Freund oder Begleiter einem verwirrten Patienten bei neuartigen Aufgaben hilft, wie etwa bei der Auswahl einer neuen Garderobe.

Ein einfühlsamer und wirklich humanitärer Ansatz zur Hilfe wäre es also, senilen Leuten in Abhängigkeit von ihren momentanen Kapazitäten die Unterstützung zukommen zu lassen, die sie benötigen. Versuche, ihre Fähigkeiten zu erweitern, werden eher entmutigend sein. Gleichermaßen sollte auch ihre Privatheit respektiert werden. Die scheinbar introvertierten Träumereien seniler Leute sind wahrscheinlich nicht schädlich. Wie auch für andere Menschen ist ein wirklich humanistischer Ansatz der, der dabei hilfreich ist, die Bedürfnisse, Wünsche und Hoffnungen einer Person zu erfüllen und der das Recht einer Person respektiert, das zu vermeiden, was sie aus welchem Grund auch immer zu vermeiden wünscht.

Neben der Realitätsorientierungstherapie werden seit kurzem auch andere systematische Ansätze bei der Behandlung von Patienten mit einer Alzheimerschen Krankheit angewendet. Eine Technik wird als „kognitives Training“ bezeichnet. Sie besteht aus mehreren Sitzungen mit einem Gedächtnistraining, die normalerweise von einem ausgebildeten Therapeuten auf individueller Basis durchgeführt werden.

Mnemotechniken, die die Erinnerung an Listen, Reden, Gedichte usw. erleichtern, sind seit langem bekannt. Sie bestehen aus assoziativen Hinweisen, die dazu benutzt werden, eine Verbindung zwischen Dingen herzustellen, die ansonsten nichts miteinander gemeinsam haben. Gut bekannt ist zum Beispiel der Vers, um sich die Anzahl der Tage in einem Monat zu merken: „Dreißig Tage hat der September, auch der April, Juni und November“, usw. Etwas kompliziertere Mnemotechniken basieren oft auf „der Technik des römischen Forums“. Diese geniale Methode besteht darin, sich die Lage von Zimmern, Möbelstücken, usw. in einem großen Haus zu merken. Wenn man sich dann eine Liste von Dingen merken will, assoziiert man jeden Punkt der Liste mit einem Teil des Hauses. Solche Assoziationen erleichtern die Erinnerung.

Mnemotechniken sind für eindrucksvolle Gedächtnisleistungen zweifellos von unschätzbarem Wert. Sie können auch sinnvoll verwendet werden, um Leuten in der vergeßlichen Phase dabei zu helfen, sich an bestimmte wichtige Dinge zu erinnern, die sie leicht vergessen, wie zum Beispiel die Namen und Adressen von Kunden. Selbst Leuten in der verwirrten Phase kann das kognitive Training helfen, mit ihrer kognitiven Unfähigkeit zurechtzukommen. Personen in der dementen Phase sind wahrscheinlich zu sehr beeinträchtigt, um vom kognitiven Training zu profitieren. Da sie in erster Linie unfähig sind, sich an Informationen zu erinnern, die sie kurz zuvor erworben haben, kann es sein, daß sie ihre Trainingslektionen sogar noch schneller vergessen als das früher einmal gelernte Material, das sie auch nur mit Schwierigkeiten aus dem Gedächtnis abrufen können.

Vor kurzem haben Forscher begonnen, den Nutzen des kognitiven Trainings bei der Behandlung von Leuten in verschiedenen Stadien der senilen Gedächtnisbeeinträchtigung zu untersuchen. Damit sich dieser Ansatz tatsächlich als wertvoll erweist, muß man aufzeigen, daß er den eher allgemein unterstützenden psychotherapeutischen Techniken überlegen ist. Obwohl es sich bis jetzt nicht gezeigt hat, daß das kognitive Training zu anderen Ergebnissen führt als die unterstützende Psychotherapie, zeigen die vorläufigen Befunde, daß beide Ansätze zu besseren Ergebnissen führen als wenn überhaupt keine Therapie durchgeführt wird.[6]

An der Universität von New York haben wir begonnen, eine andere, weniger direkte Art der Therapie für verwirrte und demente Leute zu untersuchen — die Familientherapie. Wir haben mit Gruppensitzungen begonnen, in denen die Ehegatten oder die Kinder, die intensiv mit der Pflege einer beeinträchtigten Person befaßt sind, ihre Ängste und Frustrationen abladen können. Aus der bisherigen Arbeit lassen sich einige interessante Verallgemeinerungen ziehen. Die meisten der Ehegatten, die aufgrund der Pflege einer senilen Person therapeutischen Beistand suchen, scheinen Männer zu sein. Dieses Verhältnis von Männern und Frauen steht im Gegensatz zum gesamten Geschlechterverhältnis unter den Ehegatten unserer Klinikpatienten. Insgesamt überwiegen die Frauen, die im allgemeinen gesünder bleiben und auch länger leben. Warum suchen dann mehr Männer eine Therapie auf?

Die Erklärung scheint darin zu liegen, daß Männer in unserer Gesellschaft mehr Schwierigkeiten als Frauen haben, eine unterstützende und fürsorgliche Rolle einzunehmen. Die Fähigkeiten, — sowohl technische als auch emotionale — die man erwirbt, wenn man eine Familie aufzieht, scheinen auch am entgegengesetzten Ende des Lebensspektrums wieder nützlich zu sein. Männer sind häufig überfordert, wenn sie mit einem zunehmend hilfloser werdenden Ehegatten konfrontiert werden, für dessen Pflege sie schlecht vorbereitet sind. Ihre Verwirrung und ihr Gefühl der Hilflosigkeit kann seinen Ausdruck als Ärger finden. Dieser ist das vorherrschende Gefühl, das von den Teilnehmern unserer unterstützenden Therapiegruppen für Ehegatten ausgedrückt wird.

Die Kinder äußern sehr unterschiedliche Interessen und Emotionen in den Gruppen- und Einzelberatungen. Ihre hauptsächliche Sorge betrifft oft den zukünftigen Verlauf des Zustandes ihrer beeinträchtigten Eltern. Eine andere Angst, die wahrscheinlich öfter verspürt als artikuliert wird, betrifft hereditär-familiäre Aspekte des Zustands. Kinder befürchten verständlicherweise, daß sie in ihren späteren Jahren von einem ähnlichen Schicksal befallen werden. Diese Furcht veranlasst die Kinder häufig, ihre Ärzte und/oder ihre Berater nach der Prävention zu fragen. Die Angehörigen, die für die Pflege eines beeinträchtigten Elternteils verantwortlich sind, äußern auch sehr realistische Besorgnis im Zusammenhang mit solch praktischen Angelegenheiten wie einer Hilfe bei der Pflege ihrer Eltern, der Entscheidung, ob es angemessen ist, eine Institutionalisierung in Betracht zu ziehen und der Entscheidung für eine angemessene Institution zum richtigen Zeitpunkt.

Ein Berater oder Therapeut ist verpflichtet, sich solch pragmatischen Angelegenheiten so informativ und hilfreich wie möglich zuzuwenden. Präzise Antworten auf jede von diesen häufig gestellten Fragen können auf der Grundlage des gegenwärtig verfügbaren Wissens und der realen Möglichkeiten zur Unterstützung gegeben werden.

Frage: Was wird mit meinem Angehörigen in der Zukunft passieren?

Antwort: Zur Zeit verfügen wir nur über ein begrenztes Maß an Informationen hinsichtlich der Prognose des Zustands, an dem Ihr Angehöriger leidet. Ein Grund dafür ist der, daß die Wissenschaftler und die Ärzte ihre Aufmerksamkeit erst seit einigen Jahren auf die Untersuchung der Senilität und des Gedächtnisverlusts im Zusammenhang mit dem Altern richten. Da der Gedächtnisverlust ein sehr stetiger Prozeß ist, war einfach noch nicht genügend Zeit für die Ärzte, sich ein vollständiges Bild von dem langfristigen Verlauf des Zustands zu machen.

Auf Grund dessen, was wir im Moment wissen, ist es sicherlich möglich, daß sich der Zustand Ihres Angehörigen verschlechtert. Wie schnell dies geschehen kann, ist von einer Person zur anderen verschieden. Bei einigen Leuten zeigt es sich, daß zwischen dem Zeitpunkt, zu dem ihr Gedächtnis noch zufriedenstellend ist und dem, wenn sie nicht mehr alleine zurechtkommen, nur einige Jahre liegen. Bei anderen kommt es erst im Verlauf von mehr als einem Jahrzehnt zu einer solchen Verschlechterung. Im Augenblick wissen wir noch nicht genau, warum sich der Zustand einiger Leute so schnell verschlechtert und der anderer sehr viel langsamer.

Es ist auch möglich, daß sich der Zustand Ihres Angehörigen in den nächsten ein oder zwei Jahren nicht merklich verschlechtert. Vielen der Leute, die wir nach 12 Monaten noch einmal sorgfältig untersuchen, geht es nicht schlechter als ein Jahr zuvor. Bei einigen Leuten scheint sich der Zustand tatsächlich im Lauf eines Jahres sogar zu verbessern. Selbst bei schwer beeinträchtigten Leuten muß er sich nicht unbedingt schnell verschlechtern.Eine schwer beeinträchtigte Frau, die wir einmal sorgfältig untersucht hatten, schnitt zwei Jahre später in den meisten unserer Tests fast genauso gut ab wie zuvor. Eine sehr leichte oder leichte Beeinträchtigung kann sich tatsächlich bessern.

Leider haben wir bis jetzt noch nicht die Charakteristika identifiziert, die für eine relativ gute oder eine relativ schlechte Prognose sprechen würden. Solange wir nicht über mehr Kenntnisse verfügen, würde ich sagen, daß es beim Zustand Ihres Angehörigen am sinnvollsten ist, auf das Beste zu hoffen und sich auf das Schlechteste vorzubereiten.

Frage: Kann ich mir sicher sein, daß bei meinem Angehörigen eine richtige Diagnose gestellt worden ist? Kann ich mir sicher sein, daß mein Angehöriger wirklich an Senilität leidet, oder an der Alzheimerschen Krankheit, wie Sie es nennen, und nicht an irgendetwas anderem?

Antwort: Die Diagnose der Alzheimerschen Krankheit ist das, was die Ärzte eine „Ausschlußdiagnose" nennen. Damit ist gemeint, daß der Arzt eine sehr große Vielfalt von anderen möglichen Ursachen ausschließen muß, um sicher zu sein, daß die Diagnose korrekt ist. Obwohl eine ganze Reihe anderer Zustände die Symptome verursachen kann, die Ihr Angehöriger aufweist, kann ein gut ausgebildeter und erfahrener Arzt doch mit einiger Sicherheit zu einer genauen Diagnose kommen. In den meisten Fällen kann die Diagnose nach ein oder zwei Untersuchungen gestellt werden, wenn die entsprechenden Tests durchgeführt worden sind. Natürlich kann die Diagnose manchmal auch komplizierter sein. Das eigentliche Problem ist es deshalb oft, einen gut ausgebildeten und erfahrenen Arzt zu finden, der die Diagnose stellen kann. Dieses Problem wird dadurch sehr kompliziert, daß für eine richtige Diagnose solche Zustände ausgeschlossen werden müssen, die in die Zuständigkeit vieler verschiedener medizinischer Fachgebiete fallen. Einer der wichtigsten Zustände, der in Betracht gezogen werden muß, ist eine schwere Depression. Dieser Zustand verursacht häufig ähnliche Symptome und kann der Senilität sehr ähnlich sehen. Außerdem findet man Depressionen auch häufiger bei den Älteren. Nur Psychiater sind Fachleute für die Diagnose einer Depression und viele andere Ärzte haben Schwierigkeiten, diesen Zustand zu erkennen, besonders da es keine Labortests gibt, die einem helfen könnten, diese Diagnose zu stellen.

Andere mögliche Ursachen der Senilität, die in Betracht gezogen werden müssen, fallen in den Verantwortungsbereich eines Internisten von größter Sachkenntnis. Dazu gehören verschiedene mögliche hormonale Ursachen der Senilität wie auch verschiedene andere weniger häufige organische Ursachen, wie zum Beispiel Nieren- oder Leberschäden.

Schließlich können Zustände wie der Parkinsonismus, der auch eine Senilität vortäuschen kann, mühelos von einem Neurologen erkannt werden. Neurologen können auch relativ sachkundig bei der

Diagnose von verschiedenen hirnorganischen Zuständen sein, die eine Senilität vortäuschen können.

Der beste Weg für Angehörige ist es wahrscheinlich, wenn sie zu Anfang einen Arzt aus einer der drei genannten medizinischen Disziplinen aufsuchen, der sich auf die Behandlung entweder der Alzheimerschen Krankheit selbst oder auf alte Leute im allgemeinen spezialisiert hat; also zum Beispiel einen Psychiater, einen Internisten oder einen Neurologen, der auf Geriatrie spezialisiert ist.

Frage: Welche Untersuchungen sollte mein Arzt durchführen? Welche Test sollten gemacht werden?

Antwort: Der Arzt wird sicherlich eine vollständige Krankengeschichte erheben. Viele Aspekte des medizinischen Hintergrundes Ihres Angehörigen sind für seine Gedächtnisprobleme von Bedeutung. Zum Beispiel können Zustände aufgrund einer Diabetes, Drüsenstörungen sowie Leber-, Nieren- und Herzprobleme alle zu den Denkstörungen beitragen. Ihr Arzt wird sicher auch herausfinden wollen, ob es in der Vorgeschichte Ihres Angehörigen psychische Störungen gab. Das ist absolut wichtig, da viele der Symptome Ihres Angehörigen durch solche Störungen verursacht werden können.

Der Arzt sollte auch einige Informationen über den sozialen und beruflichen Hintergrund Ihres Angehörigen erhalten. Das kann sowohl von direkter wie auch von indirekter Bedeutung sein. Es ist klar, daß die Leistungen Ihres Angehörigen in einem Rechentest sich von denen eines früheren Mathematiklehrers sehr stark unterscheiden werden, wenn er nie die Möglichkeit hatte, die Grundschule zu besuchen. Diese Faktoren müssen in Betracht gezogen werden. Auch eine Vielzahl von toxischen Chemikalien kann zu Symptomen führen, die denen der Senilität sehr ähnlich sind, wenn man ihnen bei der Arbeit oder sonstwo in seiner Umgebung ständig ausgesetzt ist. Ihr Arzt wird feststellen wollen, ob es wahrscheinlich ist, daß das Leiden Ihres Angehörigen von solch einer Ursache herrührt.

Dann wird Ihr Angehöriger natürlich einer vollständigen körperlichen Untersuchung unterzogen. Das sollte eine neurologische und auch eine psychiatrische Untersuchung miteinbeziehen, die man manchmal als „Untersuchung des mentalen Status“ bezeichnet.

Wenn die genannten Schritte vollzogen sind, werden die notwendigen Tests durchgeführt werden. Routinemäßige Blutuntersuchungen werden gemacht. Das kann Ihrem Arzt einen Hinweis darauf geben, inwieweit Ihr Angehöriger medizinisch bedeutsame Probleme mit der Leber, den Nieren, usw. hat. Eine Urinanalyse gehört bei diesen Untersuchungen auch dazu.

Über diese routinemäßigen Tests hinaus kann Ihr Arzt auch bestimmte spezielle Verfahren anordnen, um die Denkprobleme Ihres Angehörigen einzuschätzen. Dazu gehören ein Elektroencephalogramm und eine Gehirnaufnahme. Ein Elektroencephalogramm ist die Aufzeichnung der Gehirnwellen. Es wird durchgeführt, indem man feine Drähte auf der Kopfhaut befestigt. Manchmal wird ein Pfropf oder eine spezielle Paste verwendet, um die Gehirnströme besser erfassen zu können. Diese Prozedur erfordert gewöhnlich keine Nadeln und es kommt weder während noch nach der Aufzeichnung zu Schmerzen. Ihr Angehöriger muß einfach ruhig in einem Stuhl sitzen. Das Vorkommen abnormer Hirnwellen kann das Vorhandensein einer Hirnverletzung aufzeigen. Diese könnte das Resultat eines Sturzes, eines Schlaganfalls, eines Tumors oder irgendeines anderen Zustands sein.

Eine Hirnaufnahme ist ein Bild von der Hirnsubstanz. Die früheren Arten der Gehirnaufnahmen erforderten die Injektion einer radioaktiven Substanz in den Arm, um ein Bild vom Gehirn zu bekommen. Die modernere Art von Hirnaufnahmen nennt man „CT“- oder „CAT-Aufnahmen“, oder ausführlich „Computertomographische Aufnahmen“. Sie erfordern keinerlei Injektionen und es kommt zu keinen Schmerzen. Diese tolle neue Methode ermöglicht es den Ärzten, ein klares Bild vom Gehirn Ihres Angehörigen zu bekommen. Man benutzt dazu einen Computer, um aus Röntgenaufnahmen rechnerisch „Gehirnschichten“ zu rekonstruieren. Die so erhaltenen Aufnahmen von der Hirnsubstanz geben Ihrem Arzt Auskunft darüber, ob eine sichtbare Verletzung der Hirnsubstanz vorliegt. Die Aufnahmen zeigen auch, ob das Gehirn atrophiert oder zurückgebildet ist und ob früher Schlaganfälle vorgekommen sind. Diese Aufnahmen können für Ihren Arzt sehr wertvoll sein, um zu einer endgültigen Diagnose zu kommen. Die Strahlung, der man dabei ausgesetzt ist, ist vergleichbar mit der bei einer Röntgenaufnahme des Brustraumes. Das Hirngewebe ist aus verschiedenen Gründen nicht sehr anfällig für Schädigungen durch Röntgenstrahlung, insbesondere bei älteren Leuten. Eine CT-Aufnahme ist also eine wertvolle diagnostische Hilfe, die dem Patienten im Grunde genommen kein Unbehagen verursacht und von der überhaupt keine wesentlichen Risiken bekannt sind.

Frage: Wenn ich Ihren Rat befolge und einen Facharzt konsultiere, und der Arzt bestätigt nach einer umfassenden Untersuchung die Diagnose der Senilität oder der Alzheimerschen Krankheit wie Sie es nennen, gibt es dann noch irgendetwas, was man noch tun kann, um meinem Angehörigen zu helfen, oder ist die Situation hoffnungslos?

Antwort: Wie Sie wahrscheinlich wissen, verfügen wir zur Zeit über keine hinreichenden Behandlungsmethoden. Auch sind wir nicht im Besitz irgendwelcher Substanzen, die den Zustand drastisch verändern könnten. Es gibt jedoch Substanzen, die Ihr Arzt verschreiben kann und die von Nutzen sein könnten, um die Geschwindigkeit zu senken, mit der sich der Zustand normalerweise verschlimmern würde. Natürlich helfen diese Substanzen nur dann, wenn Ihr Angehöriger sie über einen jahrelangen Zeitraum hinweg regelmäßig nimmt. Es ist wichtig, daß Sie daran denken, daß die Senilität eine chronische Krankheit ist, die eine langfristige Behandlung erfordert.

Eine weitere Sache, bei der Ihr Arzt helfen kann, besteht darin, einige der emotionalen Störungen zu lindern, — beim Patienten und bei denen, die ihm am nächsten stehen — die im Verlauf der Krankheit Ihres Angehörigen auftreten können. Schließlich sollte Ihr Arzt auch in der Lage sein, Ihnen spezielle Strategien zu raten, um mit der Beeinträchtigung Ihres Angehörigen zurechtzukommen.

Frage: Weil wir vom zurechtkommen sprechen, mein Angehöriger hat begonnen, von zu Hause wegzulaufen und sich zu veirren. Was kann ich da tun?

Antwort: Eine Sache, die man tun kann, besteht darin, an der Türe ein Schloß anzubringen, das von innen wie auch von außen abgesperrt werden kann. Aus Sicherheitsgründen werden Sie natürlich jederzeit einen Schlüssel in der Nähe greifbar haben wollen. Diesen kann man an einem geeigneten Ort aufhängen. Angehörige, die so verwirrt sind, werden sich nicht mehr daran erinnern, wo sich der Schlüssel befindet und wenn sie geistesabwesend zur Türe gehen, finden sie sie verschlossen.

Eine andere Vorsichtsmaßnahme, die Sie unverzüglich ergreifen sollten, besteht darin, ein Namensschild in die Kleidung Ihres Angehörigen zu nähen. Sie könnten auch ein Schmuckstück mit seinem Namen in Betracht ziehen. Da Halsketten oft entfernt werden, ist ein verschließbares Armband meist das Beste. Wenn Ihr Angehöriger schon bei mehr als einer Gelegenheit losgewandert ist und Sie besonders besorgt sind, würde ich es auch in Betracht ziehen, ein elektronisches Signalgerät anzuschaffen. Solche Geräte kann man in der Tasche tragen oder an einer Halskette befestigen. Wenn Ihr Angehöriger wegläuft, kann man ihn mit einem Empfänger lokalisieren, indem man sich an dem Signal ausrichtet. Die örtliche Polizei ist oft nicht nur dabei sehr hilfreich, in einer Krisenzeit Ihren Angehörigen wiederzufinden, sondern auch dabei, nützliche Ratschläge zu geben, welche Mittel und Wege es gibt, einen Angehörigen im Auge zu behalten, um solch eine Krise zu vermeiden.

Frage: Wann sollte ich ein Pflegeheim in Betracht ziehen?

Antwort: Ich würde Ihnen empfehlen, eine langfristige institutionelle Pflege lieber früher als später in Betracht zu ziehen. Das steht mit meiner Empfehlung in Übereinstimmung, „das Beste zu hoffen und sich auf das Schlechteste vorzubereiten". „Früher" bedeutet in diesem Fall zu dem Zeitpunkt, wenn Ihr Angehöriger häufig Unterstützung und Beaufsichtigung benötigt. Es gibt viele verschiedene Arten von Pflege- und Wohnheimen für Ältere, und die richtige Umgebung auszusuchen, erfordert von der Familie Zeit und Mühe.

Ein primärer Gesichtspunkt dabei ist häufig die Nähe und die Zugänglichkeit für Besuche der Familie. Dieser Aspekt ist zweifellos von Bedeutung. Die Anwesenheit der Familie und emotionale Unterstützung hat sehr viel mit der Gesundheit und dem Wohlbefinden einer senilen Person in einer Institution zu tun. Ich habe nicht die geringsten Zweifel daran, daß die Anteilnahme der Familie beeinträchtigte Angehörige tatsächlich am Leben erhält.

Andere Gesichtpunkte betreffen die Bedürfnisse der senilen Person. Wenn praktisch eine unkontrollierbare Tendenz zum Herumwandern besteht, dann ist eine entsprechende Aufsicht und Sicherheit unbedingt erforderlich. In der Stadt kann das nötigenfalls eine Alarmanlage an allen Ausgängen erfordern. Viele senile Leute, besonders solche mit noch anderen gesundheitlichen Problemen, benötigen relativ häufig medizinische Betreuung und Pflege. Das Ausmaß an medizinischer Betreuung und Pflege variiert von einer Institution zur anderen beträchtlich und es muß eine Einrichtung mit adäquaten medizinischen und pflegerischen Möglichkeiten gefunden werden.

Ein weiterer Gesichtspunkt, der von großer Bedeutung ist, betrifft die sozialen Bedürfnisse der senilen Person. Man sollte ein Heim aussuchen, wo Ihr Angehöriger Freundschaften und Beziehungen aufbauen kann, vielleicht zu Leuten mit ähnlichem Hintergrund, die mit ähnlichen Krankheiten konfrontiert sind. Die Einrichtung sollte auch eine Reihe von Gruppen- und sozialen Aktivitäten anbieten, an denen Ihr Angehöriger teilnehmen kann. Der menschliche Kontakt ist für die Älteren und die Senilen zweifellos genauso wichtig wie für uns alle.

Beim Versuch, eine angemessene Einrichtung zu finden, sind die Familien gezwungenermaßen in der Situation, daß sie versuchen müssen, adäquate logistische, soziale und finanzielle Lösungen für die Probleme ihres beeinträchtigten Angehörigen zu finden. Es ist oft unmöglich, solche Lösungen in einer Krisenzeit von einigen Monaten zu finden; es erfordert tatsächlich oft Jahre der sorgfältigen Suche und Planung.

Frage: Muß ich mich nicht schuldig fühlen, meinen Angehörigen in ein Heim wegzuschicken?

Antwort: Das ist eine Frage, die die Angehörigen unweigerlich stellen, und ich habe Angehörige erlebt, deren Schuldgefühle noch Jahre anhielten, nachdem ihr seniler Angehöriger in ein Heim gekommen war, weil er trotz jeder nur möglichen Unterstützung nicht mehr fähig war, in der familiären Gemeinschaft zu leben.

Es gibt keine befriedigende Antwort darauf. Alle älteren Leute fürchten im allgemeinen Pflege- und Altersheime. Die Statistiken rechtfertigen diese Befürchtungen hinreichend. Ein Drittel aller Leute, die in ein Pflegeheim eingewiesen werden, sterben innerhalb des ersten Jahres. Ein weiteres Drittel stirbt innerhalb von drei Jahren.[7] Diese Statistiken werden oft angeführt, um es zu rechtfertigen, die Angehörigen der Herzlosigkeit anzuklagen. Sie könnten jedoch auch ganz das Gegenteil anzeigen. Es kann sein, daß die Familien den Anfälligen und den Geschwächten solange wie möglich bei sich behalten und ihre Angehörigen erst aufgeben, nachdem die Erhaltung seiner Gesundheit und seines Wohlbefindens für sie unmöglich geworden ist.

Andere Statistiken könnten auch die Stärke und das Mitgefühl der Familie in der modernen Gesellschaft widerspiegeln. Nach einer Untersuchung haben über die Hälfte der Leute in Einrichtungen für Alte keine nahen Familienangehörigen.[8] Das könnte darauf hinweisen, daß die Familien ihre Angehörigen tatsächlich solange wie nur menschenmöglich unterstützen.

Schuldgefühle wegen naher Angehöriger sind natürlich. Ich würde jedoch empfehlen, solche Gefühle in bestimmte nützliche Richtungen zu lenken. Die Energie sollte dafür aufgewendet werden, das maximal mögliche Ausmaß an Pflege zu finden und bereitzustellen. Was viel wichtiger ist, ist eine andauernde soziale und emotionale Unterstützung, ob Ihr Angehöriger nun zu Hause bleibt oder ob er in eine Institution kommt.

Frage: Wird mich das gleiche Schicksal befallen? Werde ich wie meine Eltern senil werden? Ist die Senilität vererblich?

Antwort: Obwohl wir im Begriff sind, vorläufige Befunde in Hinblick auf die Rolle von genetischen Faktoren bei der Senilität zu sammeln, sind wir zur Zeit wirklich nicht sicher, in welchen Maß die Vererbung zu dem Zustand beiträgt.

Frage: Gibt es irgendetwas, was ich vorbeugend tun kann, damit mir nicht das Gleiche passiert?

Antwort: Zur Zeit besitzen Wissenschaftler und Ärzte keine Informationen über irgendwelche nützlichen Präventionsmaßnahmen. Die nationalen wissenschaftlichen Institute haben seit kurzem begonnen, die Bedeutung der allgemeinen Frage der Prävention von Krankheit zu erkennen. Es ist also möglich, daß schließlich die notwendigen Untersuchungen durchgeführt werden und die Ärzte auf diesem Gebiet mehr anbieten können.

Frage: Was genau tun die Wissenschaftler auf diesem Gebiet? Gibt es wirklich Hoffnung für die Zukunft?

Antwort: Während des letzten Jahrzehntes haben die Wissenschaftler tatsächlich enorme Fortschritte beim Verständnis der Senilität gemacht. Wie Sie wissen, haben wir früher angenommen, daß der Zustand auf eine Verhärtung der Arterien, auf eine „Arteriosklerose“ zurückzuführen ist. Jetzt wissen wir, daß die meisten Fälle von Senilität auf einen anderen Zustand zurückzuführen sind, den wir die „Alzheimersche Krankheit“ nennen. Diese Krankheit verursacht charakteristische Veränderungen in bestimmten Teilen des Gehirns. In der Wissenschaft gibt es gegenwärtig viele Theorien über die Ursprünge der Alzheimerschen Krankheit, man ist sich jedoch immer noch unsicher über ihre tatsächliche Ursache oder Ursachen. Die Wissenschaftler und Ärzte besitzen auch viele Anhaltspunkte für möglicherweise effektive Behandlungen, aber diese müssen noch überprüft werden und das wird Zeit kosten.

Um den Fortschritt, der gemacht wurde, richtig würdigen zu können, ist es notwendig zu verstehen, daß die Wissenschaftler über diesen Zustand im letzten Vierteljahrhundert mehr gelernt haben, als man seit dieser Zeit in bezug auf die gesamte menschliche Geschichte entdeckt hat. In der Medizin vollzieht sich zur Zeit eine faszinierende und aufregende technische Revolutionierung, indem Computer und andere moderne Instrumente für die Lösung vieler grundlegender Probleme angewandt werden. Es ist zu erwarten, daß diese Revolutionierung in den nächsten paar Jahren zu einem Fortschritt von noch größerem Ausmaß beitragen kann. Von dieser Revolutionierung und ihren spezifischen Anwendungen auf die Probleme der Senilität handelt das folgende Kapitel.

Anmerkungen

1. Theories of personality and psychopathology: I. Freudian school. In *Modern Synopsis of Comprehensive Textbook of Psychiatry,* hrsg. von A.M. Freedman, H.I. Kaplan und B.J. Saddock, Williams & Wilkins Company, Baltimore, 1972, S. 118.
2. *Diagnostic and Statistical Manual of Mental Disorders,* 1. Aufl.,American Psychiatric Association, Washington, D.C., 1952.
3. *Diagnostic and Statistical Manual of Mental Disorders,* 2. Aufl., American Psychiatric Association, Washington, D.C., 1968.
4. Freese, A.S., Treating the untreatable: The new way to end senility. In *The End of Senility,* Arbor House, New York, 1978, S. 148-159.

5. Henig, Robin, M., Exposing the myth of senility. *New York Times Magazine,* 3. Dez. 1978, S. 158ff.
6. Yesavage, J.A., Westphal, J. und Rush, L., Combined pharmacological and psychological treatment for senile dementia. Vortrag vor der American Gerontological Society, Washington, D.C., November 1979.
7. Butler, R.N.: *Why Survive? Beeing Old in America.* Harper and Row, New York, 1975.
8. Gottesman, L.E., „Nursing Home Performance as Related to Resident Traits, Ownership, Size, and Source of Payment." Philadelphia Geriatric Center, Philadelphia, 1972, Mikrofilm.

Kapitel 9
Ausblick auf zukünftige Entwicklungen

Wenn Ihr durchschauen könnt die Saat der Zeit
Und sagen: dies Korn sproßt und jenes nicht,
So sprecht zu mir …

Macbeth, *Akt I, Szene III*

In den vorangehenden Kapiteln wurden umfangreiche und für die meisten Leser wahrscheinlich überraschende Befunde dargestellt, die aufzeigen, inwieweit unser Verständnis über Hirnleistungsstörungen im allgemeinen und über die Hirnleistungsstörungen vom Alzheimer-Typ im besonderen in jüngster Zeit fortgeschritten ist. Welche weiteren Fortschritte können wir realistischerweise in den nächsten paar Jahren erhoffen?

Natürlich könnten zufällige Entdeckungen sowie unerwartete Komplikationen und Rückschläge jede Vorhersage vollständig umwerfen. Da die Wissenschaft trotz allem ein sorgfältig geplantes Unternehmen darstellt, welches auf bestehenden Technologien und theoretischen Konzepten aufbaut und solche auch benutzt, ist es uns jedoch möglich, einen überraschend genauen Abriß davon zu geben, was in der Zukunft wahrscheinlich auf uns zukommt. Untersuchungen, die gegenwärtig durchgeführt oder geplant werden, werden unser Verständnis der Hirnleistungsstörungen ziemlich sicher in allen maßgeblichen Bereichen erhöhen. Für die nächsten fünf bis zehn Jahre können wir berechtigterweise eine Weiterentwicklung der diagnostischen und prognostischen Genauigkeit vorhersagen. Mit Hilfe neuer Modelle, die zur Zeit verbessert werden, lassen sich die langwierigen und beschwerlichen Methoden, mit denen therapeutische Agenzien zur Zeit untersucht werden, wahrscheinlich beschleunigen und erleichtern. Wenn auch mit beträchtlich geringerer Sicherheit, so können wir dennoch auch auf weitere Durchbrüche in unserem grundlegenden Verständnis der Störung und letztendlich auch hinsichtlich ihrer Prävention hoffen.

Bei der Lösung von diagnostischen Fragen auf dem Gebiet der Demenz wird momentan ein stattliches Aufgebot an eindrucksvollen neuen Technologien benutzt. Die aufregendsten dieser Technologien wurden bereits oben bei der Beschreibung der Hirnleistungsstörungen erwähnt. Um die Vielzahl der Informationen zu verarbeiten, wird praktisch immer ein Computer benutzt, um zu einem genaueren Bild der Hirnstruktur und seiner Funktionen zu gelangen. Zu diesen Technologien gehören computertomographische Aufnahmen der Hirnsubstanz („CT"- oder „CAT"-Aufnahmen), die Emissionscomputertomographie („ECAT" oder „PET" = positron emission tomography) und die Messung der regionalen Hirndurchblutung („rCBF" = regional Cerebral Blood Flow). Computergestützte Analysen haben auch beträchtlich zu einem hohen Entwicklungsstand bei den traditionellen Messungen der elektrischen Hirnaktivität wie der Elektroencephalographie (EEG) beigetragen. Dies hat zu solch komplexen aber offensichtlich sehr nützlichen Technologien wie dem quantitativen Pharmako-EEG (QPEEG) und „neurometrischen" Techniken geführt.

CT-Aufnahmen sind mit Hilfe eines Computers aufgebaute Bilder von aufeinanderfolgenden „Schichten" der Hirnsubstanz. Die Schattierung des Bildes wird von der Dichte der sichtbar gemachten Substanz bestimmt. Dadurch ist es möglich, Bereiche des Gehirns, die hauptsächlich Flüssigkeit enthalten, von solchen zu unterscheiden, die aus Gewebe bestehen. Mit CT-Aufnahmen gelingt es auch, die „graue Substanz", also diejenigen Areale des Hirns, die vor allem Nervenzellen enthalten, von der „weißen Substanz" zu unterscheiden, von den Arealen, die zumeist markhaltige Fasern enthalten.[1]

Als das CT-Scanning Mitte der 70er Jahre zum ersten Mal eingeführt wurde, schien es sehr vielversprechend, daß die Kliniker dadurch zu einer genauen Diagnose der senilen Demenz gelangen könnten. Da der Abbau von bestimmten Anteilen der äußersten Schichten der Hirnsubstanz eines der Merkmale ist, das man bei der Autopsie der Gehirne von Leuten mit einer Alzheimerschen Krankheit beobachten kann, hoffte man, daß das Ausmaß des Hirnabbaus, wie es auf den CT-Aufnahmen sichtbar wird, von diagnostischem Wert sei. Da die Multi-Infarkt-Demenz durch das häufige Vorkommen von größeren hämorrhagischen Bereichen im Gehirn charakterisiert ist — was bei der Autopsie als „cerebrale Erweichung" erscheint — hoffte man auch, daß die CT-Aufnahmen auf diesem Gebiet ebenso von diagnostischen Wert seien.

In vielen Bereichen der Medizin, und besonders auf dem Gebiet der Neurologie, scheint die Computertomographie die anfänglichen Erwartungen zu erfüllen. Dieser Fortschritt wurde auch durch die Schwedische Akademie gewürdigt, die im Jahre 1979 den Nobelpreis für Physiologie und Medizin denjenigen zusprach, die am meisten zur Entwicklung dieser neuen diagnostischen Technologie beigetragen hatten. In Bezug auf die Hirnleistungsstörungen erwies sich das CT-Scanning jedoch als unzureichend, um die anfänglichen Erwartungen zu erfüllen. Eine CT-Aufnahme alleine konnte nicht zuverlässig zwischen einer schwer dementen Person und einem nicht beeinträchtigten Individuum unterscheiden.[2,3,4] Bei vielen schwer dementen Leuten schienen die CT-Aufnahmen normal zu sein.[5] Wie kam es dazu?

In Kapitel 4 haben wir bereits kurz einige der Gründe angedeutet, warum CT-Aufnahmen bis heute noch keine diagnostische Bedeutung bei der senilen Demenz erlangt haben. Einer der wichtigsten Gründe liegt in der Natur des Krankheitsprozesses selbst. Die Alzheimersche Krankheit ist in erster Linie durch mikroskopische Veränderungen der Hirnsubstanz charakterisiert. Krasse Veränderungen wie ein offensichtlicher Abbau treten erst auf, wenn der pathologische Prozeß sehr weit fortgeschritten ist. In Analogie dazu ist die Multi-Infarkt-Demenz, wie der Name schon sagt, durch das Vorhandensein zahlreicher hämmorrhagischer Bereiche gekennzeichnet, die einzeln nur von geringem, gemeinsam jedoch von bedeutendem Ausmaß sind.

Es gibt gegenwärtig noch viele weitere Probleme bei der diagnostischen Beurteilung der senilen Demenz mit Hilfe der Computertomographie. So werden die CT-Aufnahmen zum Beispiel aus einzelnen Schichten des Gehirns aufgebaut (siehe Abb. 9.1). Momentan gibt es wenig zuverlässige Techniken, um den Kopf bei aufeinanderfolgenden CT-Aufnahmen in jeweils identische Positionen zu bringen. Deshalb passiert es leicht, daß bei CT-Aufnahmen, die eigentlich

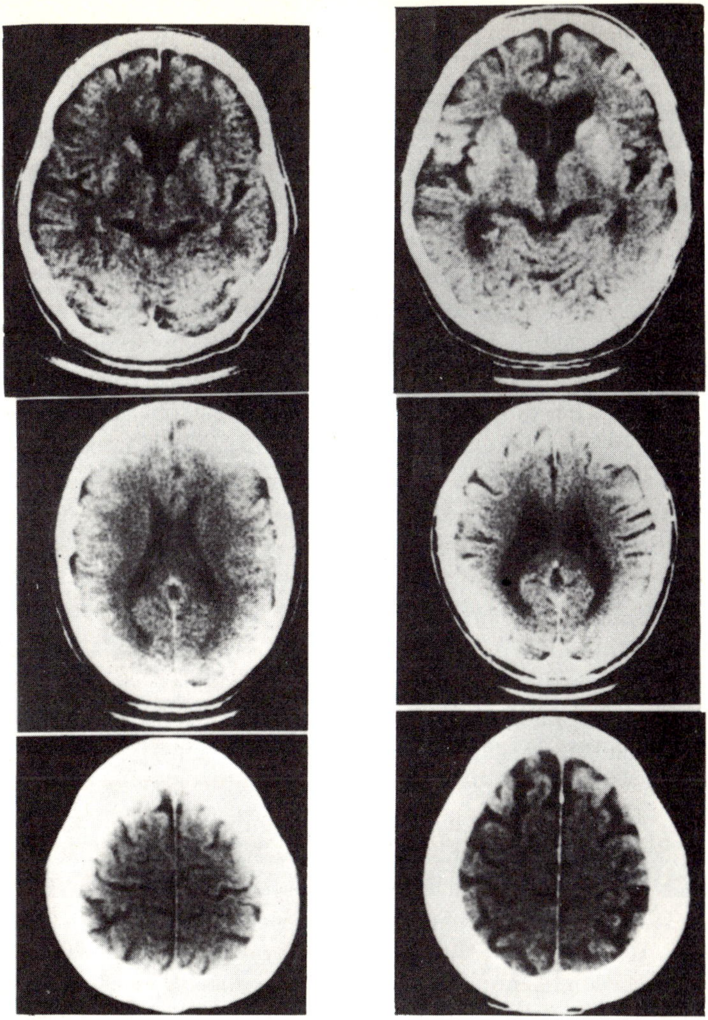

Abbildung 9.1:
Typische CT-Aufnahmen zweier ventrikulärer Schichten (oben und Mitte) und einer kortikalen Schicht (unten). Die rechten Aufnahmen zeigen größere atrophische Veränderungen als die linken. Die drei dargestellten Ebenen sind (von oben nach unten): Basalganglien, Körper der lateralen Ventrikel und obere Konvexität. Diese Aufnahmen stammen von einem GE8800 CT-Scanner.
Quelle: De Leon, M.J., Ferris, S.H., George, A.E., Reisberg, B., Kricheff, I.I. und Gershon, S., „Computed tomography evaluations of brain-behavior relationships in senile dementia of the Alzheimer's type," in Neurobiology of Aging: Experimental and Clinical Research, *Vol. 1, No. 1, S. 72.*

Querschnittsbilder sind, verschiedene Querschnitte erfaßt werden und dadurch nicht nur bei verschiedenen Patienten, sondern auch bei wiederholten Aufnahmen von ein und derselben Person etwas unterschiedliche Bilder entstehen. Für die Lösung dieses Problems, insbesondere für den Vergleich wiederholter Aufnahmen bei ein und demselben Patienten, wurde eine Vielzahl raffinierter Techniken vorgeschlagen. So haben beispielsweise einige Untersucher nahegelegt, während der Aufnahme einen schnell trocknenden Plastik-Abguß von der Position des Kopfes anzufertigen und bei folgenden Tomographien den Kopf des Patienten in diesem Abguß zu plazieren. Andere haben das Abspielen von Videoaufnahmen vorgeschlagen um den Kopf bei wiederholtem Scanning im ursprünglichen Winkel plazieren zu können.[6] Offensichtlich ziehen diese „Lösungen" logistische Probleme nach sich, die ihre Vorteile überwiegen.

Weitere Probleme bei den anfänglichen Versuchen, CT-Aufnahmen für die senile Demenz diagnostisch zu nutzen, lagen im Fehlen altersbezogener Normen für vergleichende Zwecke und im Fehlen von anatomischen Abgrenzungen für eine genaue Einschätzung des „Niveaus", auf dem die Aufnahme gemacht wurde.

Trotz dieser sehr realen und beachtlichen Probleme scheint es, daß die Computertomographie im kommenden Jahrzehnt von zunehmendem Nutzen bei der Diagnose der Demenz sein wird. Wir haben bereits erwähnt, daß CT-Aufnahmen von Leuten mit einer mäßigen kognitiven Beeinträchtigung im Durchschnitt eine größere Erweiterung der cerebralen Ventrikel enthüllen als CT-Aufnahmen von Leuten mit einer nur leichten kognitiven Beeinträchtigung.[7] Einige der CT-Messungen, die man benutzte, um diese Beziehungen festzustellen, sind in Abb. 9.2 dargestellt. Die verbesserte Auflösungsfähigkeit neuer Generationen von CT-Scannern haben solche Verallgemeinerungen ermöglicht. Während des nächsten Jahrzehntes können wir weitere technologische Fortschritte bei den Aufnahmetechniken erwarten. Es ist auch zu erwarten, daß wir noch weitere Informationen darüber erhalten werden, was für Leute mit einem bestimmten Alter, Geschlecht, Kopfgröße und medizinischer Vorgeschichte normal ist und was nicht.

Es scheint interessanterweise möglich, daß die Forscher in den nächsten zehn Jahren herausfinden werden, daß sie auf den falschen Gebieten nach computertomographischen diagnostischen Informa-

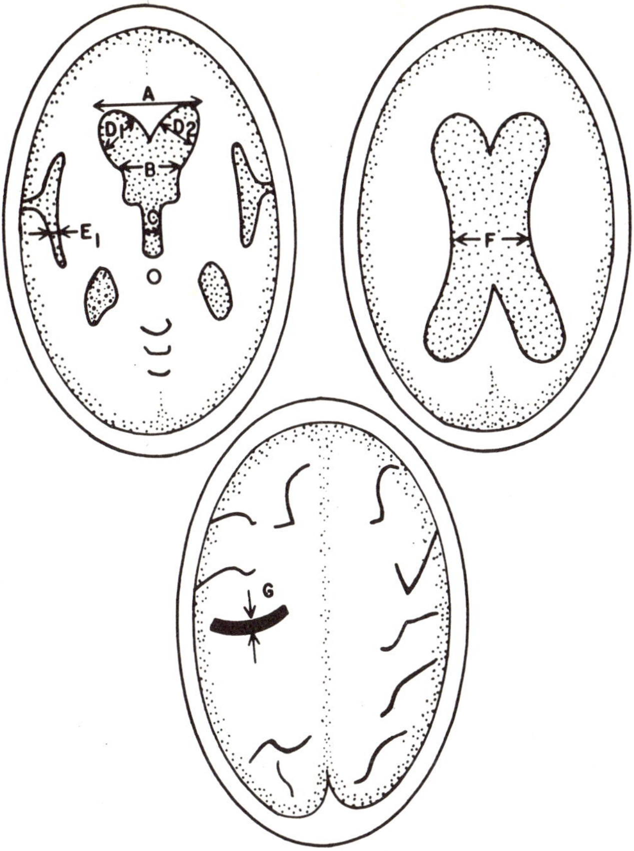

Abbildung 9.2:
CT-Messungen zur Differenzierung von Patienten mit einer Alzheimerschen Krankheit.
Die Darstellungen zeigen Meßgrößen ventrikulärer und cortikaler Charakteristika computertomographischer Aufnahmen: a) bifrontale Spannweite (A); b) bicaudaler Durchmesser (B); c) Weite des dritten Ventrikels (C); d) linkes und rechtes Vorderhorn (D1, D2); e) Weite der Fissura Sylvii (E1); f) Breite der Ventrikelkörper an ihrer schmalsten Stelle (F); und g) Summe der Breiten der drei größten Sulci (G).
Quelle: De Leon, M.J., Ferris, S.H., George, A.E., Reisberg, B., Kricheff, I.I. und Gershon, S., „Computed tomography evaluation of brain-behavior relationships in senile dementia of the Alzheimer's type," in Neurobiology of Aging: Experimental and Clinical Research, *Vol. 1, No. 1, S. 73.*

tionen bei der senilen Demenz gesucht haben. Wie bereits erwähnt, haben sich diagnostische Studien bis jetzt mit dem Ausmaß der cortikalen Atrophie und der Vergrößerung der lateralen Hirnventrikel befaßt. Das verbesserte Auflösungsvermögen der augenblicklichen Generation von CT-Scannern könnte es ermöglicht haben, zu sehr verschiedenen Arten von diagnostischen Beurteilungen zu gelangen. So deuten vorläufige Analysen beispielsweise darauf hin, daß das Ausmaß des Dichteunterschiedes zwischen der grauen und der weißen Substanz im Gehirn einen diagnostischen Parameter darstellt, der für die Alzheimersche Krankheit von Bedeutung ist.[8] Ein anderer vorläufiger Befund von unserer und anderen Gruppen[7,9] aus der jüngsten Zeit ist der, daß die computertomographische Beurteilung der Umgebung des *dritten* Ventrikels ein noch besserer Index für das Ausmaß der kognitiven Beeinträchtigung bei der senilen Demenz sein könnte als die Einschätzung der lateralen Ventrikel.

Das erhöhte Auflösungsvermögen gegenwärtiger und zukünftiger Generationen von CT-Scannern sollte es den Klinikern ermöglichen, zu einem ähnlichen Fortschritt bei der Diagnose der Multi-Infarkt-Demenz zu gelangen, ebenso wie bei der Unterscheidung und Differentialdiagnose von solch anderen möglichen Ursachen der Demenz wie dem normotonen Hydrocephalus, dem Parkinsonismus und affektiven Störungen.

Moderne Techniken für die Beurteilung der cerebralen Durchblutung — die Inhalation eines radioaktiv markierten Edelgases (im allgemeinen eines Isotops des Edelgases Xenon, nämlich $Xenon^{133}$) und eine Reihe mit einem Computer verbundene Geigerzähler, die die Ausbreitung der radioaktiv markierten Substanz im Blutfluß durch das Gehirn messen — sollten die diagnostischen Beurteilungen bei der senilen Demenz ebenfalls verbessern können (siehe Abb. 9.3). Diese Techniken werden augenblicklich in ausgewählten, bedeutenden medizinischen Zentren angewendet.

Man erwartet natürlich, daß die physiologischen Veränderungen bei der Alzheimerschen Krankheit und den anderen Ursachen der Demenz zu vorhersagbaren und vielleicht diagnostisch nutzbaren Veränderungen in der cerebralen Durchblutung führen. Untersuchungen auf diesem Gebiet werden bereits seit einigen Jahren durchgeführt.[10,11] Von einem diagnostischen Standpunkt aus ist einer

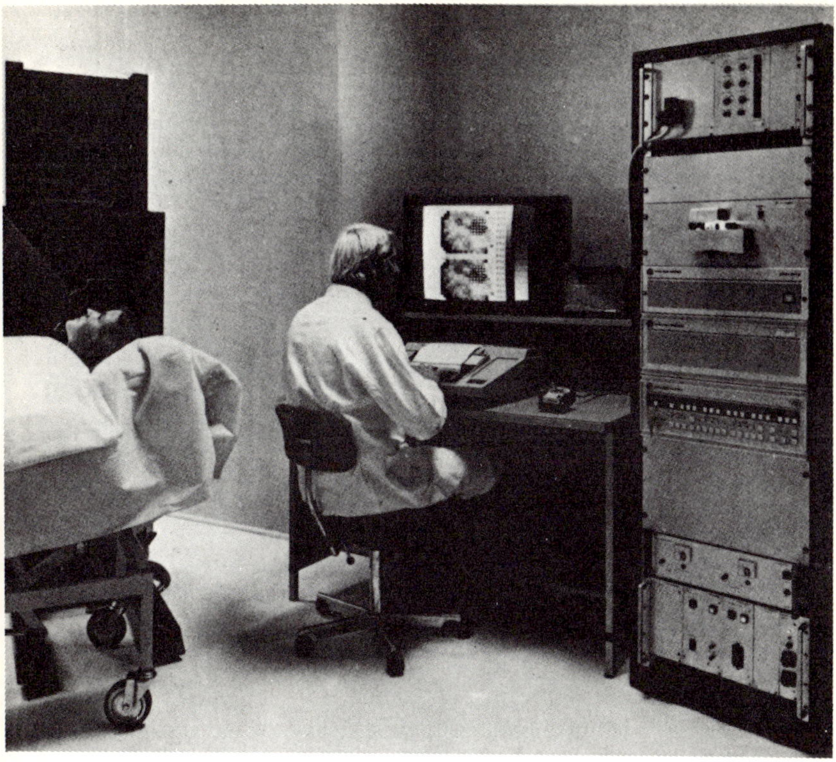

Abbildung 9.3:
Apparatur zur Messung der regionalen cerebralen Durchblutung (rCBF = regional Cerebral Blood Flow) durch Radioisotopinhalation.
Dargestellt ist die Scanningapparatur der Autoren des unten zitierten Artikels in ihren Laboratorien im Bispebjerg Hospital in Kopenhagen sowie der Universität Lund in Schweden während eines typischen Experiments. Einige Milliliter Salzlösung, die $Xenon^{133}$ enthält — ein radiaktives Isotop, das Gammastrahlen emittiert —, werden in die Arteria carotis injiziert. Eine Batterie von 254 extern plazierten Szintillationsdetektoren (in dem Kasten hinter dem Kopf des Patienten) zeichnet während der zwei Minuten nach der Injektion das Eintreten und den Abbau des radioaktiven Isotops im Kortex auf. Die Meßwerte der Szintillation werden vom Computer verrechnet und auf dem Bildschirm farbig dargestellt.
Quelle: Lassen, N.A., Ingvar, D.H. und Skinhøi, E., „Brain function and blood flow,“ Scientific American, *Oktober 1978, S. 62-71 (Illustration auf S. 67).*

der interessantesten Befunde der, daß man über das Ausmaß der Reaktivität auf einen vasodilatatorischen Stimulus (wie zum Beispiel vier Prozent Kohlendioxid) die typischen Subgruppen der Demenz unterscheiden kann. Wie oben erwähnt, wurde in vorläufigen Untersuchungen bereits nachgewiesen, daß Patienten mit einer Alzheimerschen Krankheit auf einen vasodilatatorischen Stimulus mit einem Anstieg der cerebralen Durchblutung reagieren, während es bei Patienten mit einer MID als Reaktion auf den Stimulus zu einer verminderten cerebralen Durchblutung kommt.[12] Von Patienten mit einer gemischten Pathologie würde man erwarten, daß sie zwischen diese beiden Extreme fallen. Wenn sich diese Befunde bestätigen lassen, dann könnte die rCBF zu einem wertvollen und vielfach genutzten diagnostischen Instrument für die Demenz des höheren Alters werden.

Eine andere moderne Technologie, die im nächsten Jahrzehnt höchstwahrscheinlich noch nicht routinemäßig eingesetzt werden wird, die aber mit ziemlicher Sicherheit unser grundlegendes Verständnis der Demenz erweitern und vielleicht ebenso die diagnostischen Beurteilungen verbessern wird, ist die Emissionscomputertomographie (ECAT oder PET = positron emission tomography). Diese Technik ist der Computertomographie in vielerlei Hinsicht ähnlich. Ein wichtiger Unterschied ist der, daß sie es den Wissenschaftlern ermöglicht, ein Bild der Hirnfunktionen zu gewinnen, während man durch die mittlerweile weit verbreiteten CT-Scanner nur eine einfache Strukturaufnahme des Gehirns erhält. PET erfordert die Injektion einer positronenemittierenden Substanz in den Kreislauf. Die Verwertung dieser Substanz durch das Gehirn wird dann durch eine Reihe von Positronendetektoren gemessen, die in einem Halbkreis um den Kopf angebracht sind (siehe Abb. 9.4). Da positronenemittierende Substanzen sehr schnell zerfallen, können sie erst kurz vor der Injektion der Substanz hergestellt werden. Diese zeitlichen Beschränkungen machen es erforderlich, daß PET-Aufnahmen in einer Einrichtung gemacht werden, die über ein Zyklotron verfügt, um das Isotop herzustellen.

Eine positronenemittierende Substanz, die schon entwickelt worden ist, ist F^{18} Deoxyglucose. Durch die Injektion dieses markierten Radioisotops der Glucose ist es den Wissenschaftlern möglich, zu einer direkten Beurteilung darüber zu gelangen, in welchem Ausmaß

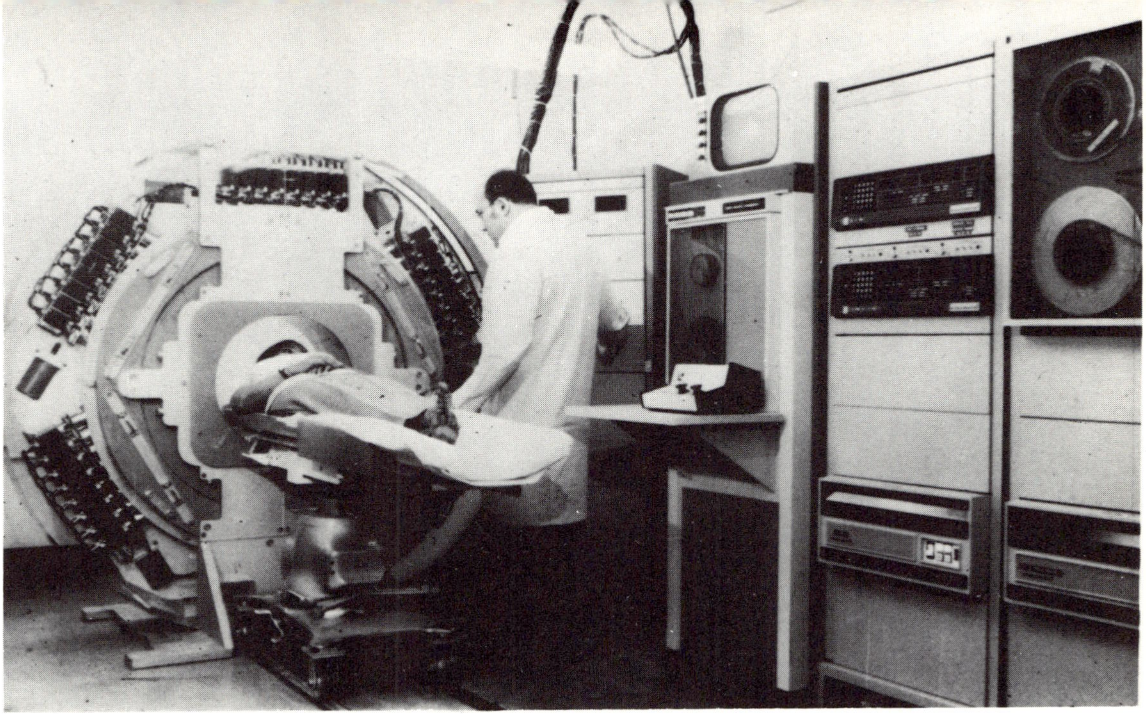

Abbildung 9.4:
Emissionscomputertomographie (PET = Positron Emission Tomography)
Photographie von A.P. Wolf, Brookhaven National Laboratories, Associated Universities, Inc. Upton, N.Y..
Dargestellt ist die PETT III-Apparatur von Dr. M. Ter-Pogossian, Washington University School of Medicine.

Glucose in verschiedenen Hirnregionen für den Energiehaushalt und den Stoffwechsel verwertet wird. Man kann also die tatsächliche Lebensfähigkeit von Hirngewebe unter variierenden Bedingungen direkt messen* (siehe Abb. 9.5).

Eine andere Technologie, die zur Diagnose von Hirnleistungsstörungen angewendet wird, besteht aus unterschiedlich fortgeschrittenen Techniken zur Beurteilung der elektrischen Aktivität des Gehirns. Das traditionelle Meßinstrument zur Erfassung der elektrischen Hirnaktivität ist das bekannte Elektroencephalogramm, das EEG. Seit der Entwicklung des EEGs vor nahezu einem halben Jahrhundert durch den Psychiater Hans Berger ist es vielfach angewendet worden, insbesondere bei der Diagnose von neurologischen Zuständen wie Epilepsie und raumfordernden Hirnläsionen wie zum Beispiel Tumoren. Das traditionelle EEG wird vom Kliniker gelesen, der die Aufzeichnungen nach offensichtlichen Abnormitäten absuchen kann. Über die Identifizierung abnormer „Spike-Aktivität" kann der Kliniker einen „epileptischen Herd" diagnostizieren oder auf Grund eines abnormen Ausmaßes an langsamer Aktivität in einem bestimmten Hirnareal das Vorhandensein von abnormer Hirnmasse vermuten. Unter Benutzung der traditionellen Techniken beim Lesen des konventionellen EEGs stehen dem Kliniker kaum mehr Informationen von diagnostischer Bedeutung zur Verfügung.

Seit einigen Jahren werden in der Forschung Computer benutzt, um die traditionellen EEGs detailierter zu analysieren. Bei dieser Prozedur, die manchmal als „quantitatives EEG" oder „QEEG" bezeichnet wird, verwendet man einen Computer, um die Wellenmuster zu analysieren.[14] Diese Muster werden entsprechend ihrer Frequenz in verschiedene Bandbereiche eingeteilt und das Ausmaß der Aktivität in jedem Bereich über eine bestimmte Zeitperiode, wie zum Beispiel eine Stunde, festgestellt. Der prozentuale Anteil liefert ein Maß für die Zeit, die in der EEG-Aufzeichnung für jeden Wellenbereich aufgewendet wurde.

Im allgemeinen ist der Prozentsatz an schneller Wellenaktivität im

---

* Eine Einschränkung ist, daß, obwohl Glukose in den meisten Fällen die Hauptenergiequelle für das Gehirn ist, dem Gehirn auch alternative Energiequellen zur Verfügung stehen, wie etwa diejenigen, die auf der Verwertung der sogenannten „Ketonkörper" beruhen.[13]

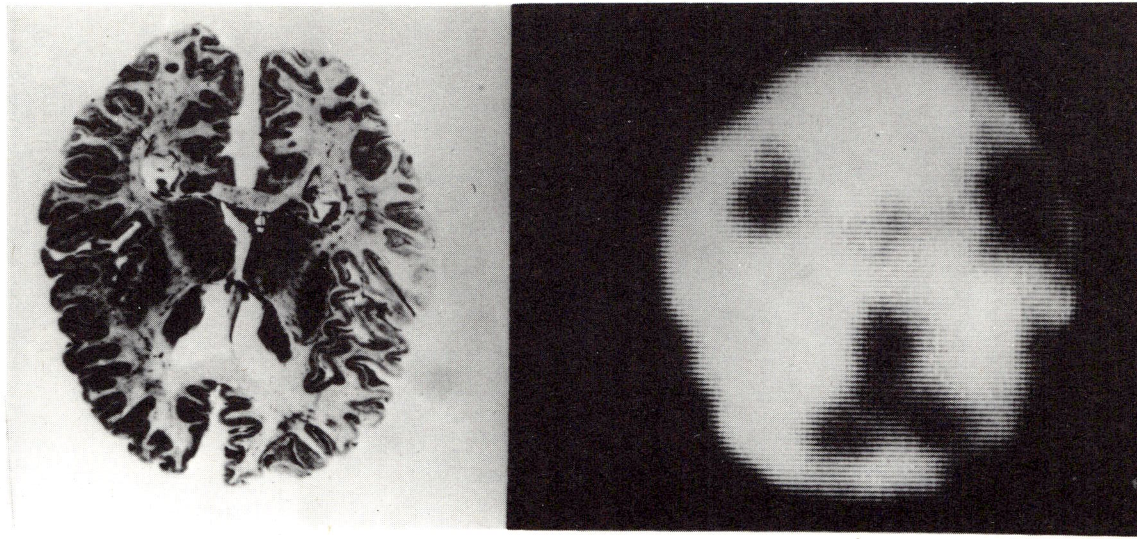

Abbildung 9.5:
Eine emissionscomputertomographische Aufnahme (PET-Scan) des Gehirns. Die dunklen und hellen Bereiche stellen das relative Ausmaß der Glucoseverwertung durch das lebende Gehirn dar.
Photographie von S.H. Ferris, B. Reisberg, T. Farkas, A.P. Wolf, A. Alavi, D. Christman, J. Fowler, R. MacGregor, A. Goldman, R. Brill und Mitarbeiter.

EEG um so größer, je wacher und/oder ängstlicher wir sind. Wenn wir entspannt sind, herrscht im EEG eher eine langsamere Aktivität vor. Während des Schlafes, außer in der Zeit, während der wir träumen, wird die EEG-Aktivität noch langsamer. Ein Koma oder eine Überdosis an Barbituraten kann sogar zu einer noch weiteren Verlangsamung der elektrischen Hirnaktivität führen.

Was geschieht nun mit der elektrischen Hirnaktivität bei Leuten mit einer Alzheimerschen Krankheit?

Da es bei der Alzheimerschen Krankheit zu einer Zerstörung von Neuronen in den äußeren Schichten von bestimmten Bereichen des Gehirns und zu einer allgemeinen Verlangsamung der Denkprozesse kommt, könnten wir erwarten, daß eine allgemeine Verlangsamung in den Wellenbändern im EEG auftritt. Genau das wurde auch gefunden.[15] In der Tat sind die relativ langsamen Bandbereiche besonders auffällig über den temporalen Anteilen des Gehirns — dem Gebiet, in dem die Alzheimersche Pathologie vorherrscht. Da das EEG hauptsächlich die oberflächliche elektrische Aktivität erfaßt, die den äußersten Schichten des Gehirns entspringt, ist es besonders sensitiv für einen Zustand, der den Kortex betrifft, wie die Alzheimersche Krankheit.

Kann nun das QEEG für die Diagnose der Alzheimerschen Krankheit benutzt werden?

Zur Zeit werden die EEG-Muster bei der Alzheimerschen Krankheit als „charakteristisch, aber nicht pathognomonisch" beschrieben. Das bedeutet, daß wenn mit dem Fortschreiten der Krankheit bestimmte vorhersagbare Veränderungen in den EEG-Mustern auftreten, diese Veränderungen nicht eindeutig sind. Die EEG-Veränderungen, die bis jetzt bei der Alzheimerschen Krankheit identifiziert wurden, sind also für sich alleine genommen nicht hinreichend für die Diagnose des Zustands. Sie sind gegenwärtig bei der Bestätigung einer Diagnose nützlich,[16, 17, 18, 19] ebenso wie bei der begleitenden Beobachtung der Krankheitsentwicklung.[20]

Die Multi-Infarkt-Demenz kann Veränderungen im EEG hervorrufen, die denen analog sind, die bei einer fortgeschrittenen Alzheimerschen Krankheit unweigerlich auftreten. Wenn ein MID-Patient einen besonders großen hämorrhagischen Bereich nahe der Oberfläche des Gehirns aufweist, dann wird man in den Gebieten über diesem Bereich eine allgemeine Verlangsamung im EEG-Muster finden. Bei der Alzheimerschen Krankheit ist die Verlangsamung normalerweise eher diffus und symmetrisch, während sie bei MID-Patienten höchstwahrscheinlich ungleichmäßig über die Oberfläche des Gehirns verteilt sein wird.[15]

Eine Frage, die mit ziemlicher Sicherheit in den nächsten zehn Jahren aufgeklärt werden wird, ist die, in welchem Ausmaß der frühe Verlauf der Alzheimerschen Krankheit von entsprechenden Veränderungen der elektrischen Hirnaktivität begleitet wird. Es könnten auch noch weitere charakteristische Frequenzmuster im QEEG identifiziert werden.

Ein anderer Gegenstand der Untersuchung in Hinblick auf die elektrische Hirnaktivität sind die sogenannten „evozierten Potentiale". Das sind Muster elektrischer Aktivität, die nach einem sensorischen Reiz wie einem Ton oder dem Aufblinken eines Lichts im Bruchteil einer Sekunde hervorgerufen werden (siehe Abb. 9.6 und 9.7). Diese Muster evozierter Potentiale (EP) können aufgezeichnet werden. Mit Hilfe von sehr ausgeklügelten Computertechniken, die im Laufe des letzten Jahrzehnts entwickelt wurden, lassen sich diese Muster evozierter Potentiale mitteln und sehr detailliert analysieren. Solche Computertechniken bezeichnet man manchmal als „neurometrische Techniken".[21]

Neurometrische Untersuchungen haben gezeigt, daß Zustände, die sich auf das Gehirn auswirken, oft verschiedene elektrische Muster evozierter Potentiale hervorrufen. So scheint es zum Beispiel, daß Zustände wie Hirntumore unter Verwendung neurometrischer Techniken mit beträchtlicher Genauigkeit diagnostiziert werden können. Noch überraschender ist es, daß diese Techniken bei der Unterscheidung zwischen Kindern mit Lernbeeinträchtigungen und normalen Kindern scheinbar nützlich sind. Es gibt einige vorläufige Hinweise darauf, daß Alzheimer-Patienten eine spezielle Art von EP-Mustern aufweisen könnten.[21,22,23] Auch ist es mit EP-Analysen wahrscheinlich möglich, das Vorhandensein multipler, kleiner Infarktgebiete aufzuzeigen.[24] Es ist sehr gut möglich, daß Untersuchungen der evozierten Potentiale, die im Augenblick durchgeführt werden, zu Mustern führen, die bei der senilen Demenz von diagnostischem Nutzen sind. Wenn dem so ist, dann wäre die Analyse der evozierten Potentiale ein wirksames, sicheres und relativ billiges Mittel, um die klinische Diagnose der Krankheit zu bestätigen. Es

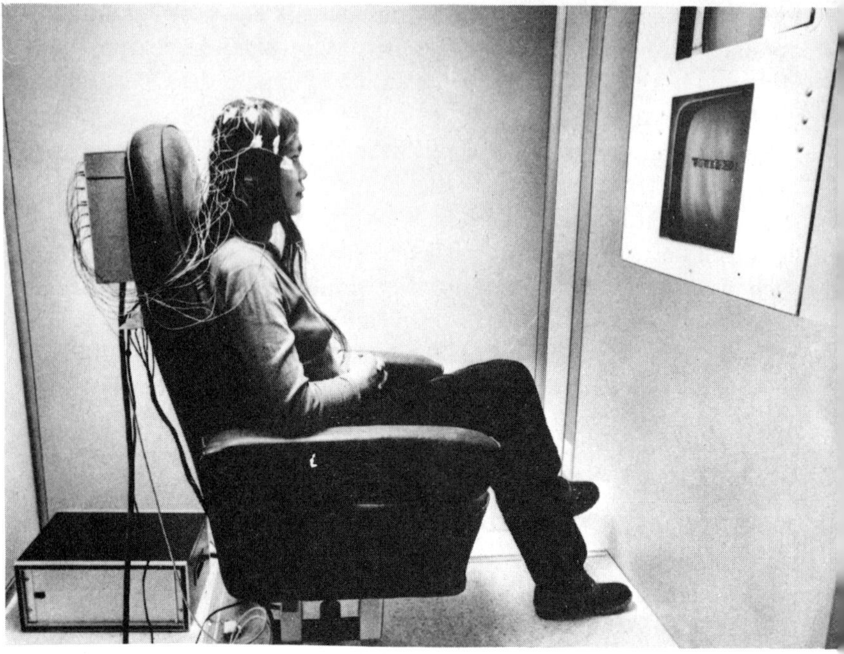

Abbildung 9.6:
Apparatur zur neurometrischen Aufzeichnung.
Quelle: The New York Times, *„Science Times," Dienstag, der 11. März, 1980. Fred R. Conrad/NYT Pictures. New York Times Company, 1980.*

An der University of California in San Diego benutzen die Wissenschaftler einen Computer, um elektrisches „Rauschen" im Gehirn herauszufiltern und um Spannungsveränderungen in Abhängigkeit von bestimmten Gedanken zu isolieren. In dem dargestellten Experiment wird der Satz „Es war sein erster Arbeitstag" durch die Darbietung je eines Worts pro Sekunde vorgegeben. Das Resultat sind normale Wellen. Ein sinnloser Satz dagegen, auf gleiche Weise vorgegeben, führt zu Spitzenpotentialen. Am N. Y. U. Medical Center werden die Hirnwellen in einem speziellen Raum untersucht (siehe oben), der gegen Lärm, der eine Person ablenken könnte, und gegen Strahlungen, die mit der Aufzeichnung der Hirnwellen interferieren könnten, abgeschirmt ist. Das Testmaterial wird auf dem Bildschirm eingeblendet, während die Hirnwellen der Frau über Kopfelektroden aufgezeichnet werden. Ein Sessel trägt zur Entspannung bei, um das Rauschen zu vermindern, das durch muskuläre Bewegungen entsteht.

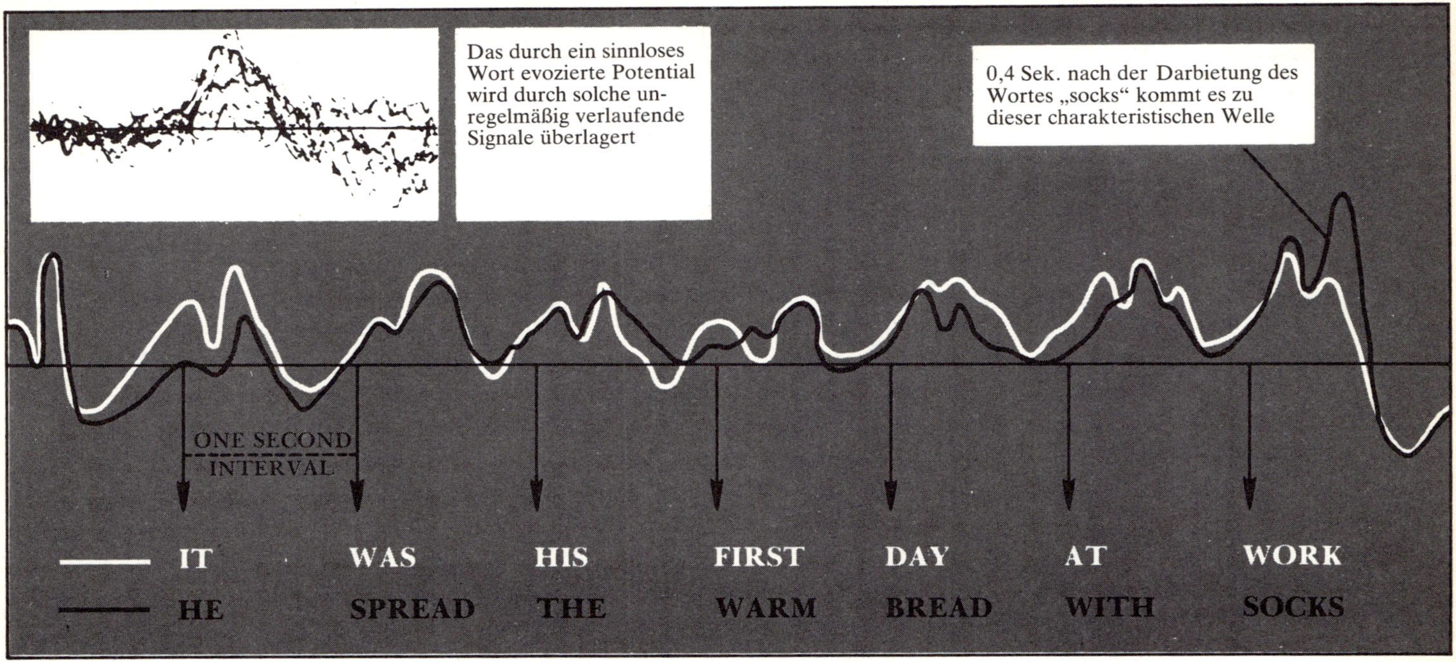

Abbildung 9.7:
Die Aufzeichnung evozierter Potentiale in Abhängigkeit von der visuellen Darbietung verbaler Stimuli.
Quelle: The New York Times, *„Science Times“, Dienstag, der 11. März, 1980. New York Times Company, 1980.*

könnte sich außerdem erweisen, daß es sich mit Hilfe der evozierten Potentiale genauer bestimmen läßt, in welchem Ausmaß tiefer liegende Hirnstrukturen beteiligt sind, und daß sie also ein Hilfsmittel bei der Differentialdiagnose der Huntingtonschen Krankheit, des Parkinsonismus oder der senilen Demenz mit Parkinsonismus sein könnten.

Die Erforschung des Verlaufs und der Prognose der senilen Demenz und insbesondere der SDAT wird eine der wichtigsten Aufgaben in den nächsten zehn Jahren sein. Es besteht insbesondere ein großes Bedürfnis, die Entwicklung, den Verlauf, die Prognose und die natürliche Vorgeschichte des frühen, sehr leichten bis mäßig schweren kognitiven Abbaus im Alter zu bestimmen.

Es wird sich wahrscheinlich von jeder der oben beschriebenen Technologien zeigen, daß sie für Wissenschaftler und letzendlich auch für Kliniker bei der Vorhersage des Verlaufs und der Prognose der Senilität von großem Nutzen sind. Es ist beispielsweise möglich, daß Leute mit einem klaren Nachweis einer Atrophie, wie er in computertomographischen Aufnahmen geführt werden kann, eine schlechtere Prognose haben werden als Leute mit einem vordergründig gleichem Ausmaß an Beeinträchtigung, aber ohne deutlichen Nachweis eines Hirnabbaus. Auch der Bereich, in dem die Hirnatrophie lokalisiert ist, könnte von prognostischer Bedeutung sein.

In den Forschungseinrichtungen der Vereinigten Staaten und vielleicht auch anderswo ist man sich bereits der Notwendigkeit bewußt, mehr über die Prognose und die „natürliche Entwicklungsgeschichte" der senilen Demenz zu lernen. Im Jahr 1979 gab das National Institute on Aging seine Absicht bekannt, einen Auftrag an eine Einrichtung zu vergeben, die in der Lage ist, „die natürliche Entwicklungsgeschichte der senilen Demenz in einer nichtinstitutionalisierten Population" genauer zu bestimmen.[25] Zweifellos werden weitere Untersuchungen in den nächsten zehn Jahren zu einer Antwort auf viele prognostische Fragen führen. Es ist zu erwarten, das diese Antworten von indirektem Nutzen für die Entwicklung von wirksamen Behandlungsmethoden der Demenz im hohen Alter sein werden. Da die senile Demenz eine chronische Störung ist, muß ein wirklich bedeutsamer Behandlungsansatz den Zustand über eine Periode von mehreren Jahren hinweg bessern können. Es ist offensichtlich, daß der tatsächliche Verlauf der Krankheit bekannt sein muß, damit eine solche Behandlung angemessen beurteilt werden kann.

Die wichtigsten Untersuchungen in der Zukunft werden nach wie vor diejenigen sein, die uns dem Verständnis der Ursachen der senilen Demenz wie auch der Behandlung und der Prävention dieses Zustands näherbringen. Auch auf diesen Gebieten sollten exotische Technologien und Techniken für den Fortschritt im nächsten Jahrzehnt von Nutzen sein. So haben Forscher am NIMH beispielsweise die Technik der „Gehirntransplantation“ entwickelt. Es ist möglich, Teile des Gehirns von einer Tierart zu entnehmen und Klumpen von Hirnzellen in die Hirnventrikel, d.h. in die flüssigkeitsgefüllten Hohlräume des Gehirns anderer Tierarten zu injizieren, wo sie wachsen und hormonale Substanzen produzieren![26] Diese Entwicklung könnte von außerordentlicher Bedeutung für die Untersuchung der Ursprünge der senilen Demenz sein. Wenn man zum Beispiel einen Teil eines Hundegehirns mit senilen Plaques entfernt und diesen Teil in ein Affenhirn injiziert, werden sich die Plaques dann ausbreiten? Wird der Affe senil werden? Von noch größerer Bedeutung wäre es, bei Leuten, die mit einer Alzheimerschen Krankheit gestorben sind, Teile des Gehirns zu entfernen und Zellklumpen, die Plaques und Verklumpungen enthalten, Affen und anderen Tieren zu injizieren. Angenommen, die Klumpen wachsen, werden dann die PHFs, die normalerweise im Gehirn von Affen nicht auftreten, bestehen bleiben? Werden sich die Plaques und Verklumpungen ausbreiten? Könnte man mit antiviralen Agenzien wie beispielsweise Interferon die Ausbreitung der Demenz verhindern?

Die Zahl und die Vielfalt der Fragen, zu deren Beantwortung diese neue Technik schließlich beitragen könnte, ist eindrucksvoll und sicherlich nicht auf die beschränkt, die eben angesprochen wurden. Solange jedoch die notwendigen ertragreichen Untersuchungen fehlen, wären weitere Spekulationen voreilig.

Eine andere, etwas weniger exotische Technik, die uns sehr wahrscheinlich mehr über die Ursprünge der senilen Demenz sagen wird, ist das elektronenmikroskopische Scanning (SEM = scanning electron microscope). So haben zum Beispiel vor kurzem durchgeführte Untersuchungen, bei denen diese neueste Variante des Elektronenmikroskops verwendet wurde, zu einigen ganz interessanten Befunden geführt, die für unsere früheren Spekulationen hinsichtlich der Ursprünge der senilen Demenz sprechen. Es konnte gezeigt werden, daß man in denselben Zellen, die auch neurofibrilläre Verklumpungen enthalten, erhöhte Aluminiumkonzentrationen findet. In den Nuclei von angrenzenden Neuronen, die keine PHFs enthalten, ist die Aluminiumkonzentration geringer.[27] Diese Befunde werden ohne Zweifel dazu führen, daß die Wissenschaftler die Rolle des Aluminiums bei der Alzheimerschen Krankheit wieder in Betracht ziehen. Dieselbe Technik wie auch künftige bildgebende und ultramikroskopische Färbetechniken könnte auch die Beteiligung anderer Substanzen enthüllen, die zu einem genaueren Verständnis der Ursprünge von Hirnleistungsstörungen führen könnten.

Wir haben bereits detailliert neue pharmakologische Agenzien besprochen, die uns zu einem wirksamen Behandlungsansatz von Hirnleistungsstörungen führen könnten. Auch Präventionsstudien und die Untersuchung von Kombinationen pharmakologischer Agenzien könnten sich als fruchtbar erweisen. Wenn virale Agenzien für die Verursachung der SDAT eine Rolle spielen, dann könnten neue antivirale Agenzien wie Amantadin und Interferon den Zustand verlangsamen oder gar anhalten. Interferon ist eine „artspezifische“ Substanz, die Lebewesen von Natur aus produzieren und die bei der Bekämpfung von viralen Agenzien im allgemeinen wirksam zu sein scheint. In gewisser Weise könnte Interferon für Viren das sein, was Antibiotika für Bakterien sind — ein Behandlungsansatz von allgemeiner Wirksamkeit. Es wird berichtet, daß es Wissenschaftlern unter Verwendung von rekombinanten Gentechniken gelungen ist, menschliches Interferon durch Bakterien im Labor zu produzieren.[28] Dieser Durchbruch könnte die Wissenschaft in die Lage versetzen, ausreichende Mengen dieser sehr seltenen Substanz herzustellen, um eine kommerziell praktikable antivirale Behandlung zu ermöglichen.[29,30] So werden wahrscheinlich für eine Untersuchung der Substanz bei der Behandlung der Alzheimerschen Krankheit ausreichende Mengen verfügbar werden.

Ein anderes aufregendes neues Modell könnte weiterhin bei der Untersuchung und Entwicklung von wirksamen Behandlungsmöglichkeiten der Alzheimerschen Krankheit hilfreich sein. Wie in Kapitel 3 erwähnt, gelang es Wissenschaftlern in Kanada, menschliche PHFs auf Kulturen von Zellgewebe zu übertragen. Insbesondere ist es möglich, fetale Nervenzellen in Gewebekulturen zu züchten.

Wenn man der Gewebekultur ein Homogenat hinzufügt, daß aus zerkleinertem Hirnmaterial von Gehirnen besteht, die von der Alzheimerschen Krankheit befallen sind, entwickeln einige der kultivierten Zellen die klassischen PHFs! Außerdem kann das Alzheimersche Homogenat bis zu 100000 mal verdünnt werden, ohne daß es seine Fähigkeit verliert, in der Zellkultur PHFs zu produzieren.[31]

Das Gewebekulturmodell muß noch weiter verbessert werden, bevor es als bioassay (biologischer Test) für die Überprüfung möglicher Behandlungsmethoden der SDAT dienen kann. Menschliches fetales Hirnmaterial ist schwer zu erhalten. Umberto de Boni, der Wissenschaftler, der in erster Linie für die Entwicklung dieser Technik verantwortlich war, muß sich auf eine örtliche Entbindungsstation begeben und dort auf einen Abortus warten. Er bringt den Fetus schnellstens in sein Laboratorium und legt eine Kultur aus dem Hirngewebe an. Gleichermaßen mühselig ist es, nach den PHFs zu suchen, wenn das Hirnhomogenat hinzugefügt ist. Da die PHFs sich nur sehr spärlich entwickeln, muß die Kultur äußerst sorgfältig untersucht werden, bevor man den sicheren Schluß ziehen kann, daß keine PHFs vorkommen. Fetale Nervenzellen teilen sich nicht und sind nicht leicht verfügbar, so daß der gesamte umständliche Prozeß für jedes Experiment wiederholt werden muß.

Im Laufe des nächsten Jahrzehnts könnten diese Gewebekulturmodelle der Alzheimerschen Krankheit weiterentwickelt und verfeinert werden, so daß sie zu einem leichter verfügbaren qualitativen und vielleicht sogar quantitativen Modell für die Krankheit werden könnten. Sie könnten dann ein Mittel für die schnelle Überprüfung pharmakologischer Agenzien auf ihre Wirksamkeit bei der Behandlung der SDAT darstellen.

Die Zeiteinsparungen im Vergleich zu den mühseligen klinischen Langzeituntersuchungen, die zur Zeit notwendig sind, um neue Behandlungsmöglichkeiten zu überprüfen, könnten entscheidend dazu beitragen, es den Wissenschaftlern zu ermöglichen, eine Behandlungsmethode für die senile Demenz noch vor dem nächsten Jahrhundert zu entwickeln. Betrachtet man die bedeutsamen Fortschritte, die in diesem Buch beschrieben wurden und die praktisch alle in den letzten 25 Jahren erreicht worden sind, so scheint ein solcher Optimismus gerechtfertigt.

Anmerkungen

1. Thaler, H.T., Ferber, P.W. und Rottenberg, D.A., A statistical method for determining the proportions of gray matter, white matter, and CSF using computed tomography. *Neuroradiology* 16: 133-135, 1978.
2. Roberts, M.A., Caird, F.I., Grossart, K.W. und Steven, J.L., Computerized tomography in the diagnosis of cerebral atrophy. *J. Neurol. Neurosurg. Psychiat.* 39: 905-915, 1976.
3. Claveria, L.E., Moseley, I.F. und Stevenson, J.F., The clinical significance of „cerebral atrophy“ as shown by C.A.T. In G.H. du Boulay und I.F. Moseley (Hrsg.), *The First European Seminar on Computerized Axial Tomography in Clinical Practice,* Springer-Verlag, Berlin, 1977, S. 213-217.
4. Gado, M., Hughes, C., Naidich, T. und Moran, C., Atrophy versus aging. Symposium on C.T., Las Vegas, April 1979, Abstract. In *J. Comput. Assist. Tomogr.* 3: 563, 1979.
5. Huckman, M.S., Fox, J. und Topel, J., The validity of criteria for the evaluation of cerebral atrophy by computed tomography. *Radiology* 116: 85-92, 1975.
6. Du Boulay, G., Rairbairn, D. und Paden, R.S., Precise re-positioning of the head for serial CT examinations. *Neuroradiology* 16: 625-626, 1978.
7. De Leon, M.J., Ferris, S.H., George, A.E., Reisberg, B., Kricheff, I.I. und Gershon, S., Computed tomography evaluations of brain- behavior relationships in senile dementia of the Alzheimer's type. *Neurobiology of Aging: Experimental and Clinical Research,* Vol. 1, No. 1, 69-79, 1980.
8. George, A.E., de Leon, M.J., Ferris, S.H. und Kricheff, I.I., Parenchchymal CT correlates of senile dementia: Loss of gray-white matter discriminability. 18. jährliches Treffen der American Society of Neuroradiology, Los Angeles, Calif., 16.-21. März, 1980.
9. Brinkman, S.D., Sarwar, M. und Levin, H.S., Quantified computerized tomographic (CT) changes in normal aging and dementia: Relationship to behavior. Vorgetragen auf dem 31. jährlichen Treffen der Gerontological Society, Dallas, 16.-20. Nov., 1980.
10. Hachinsky, V.C., Iliff, L.D., Zilhka, E., du Boulay, G.H., McAllister, V.L., Marshall. J., Ross Russell, R.W. und Symon, L., Cerebral blood flow in dementia. *Arch. Neurol.* 32: 632-637, 1975.
11. Ingvar, D.H., Brun, A., Hagberg, B. und Gustafson, L., Regional cerebral blood flow in the dominant hemisphere in confirmed cases of Alzheimer's disease, Pick's disease, and multi-infarct dementia: Relationship to clinical symptomatology and neuropathological findings. In *Alzheimer's Disease: Senile Dementia and Related Disorders (Aging,*

Vol. 7), hrsg. von R. Katzman, R.D. Terry und K.L. Bick, Raven Press, New York, 1978.

12. Yamaguchi, F., Meyer, J.S., Yamamoto, M, Sakai, F. und Shaw, T., Noninvasive cerebral blood flow measurements in dementia. *Arch. Neurol.,* 37: 410-418, 1980.
13. Hawkins, R.A. und Biebuyck, J.F., Ketone bodies are selectively used by individual brain regions. *Science* 205: 325-327, 1979.
14. Itil, T.M., Quantitative pharmako-electroencephalography: Use of computerized cerebral biopotentials in psychotropic drug research. In Turan M. Itil, *Modern Problems of Pharmacopsychiatry,* Vol 8, *Psychotropic Drugs and the Human EEG,* Hrsg. der Reihe: Th.A. Ban, F.A. Freyhan, P. Pinchot und W. Pöldinger, S. Karger, Basel, 1974, S. 43-75.
15. Müller, H.F. und Schwartz, G., Electroencephalograms and autopsy findings in geropsychiatry. *J. Geront.* 33: 504-513, 1978.
16. Green, M.A., Stevenson, L.D., Fonseen, J.E. und Wortis, S.B., Cerebral biopsy in patients with presenile dementia. *Dis. Nerv. Syst.* 13: 303-307, 1952.
17. Letemendia, F. und Pampiglione, G., Clinical and electroencephalographic observations in Alzheimer's disease. *J. Neurol. Neurosurg. Psychiat.* 21: 167-172, 1958.
18. Swain, J.M., Electroencephalographic abnormalities in presenile atrophy. *Neurology* 9: 722-727, 1959.
19. Gordon, E.B. und Sim, M., The EEG in presenile dementia. *J. Neurol. Neurosug. Psychiat.* 30: 285-291, 1967.
20. Johannesson, G, Brun, A., Gustafson, I. und Ingvar, D.H., EEG in presenile dementia related to cerebral blood flow and autopsy findings. *Acta Neurol. Scand.* 56: 89-103, 1977.
21. John, E.R., Karmel, B.Z., Corning, W.C., Easton, P., Brown, D., Ahn, H., John, M., Harmony, T., Prichep, L., Toro, A., Gershon, I., Bartlett, F., Thatcher, R., Kaye, H., Valdes, P. und Schwartz, E., Neurometrics. *Science* 196: 1393-1410, 1977.
22. John, E.R., *Functional Neuroscience,* Vol. II, *Neurometrics: Clinical Applications of Quantitative Electrophysiology,* Erlbaum Associates, New York. 1977.
23. Straumanis, J.J., Shagass, C. und Schwartz, M., Visually evoked cerebral response changes associated with cronic brain syndroms and aging. *J. Geront.* 20: 498-506, 1965.
24. Tsamoto, T., Hirose, N., Nonaka, S. und Takahashi, M., Cerebrovascular disease: Changes in somatosensory evoked potentials associated with unilateral lesions. *Electroencephalography and Clin. Neurophysiol.* 35: 463-473, 1973.

25. Sources Sought Announcement, No. NIH-AG-80-10, 13. Dez., 1979, „Senile Dementia: Natural History in an Noninstitutionalized Population," NIH Guide for Grants and Contracts, Supplement, U.S. Department of Health, Education and Welfare.
26. Perlow, M.J., Freed, W.J., Seiger, A., Olson, L. und Wyatt, R.J., Brain grafts reduce motor abnormalities produced by destruction of nigrostriatal dopamine system. *Science* 204: 643-647, 1979.
27. Liss, L., Ebner, K., Couri, D. und Long, J., Correlation of aluminium content with morphological changes and predisposing factors. Vortrag anläßlich des 32. Annual Scientific Meeting der Gerontological Society, Washington, D.C., 25.-29. Nov. 1979.
28. Taniguichi, T., Sakai, M., Fujii-Kuriyama, Y., Maramatsu, M., Kobayashi, S. und Sudo, T., Construction and identification of a bacterial plasmid containing the human fibroblast interferon gene sequence. *Proc. Jap. Acad.* 55B: 461-469, 1979.
29. New York Times News Service, Scientists create a virus fighter. *San Jose Mercury,* 17. Jan., 1980.
30. Bishop, J., Proving medical value of interferone may take a long time. *Wall Street Journal,* 5. Febr., 1980.
31. Crapper, D.R. und De Boni, U., Etiological factors in dementia. International Society for Neurochemistry Satellite Meeting on Aging of the Brain and Dementia, Florenz, Italien, 27.-29. Aug., 1979, Abstracts.

Index